"十二五"职业教育国家规划教材
经全国职业教育教材审定委员会审定

 智慧健康养老服务与管理专业

U0102329

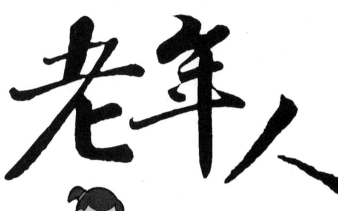

老年人康复护理

LAONIANREN
KANGFU
HULI

主　编◎陈冀英

副主编◎何玉惠　段　琼

参　编◎刘君红　张　敏　庞兴宇　陈　超

张　娜　吕丽格　肖增杰　李梦园

郑海萍　程丽宏　张　焱　张　君

张殿玲　贾艳红　钱　巍　吴振杰

吴春兰　赵丽丽　靳冠芳　尹晨辉

李　倩　何　伟　杜国英　边尧鑫

仇艳玲　李中花　赵天娇

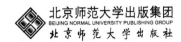

北京师范大学出版集团
BEIJING NORMAL UNIVERSITY PUBLISHING GROUP
北京师范大学出版社

图书在版编目(CIP)数据

老年人康复护理 /陈冀英主编. —北京：北京师范大学出版社，
2015.8(2024.8 重印)

"十二五"职业教育国家规划教材

ISBN 978-7-303-19207-6

Ⅰ. ①老… Ⅱ. ①陈… Ⅲ. ①老年病－康复－护理－专业学
校－教材 Ⅳ. ①R473

中国版本图书馆 CIP 数据核字(2015)第 153426 号

图书意见反馈　　zhijiao@bnupg.com
营销中心电话　　010-58802755　58800035
编 辑 部 电话　　010-58808077

出版发行：北京师范大学出版社　www.bnupg.com
　　　　　北京市西城区新街口外大街 12-3 号
　　　　　邮政编码：100088
印　　刷：保定市中画美凯印刷有限公司
经　　销：全国新华书店
开　　本：787 mm×1092 mm　　1/16
印　　张：14
字　　数：310 千字
版　　次：2015 年 8 月第 1 版
印　　次：2024 年 8 月第 13 次印刷
定　　价：35.00 元

策划编辑：易　新　　　　　责任编辑：周光明
美术编辑：高　霞　　　　　装帧设计：高　霞
责任校对：陈　民　　　　　责任印制：马　洁　赵　龙

编　委　会

赵　康（北京社会管理职业学院老年福祉学院老年服务与管理专业教研部主任、副教授、博士）

余运英（北京社会管理职业学院老年福祉学院护理专业教研部教授）

刘利君（北京社会管理职业学院老年福祉学院老年服务与管理专业教研部博士）

段　木（北京社会管理职业学院老年福祉学院老年服务与管理专业教研部博士）

柴瑞章（民政部职业技能鉴定指导中心副主任兼办公室主任）

孙钰林（民政部职业技能鉴定指导中心办公室副主任）

刘思岑（北京天思国际养老产业公司董事长）

王玉霞（赤峰市社会福利院院长、主任护师）

陈冀英（河北省优抚医院副院长、主任护师）

武卫东（河北仁爱养老服务集团公司董事长）

贾德利（河北石家庄银隆养老院院长、养老护理员技师）

田素斋（河北医科大学附属第二医院主任护师、博士）

索建新（东北师范大学人文学院福祉学院社会福祉系主任、教授）

任光圆（宁波卫生职业技术学院院长）

谭美青（山东颐合华龄养老产业有限责任公司、青岛市养老服务协会副会长）

张兆杰（山东省滨州市民政局局长）

周淑英（河南省荣军服务中心主任、高级讲师）

朱小红（河南省民政学校高级讲师）

袁云犁（湖南康乐年华养老投资连锁集团董事长）

黄岩松（长沙民政职业技术学院医学院院长、教授）

唐　莹（长沙民政职业技术学院教授）

蒋玉芝（长沙民政职业技术学院副教授）

张雪英（广东社会福利服务中心副主任护师、民政部养老技能大师获得者）

刘洪光（广西社会福利服务中心主任、广西社会福利院院长副主任医师）

刘洁俐（广西社会福利服务中心副主任、广西社会福利院副院长）

余小平（成都医学院院长）

肖洪松（成都市老年康疗院总经理）

张沙骆（长沙民政职业技术学院讲师）

倪红刚（成都市第一社会福利院院长）

彭　琼（成都市第一社会福利院主管护师）

总　序

　　自 1999 年进入老龄化社会以来，老年人口数量快速增长，2014 年底，我国 60 岁及以上老年人总数达到 2.12 亿，占总人口比重达到 15.5％。据预测，至 2025 年，老年人口数量将超过 3 亿；2030 年，中国 65 岁以上的人口占比将超过日本，成为全球人口老龄化程度最高的国家；2033 年，将超过 4 亿，达到峰值，一直持续到 2050 年。随着经济社会的发展变化，我国人口老龄化面临新形势。当前和今后一个时期，我国人口老龄化发展将呈现出老年人口增长快，规模大；高龄、失能老人增长快，社会负担重；农村老龄问题突出；老年人家庭空巢化、独居化加速；未富先老矛盾凸显等五个鲜明特点。

　　人口老龄化是我国的基本国情，老龄化加速发展是我国经济社会发展新常态的重要特征。人口老龄化问题涉及政治、经济、文化和社会生活各个方面，是关系国计民生和国家长治久安的重大社会问题，已经并将进一步成为我国改革发展中不容忽视的全局性、战略性问题。

　　“大力发展老龄服务事业和产业”是党的十八大积极应对人口老龄化作出的重大战略部署。“加快建立社会养老服务体系和发展老年服务产业”，是十八届三中全体会议积极应对人口老龄化作出的战略决策。新修订的《中华人民共和国老年人权益保障法》明确规定，“积极应对人口老龄化是国家的一项长期战略任务”。

　　新一代老年群体思想观念更解放，经济实力更强，文化程度更高，对养老保障措施、优待制度、服务水平等也有着更高的要求。为应对这种新的变化趋势，我国提出积极应对老龄化的对策——社会化养老服务。社会化养老服务一方面带来全社会共同参与养老服务的良好局面，另一方面也面临着老年服务与管理人才数量和质量短缺的困境。老年服务与管理是一项专业性强的技术工作，它既需要从业者具有专业护理、心理沟通、精神慰藉等方面的专业知识，更需要从业者具备尊老、爱老、敬老和甘于奉献的职业美德。老年服务管理者的管理理念、管理方法、管理水平在很大程度上决定了养老服务机构的发展方向和服务水平。

　　“行业发展、教育先行”，大力培养老年服务与管理专业人才不仅成为解决我国人口老龄化的基本支点，而且是“加快建立社会养老服务体系和发展老年服务产业”战略要求。然而，由于我国老年服务与管理专业起步晚，开设养老服务与管理专业院校少，前期发展缓慢，老年服务与管理专业教材和参考资料相对较少。本次编写的老年服务与管理专业系列教材是教育部“十二五”职业教育国家规划教材，旨在以教材推进课程建设和专业建设，进而提高老年服务与管理人才培养质量。在内容选取上，系列教材立足老年服务与管理岗位需求，内容涵盖老年服务与管理岗位人才需要掌握的多项技能，包括老年人生理结构与机能、老年人心理与行为、老年服务伦理与礼仪、老年人服务与管理政策法规、老年人生活照料、老年人心理护理、老年人康复护理、养老机构文书拟写与处理、老年人沟通技巧、老年人活动策划与组织、老年社会工作方法与实务等 11 个方面的内容。本教材是在北京师范大学出版社的积极推动之下，由全国民政行指委及其老年服务与管理专业指导委员会、中国养老产业与教育联盟（中国现代养老职业教育集团）联合全国各地在老年服务与管理专业建设优秀的职业院校、研究机构和实务机构一线人员联合编写的专业教材，并向全国职业院校和相关机构推荐使用。

"十年树木，百年树人"，人才队伍建设非一朝一夕可实现。在此，我要感谢参与编写系列教材的所有编写人员和出版社，是你们的全心投入和努力，让我们看到这样一系列优秀教材的出版。我要感谢各院校以及扎根于一线老年服务与管理人才教育的广大教师，是你们的默默奉献，为养老服务行业输送了大量的高素质人才。当然，我还要感谢有志于投身养老服务事业的青年学子们，是你们的奉献让养老服务事业的发展有更加美好的明天。

我相信，在教育机构和行业机构的共同努力下，我国的养老服务人才必定会数量充足且质量优秀，进而推动养老服务业走上规范化、专业化、职业化、可持续发展的健康道路。

前 言

随着医学的迅速发展，现代医学发展为预防、治疗、保健、康复四个医学领域。老年人由于生理性功能下降，大多患有多种慢性疾病，退行性病变。这使得老年康复医学、老年康复护理学得到迅猛发展。

按照教育部、民政部教材编写的指导思想要求，对老年康复护理以及护理人员规范化培训管理需求，我们编写了《老年人康复护理》一书。本书借鉴了国内外先进的老年康复护理技术、理念和经验，力求反映目前老年康复护理领域的新知识、新技术成果和新发展，充分体现教材的实用性、先进性，对康复、康复医学、老年康复以及老年康复护理的诊断、评定、计划、实施、护理技术进行了清晰的介绍。尤其对老年人的健康，生活活动能力评估，生活质量评估，防跌倒、防压疮等评定；老年人生理性功能老化和病理性老化的康复；常见病、多发病、慢性病的康复护理进行了详细介绍。希望本书对老年康复护理工作者能提供一定的帮助。

在本书编写过程中得到了教育部、民政部、河北省民政厅、河北省优抚医院单位领导的大力支持和帮助，在此表示衷心的感谢！

本书由于涉及内容多，且编者的知识水平和能力有限，难免存在不足之处，恳请读者、专家以及康复界同人给予批评指正。

编　者

目 录

第一章　绪　论

随着经济的高速发展、人民生活水平的不断提高、医疗条件改善、养老保险制度和医疗保险制度的逐渐完善，人们的寿命逐渐延长，人口出现老龄化趋势，这也是现代社会发展的必然趋势。人口老龄化带来了一系列社会问题，尤其在医疗保健、康复养老等方面。老年人各项功能出现老化、衰退，极需要康复护理，促进老年人提高自理生活能力，减轻个人、家庭、社会负担，实现家庭社会和谐发展目标非常之必要。于是对老年人康复护理提出来更高的要求，最大限度地提高老年人的自理能力、生活质量和健康水平。

第一节　康复与老年康复

一、康复与康复医学

(一)康复的定义

康复(Rehabilitation)是一个过程，旨在通过综合、协调地应用各种措施，消除或减轻病、伤、残者的身心、社会功能障碍，达到和保持生理、感官、智力、精神和社会功能上的最佳水平，从而使其借助某种手段，改变其生活，增强自立能力，使病、伤、残者能重返社会，提高生存质量。

(二)康复的对象

1. 急性伤病后及手术后的病人，包括医院内和医院外所有存在功能障碍者。

2. 各类残疾：指各种损伤和先天性异常所造成的暂时或永久的功能障碍。残疾分为永久性和暂时性，永久性残疾是指残疾状态持续 12 个月及以上者，反之则为暂时性残疾。世界卫生组织（WHO）将残疾依据功能障碍的不同水平分为残损、残能、残障三类。

3. 老年人功能减退、老化者，以及精神、心理障碍者等。

(三)康复医学

康复医学(Rehabilitation Medicine)是一门有关促进残疾人及患者康复的医学学科，更具体地说，康复医学是为了康复的目的而应用有关功能障碍的预防、诊断和评估、治疗、训练和处理的一门医学学科。

康复医学又称第三医学（临床医学为第一医学，预防医学为第二医学）。在现代医学体系中，已把预防、医疗、康复相互联系，组成一个统一体。

康复医学起始于第二次世界大战之后，原以残疾人为主要服务对象。现代康复医学是近半个世纪来蓬勃发展起来的，它的发展是人类医学事业发展的必然趋势，也是现代科学技术进步的结果。

康复医学是医学一个新分支的学科,主要涉及利用物理因子和方法(包括电、光、热、声、机械设备和主动活动)以诊断、治疗和预防残疾和疾病(包括疼痛),研究使病、伤、残者在体格上、精神上、社会上、职业上得到康复,消除或减轻功能障碍,帮助他们发挥残留功能,恢复其生活能力、工作能力以重新回归社会。

康复医学是由理疗学、物理医学逐渐发展形成的一门新学科。由于传统上在疾病的诊断、物理疗法、职业疗法及其有关治疗中,物理因子及物理疗法一直为主要手段,所以康复医学的英文表达以物理为词根,Physiatrics,Physiatry(美国、加拿大),Physical Medicine(英国、南北美洲),Physical Medicine and Rehabilitation(美国、新西兰和澳大利亚),在日本用Rehabilitation。康复医学主要面向慢性病人及伤残者,强调功能上的康复,而且是强调整体功能康复,使患者不但在身体上,而且在心理上和精神上得到康复。它的着眼点不仅在于保存伤残者的生命,而且还要尽量恢复其功能,提高生活质量,重返社会,过有意义的生活。

(四)康复医学的对象

康复医学的对象主要是由于损伤以及急、慢性疾病和老龄带来的功能障碍者及先天发育障碍的残疾者。功能障碍是指躯体、精神、心理不能发挥正常的功能,这可以是潜在的或现存的,可逆的或不可逆的,部分的或完全的,可以与疾病并存或为后遗症。因此康复医学实际涉及临床各专科。康复的介入,不应仅在出现功能障碍以后,而应在出现功能障碍之前,形成所谓早期康复。康复医学着眼于整体康复,因而具有多科性、广泛性、社会性,充分体现生物、心理、社会的医学模式。

临床医学是以疾病为主导,而康复医学是以功能障碍为主导。功能障碍又分为器官水平、个体水平和社会水平三个层次。世界卫生组织据此制定了国际分类法。针对不同层次的障碍,康复的对策也不同:对于形态功能障碍要促进功能恢复,对并发症、继发症要进行预防和治疗;对高级神经功能障碍,要使其复原;对于个体能力障碍,采取适应和代偿的对策。为了发挥瘫痪肢体残存的功能,可利用辅助器、自助器具以提高日常生活活动能力,可给需要代偿的功能配备矫形器、假肢、轮椅等用品;对参与社会活动发生障碍的对策是改善环境,对家属、单位、社会进行工作,确保对残障者进行照顾,改造公共设施(如房屋、街道、交通等)和社会环境,使残障者能方便地活动。对成年人应促使其参加工作;对儿童、少年应确保其受教育;对老年人,要使其能过有意义的生活,老有所为。

在康复医学发展的初期,是以骨科和神经系统的伤病为主。近年来心脏病、肺部疾病的康复,癌症、慢性疼痛的康复,也逐渐展开。按照过去西方国家的康复传统,把精神病、感官(视、听)和智力障碍不列入康复医学的范围,分别由各科医师处理。随着全面康复思想的传播,康复医学范围逐渐扩大,现已涉及的病种有神经系统疾病和伤残、骨关节肌肉疾病和伤残、心血管及呼吸系统疾病、感官及智力残疾、烧伤、癌症及慢性疼痛等。

(五)康复治疗的方法

1.物理疗法(Physical Therapy,PT)

物理疗法是指通过主动和被动的方式,利用个体自身的肌肉收缩和关节活动,并借助于各种物理因子(如电、光、声、磁、冷、热、水、力等)来治疗疾病、恢复与重建功能的一种治疗方法,是康复治疗的主要手段之一。它包括:物理治疗(应用各种物理因子作用于人体,以防治疾病的方法,称为物理疗法,简称"理疗")、体育疗法(体育疗法或称"体疗",是一种医疗性的体育活动,通过特定的体育活动的方法来治疗疾病和恢复机体功能,在预防医学、临床医学和康复治疗中占有重要地位)、运动疗法[是指利用器械、徒手或患者自身力量,通过某些运动方式(主动或被动运动等),使患者获得全身或局部运动功能、感觉功能恢复的训练方法]。

2.作业疗法(Occupational Therapy,OT)

作业疗法是让病人参与不同的作业,参加一定的生产劳动,来治疗疾病的一种方法。本疗法又称劳动疗法,简称"工疗"。作业疗法不仅能促进人体身心健康,减轻或纠正病态状况,为将来重返生产岗位作准备,而且可以恢复与加强病人社会性活动的能力,学习一定的生产技能,帮助患者建立一个良好的社会环境,使病人感到生活丰富多彩,幸福愉快,从而增进健康,促进疾病康复。

3.言语疗法(Speech Therapy,ST)

要学习言语疗法,首先要区别语言和言语。简单地说,语言包括口语和非口语(文字、符号、姿势等),而言语偏重指口语,是口语交流的机械部分,音声语言形成的机械过程。言语疗法主要针对言语障碍的患者,主要应掌握以下环节:

(1)治疗首先要全面评估患者,使治疗有针对性。

(2)听、说、读、写等口语和书面语训练同时进行,治疗的重点和目标是口语训练。

(3)合并有行为、情绪等障碍的患者,应同时行进心理治疗。

(4)尽可能早地开始训练。

(5)选择适当的言语训练环境。

(6)多种途径进行言语刺激,反复强化训练。

(7)根据患者的日常生活和工作有区别的选择训练内容。

(8)选择强化正确反应以坚定患者信心。

(9)对患者进行个别训练和自我训练指导的同时,对家属进行家庭训练指导。

4.心理疗法(Psychotherapy)

对心理、精神、情绪和行为有异常患者进行个别或集体心理调整或治疗。

5.文娱疗法(Recreation Therapy,RT)

文娱疗法是应用文娱方式帮助患者得到满意康复效果的一种治疗方法。它通过参与较正常的文化娱乐和闲暇活动,帮助他们体现出身体和精神上的完满状态以及良好的社会适应能力,同时提供改善他们生活质量和享受、实现个人社会价值的机会,让他们更完美地重返家庭和社会。

(六)康复服务模式

1. 医疗机构康复(Institution-Based Rehabilitation，IBR)

(1)定义：是指在具体的医疗机构内开展的康复。医疗机构包括综合医院的康复科、康复门诊、综合康复医院、专科康复医院(中心)、专科康复门诊等。

(2)特点：医疗机构内康复的优点是有比较完善的康复设备，有经过正规训练的各类专业人员(如物理治疗师、作业治疗师、言语治疗师等)，有比较高的专业技术水平，能解决病、伤、残者的各种健康问题。

(3)缺点：医疗机构内康复的缺陷是病、伤、残者必须来到该医疗机构方能接受康复服务，患者不方便康复治疗，因此，服务的对象有限。

2. 社区康复(Community-Based Rehabilitation，CBR)

(1)定义：目前我国对社区康复所下定义为："社区康复是社区建设的重要组成部分，是指在政府领导下，相关部门密切配合，社会力量广泛支持，残疾人及其亲友积极参与采取社会化方式，使广大残疾人得到全面康复服务，以实现机会均等，充分参与社会生活的目标。"

(2)特点：社区康复的优点是依靠社区资源(人、财、物、技术)为本社区病、伤、残者参与，以医疗、教育、社会、职业等全面康复为目标。强调残疾人参与，残疾人受益。目标是："确保残疾人能充分发挥其身心能力，能够获得正常的服务与机会，能够完全融入所在社区与社会之中。"

(3)缺点：社区康复的缺点是设备比较简单，专业人员不够全面，治疗技术受到限制。因此，社区康复一定要有固定的转诊(送)系统，一些康复技术由上面下传，而一些难以在社区解决的困难问题，又必须向上面转送。这种上下转介系统，是社区康复的重要内容。

3. 延伸服务或上门康复服务(Out-reaching Rehabilition Service，ORS)

(1)定义：又称为医疗机构内康复的外延服务。是指由具有一定水平的康复专业人员走出康复机构到病、伤、残者的家庭或社区开展康复服务。

(2)特点：上门康复服务的优点是可以使康复服务对象在离开医疗机构后延续医疗机构内的康复，确保医疗机构内康复可以逐渐向社区康复过渡。

(3)缺点：由于上门康复服务需要康复专业人员(一般由医疗机构内康复的专业人员来担任)，在服务的数量和内容方面有一定的限制。因此，上门康复服务是医疗机构内康复和社区康复的一种过渡形式。

二、老年人康复

(一)老年人的定义与特点

1. 联合国世界卫生组织提出新的年龄分段

44 岁以下为青年人；

45～59 岁为中年人；

60～74 岁为年轻老年人；

75～89 岁为老年人；

90 岁以上为长寿老人。

2. 我国老年期的年龄划分标准

我国民间常以"年过半百"为进入老年，并习惯以六十花甲、七十古稀、八十为耋、九十为耄，代表老年不同的时期，中华医学会老年医学学会于 1982 年建议：我国以 60 岁以上为老年人；老年分期按 45～59 岁为老年前期（中老年人），60～89 岁老年期（老年人），90～99 岁以上为长寿期，100 岁及其以上为寿星（长寿老人）。

3. 老年人的生理特点

衰老是个体生长、成熟必然的连续变化过程，是人体对内外环境适应能力减退的表现。老年人生理状况通常发生以下变化。

（1）体表外形改变

老年人须发变白，脱落稀疏；皮肤变薄，皮下脂肪减少；结缔组织弹性减低导致皮肤出现皱纹；牙龈组织萎缩，牙齿松动脱落；骨骼肌萎缩，骨钙丧失或骨质增生，关节活动不灵；身高、体重随增龄而降低（身高在 35 岁以后每 10 年降低 1 厘米）；指距随增龄而缩短。

（2）器官功能下降

老年人的各种脏器功能都有不同程度的减退，如视力和听力的下降；心脏搏出量可减少 40%～50%；肺活量减少 50%～60%；肾脏清除功能减少 40%～50%；脑组织萎缩，胃酸分泌量下降等。由此，导致老年人器官储备能力减弱，对环境的适应能力下降，容易出现各种慢性退行性疾病。

（3）机体调节控制作用降低

老年人动作和学习速度减慢，操作能力和反应速度均降低，加之记忆力和认知功能的减弱和人格改变，常常出现生活自理能力的下降；老年人免疫防御能力降低，容易患各种感染性疾病；免疫监视功能降低，容易患各种癌症。

4. 老年人的心理特点

（1）认识能力低下。中老年人身体机能衰退，大脑功能发生改变，中枢神经系统递质的合成和代谢减弱，导致感觉能力降低，意识性差，反应迟钝，注意力不集中等。

主要表现两个方面，首先是感觉迟钝，听力、视觉、嗅觉、皮肤感觉等功能减退，而致视力下降，听力减退，灵敏度下降；再有是动作灵活性差，动作不灵活，协调性差，反应迟缓，行动笨拙。

（2）孤独和依赖。孤独是指老年人不能自觉适应周围环境，缺少或不能进行有意义的思想和感情交流。孤独心理最易产生忧郁感，长期忧郁就会焦虑不安，心神不定。依赖是指老年人做事信心不足，被动顺从，感情脆弱，犹豫不决，畏缩不前等，事事依赖别人去做，行动依靠别人决定。长期的依赖心理，就会导致情绪不稳，感觉退化。

（3）易怒和恐惧。中老年人情感不稳定，易伤感，易激怒，不仅对当前事情易怒，而且容易引发对以往情绪压抑的怒火爆发。发火以后又常常感觉到如果按自己以前的性格，是不会对这点小事发火的，从而产生懊悔心理。恐惧也是中老年人常见的一种心理状态，表现为害怕，有受惊的感觉，当恐惧感严重时，还会出现血压升高、心悸、呼吸加快、尿频、厌食等症状。

（4）抑郁和焦虑。抑郁是常见的情绪表现，症状是压抑、沮丧、悲观、厌世等，这与老年人脑内生物胺代谢改变有关。长期存在焦虑心理会使中老年人变得心胸狭窄、吝啬、固执、急躁，久则会引起神经内分泌失调，促使疾病发生。

（5）睡眠障碍。中老年人由于大脑皮质兴奋和抑制能力低下，造成睡眠减少，睡眠浅、多梦、早醒等睡眠障碍。

专家提醒，中老年人这些心理特点很容易导致中老年人罹患某些精神障碍性疾病，如抑郁症、神经衰弱等。因此，中老年人应该心态平衡，适当进行体育运动，促进身心健康。中老年人出现心理问题时，要及时进行心理咨询，寻求心理治疗，以免心理问题加剧，引发严重的精神心理疾病。

（二）老年人康复

1. 老年人生理性老化的康复

主要是针对老年人功能老化的康复。内容包括：①老年人生理性功能老化的康复，例如视觉、听力功能减退，自理能力降低，四肢平衡协调能力降低，容易发生跌倒等。康复护理方面应注意，保护老年人的安全，避免发生意外损伤，必要时给老年人提供康复辅具，比如助听器、老花镜、手杖、拐杖，助行器等。同时注意做好老年人的康复教育工作。②老年人心理康复，康复护理人员要有耐心和热心来护理老年人，加强情感沟通，帮助老年人树立正确的人生观、死亡观，扔掉烦恼、享受生活。③老年人社会问题康复，针对老年人在家庭和社会角色发生的变化，产生不适应的心理社会问题，帮助老年人保持健康的心态，鼓励老年人多参与社会活动，保证家庭和社会的和谐。

2. 老年人病理性老化的康复

根据老年人病理性老化的疾病，制定具体的康复措施。例如神经系统疾病（脑梗死、脑出血、脑外伤、脑肿瘤等）的康复，骨科疾病（颈、肩、腰、腿痛、骨质疏松、骨科手术后的康复等）的康复，精神、心理疾病的康复。

第二节　老年人康复护理

一、老年人护理

老年人护理是一门多学科、多领域并具有其独特性的综合性学科，与老年学、老年医学关系密切。是把关于老化和老年问题的专门知识和临床普通护理学知识综合应用于老年人护理的专门领域，进而研究老年人群健康问题的特殊性学科。

二、老年人康复护理的内容

对中老年的康复护理，应当考虑到他们的特点。首先，了解和掌握老年人伴随年龄的增长，机体各系统的生理功能会有不同程度降低而容易导致疾病的发生。例如：心血管系统功能低下容易出现的动脉硬化、高血压、心功能不全等疾病；肺功能低下容易出现的老年慢性支气管肺炎、肺不张等疾病；神经系统功能低下所致的感觉迟钝而对疾病的自觉症状不能及时反应；骨骼系统由于钙的摄取或吸收障碍，极容易出现骨质疏松甚至骨折，等等。其次，病程较长，并发症多，恢复慢。另外，还有老年人在心理上的影响和变化：常常因身体功能低下所致各个方面的能力低下，如思维能力、判断能力、生活能力以及各种刺激的承受能力都可能下降。或者到退休（离休）年龄后离开原来工作环境和打破原有生活规律，带来了自己在社会、家庭中角色和价值的变化，使老年人产生失落感，精神支持能力降低，甚至产生精神神经系统疾病。

因此，无论从疾病的治疗、预防，健康的维护，心理的支持，以及老年人生活自理能力的获得等，都离不开康复治疗与康复护理。而老年人和儿童一样比成年人更需要呵护，所以，康复护理在老年人康复中具有十分重要的意义。

三、老年人康复护理步骤

（一）老年人康复护理评估

老年人康复护理评估是提供老年人个性化护理的基础，包括入院时总体评估以及在护理全过程中还应不断进行评估，及时发现出现的新问题来决定是否需要修改、中断原有的护理计划，护理评估是连续地、系统地、全面地收集老年人身体状况、心理、社会、文化、经济等方面的资料，并且整理、归纳、分析、总结，作为老年护理的理论指导。

老年人康复护理的评估内容包括：

1. 肌力评定；
2. 关节活动度评定；
3. 平衡与协调功能评定；
4. 认知功能的评定；
5. 言语功能的评定；
6. 日常生活活动能力评定；
7. 防跌倒系数评定。

（二）老年人康复护理诊断

老年人康复护理诊断是关于老年人、家庭或社区现存或潜在的健康问题或生命过程的反应的一种临床判断。按照奥伦的自理理论体系，可以得出护理诊断为自理能力缺陷，而根据缺陷的水平可分为：①完全性缺陷，老年人完全丧失了自我照顾的能力，需要提供全部的帮助才能维持日常的生活能力；②部分缺陷，老年人有能力完成一部分的自我照顾，另一部分需要护理人员协助完成才能满足日常生活能力的需要；③支持和教育缺陷，老年人和家属由于相关康复知识不足，不能满足自我照顾的需要，需要康复护理人员提供正确的指导、咨询、康复教育，才能达到最佳的健康状态预防并发症。

（三）老年人康复护理计划

1. 制定康复护理目标是理想的康复护理结果，其目的是指导康复护理措施的制定，衡量康复护理措施的有效性和实用性。康复护理计划的特点：①必须以老年人为中心，反映老年人的行为；②必须现实，以能够实现为目的；③能够观察到和测量到，并且有具体的检测标准和时间限度；④康复护理的目标应该由康复护理人员与老年人以及家属双方共同来制定，以确保目标的可行性和个性化的特点。

2. 制定康复护理措施包括：①依赖性康复护理措施，康复护理人员执行康复医嘱具体方法，它描述了贯彻康复护理措施的行为；②相互依赖性的康复护理措施，包括康复医师、康复护士、理疗师、运动治疗师、作业治疗师、言语治疗师、文体治疗师、康复工程师、心理治疗师等之间的合作共同完成；③独立性康复护理措施，是完全由康复护士设计并实施，不需要康复医嘱。康复护士凭借自己的康复知识、经验、能力，根据康复护理诊断来制定，是其在职责范围内的独立思考判断决定的措施。

(四)老年人康复护理实施

老年人康复护理实施是为了达到康复护理目标而将康复护理计划中各项康复护理措施执行的过程。包括康复护理人员所采取的各种具体护理活动，以解决康复护理问题并记录康复护理活动的结果，以及老年人的反应。重点是在促进健康维持机体功能正常状态预防功能减退和丧失，满足老年人的基本需要，预防、降低或者是限制不良事件的发生，康复护理计划的实施由计划者亲自制定或指定他人执行，但必须由老年人及其家属共同积极参与。

(五)老年人康复护理再评定

老年人康复护理再评定是将老年人康复护理的结果与原先制定的康复护理目标进行有计划的、系统的比较的过程。进行康复护理评价的主要目的是确定老年人康复功能恢复的程度，同时也是判断康复护理制定和实施的效果，为下一步制定康复护理目标和制定康复护理措施提供依据，以便于制定新的康复护理措施。康复护理再评价的结果：①达到目标；②部分达到目标。如未达到目标，重新评价修改康复护理计划及康复目标，以便于下一阶段康复护理的实施。

第二章　老年康复护理学理论基础

运动学基础、神经学基础和康复护理学相关理论构成了老年康复护理学的理论基础。只有学好这些理论基础，才能为老年康复护理的学习打下基础。

第一节　运动学基础

一、运动学概念

运动学是应用物理学方法来研究人体节段运动和整体运动时，各组织、器官的空间位置随时间变化的规律，及伴随运动而产生的一系列生理、生化、心理等变化。它是运动疗法的理论基础之一。

人体运动学是康复治疗学专业的重要理论基础。

(一)人体运动种类

分类方法较多，主要分类方式有以下几种。

1. 按用力方式分类

(1)被动运动：是指完全依靠外力帮助来完成的运动。

(2)主动运动：是人体通过自身的肌肉收缩进行的运动。主动运动根据引起运动的力的不同分为以下三种：

①助力主动运动：是指人体在进行主动运动时，依靠外界的辅助力量，帮助其完成的运动。它是从被动运动逐渐过渡到主动运动的重要训练方法。在康复锻炼中广泛应用。

②主动运动：是指人体在完全不依靠外力辅助的情况下，能够独立完成的运动。

③抗阻力主动运动：是指人体在进行主动运动时，需对抗运动中的肢体施加一定量的阻力，来完成的运动。如举哑铃、绑沙袋等，抗阻力主动运动是增强肌力的最好的运动方式。

2. 按部位分类

(1)全身运动：是指需要上下肢同时参与完成的运动方式。

(2)局部运动：是指人体为了维持局部关节活动能力，改善局部骨骼和肌肉的功能而进行的运动。

3. 按照肌肉收缩分类

(1)静态收缩：是指肌肉收缩时不产生关节运动。静态收缩又包含等长收缩和协同收缩。

①等长收缩：是指肌肉长度不变，张力改变，不产生关节活动，也称为静力收缩。如半蹲位时的股四头肌收缩，等长收缩适用于早期康复。

②协同收缩：是指肌肉收缩时，主动肌与拮抗肌同时收缩，肌张力增加但不产生关节活动。类似于等长收缩。

（2）动态收缩：是指肌肉收缩时，关节产生肉眼可见的运动。动态收缩包含等张收缩和等速收缩。

①等张收缩：是指肌肉张力不变，长度改变，产生关节运动的肌肉收缩。如上楼梯时股四头肌的缩短收缩，下楼梯时股四头肌的延长收缩。

②等速收缩：是指整个运动过程中运动速度保持不变，而肌肉张力和长度一直在变化的一种运动方式。这种运动在自然运动的情况下不存在，只能借助专门的器材、设备才能实现。

静态收缩和动态收缩训练能够预防肌肉萎缩，是肌力训练的有效方式。

二、运动对机体的影响

运动在康复中起着重要的作用，主要体现在以下几方面：

（一）提高神经系统的调节能力

运动是一种重要的生理刺激，可以提高中枢神经系统和自主神经系统的调节功能。

（二）改善情绪，调节精神和心理

运动可使人产生兴奋、快乐，而且中低强度的运动可使疼痛感减轻。还可以缓解精神和心理压力。

（三）提高代谢能力，改善心肺功能

运动能够使体内能量消耗增大，使新陈代谢水平升高。主动运动可促进糖代谢，促使血糖维持正常的水平。运动能促进骨对钙、磷的吸收。运动时心排血量增加、呼吸加深加快。可以提高心肺功能。糖尿病患者、骨质疏松患者应加强运动。对疾病的治疗有重要意义。

（四）维持运动器官的形态与功能

长期运动可以预防肌肉萎缩、关节僵硬、骨质疏松，维持运动器官的形态与功能。

（五）促进代偿机制的形成和发展

当机体部分功能丧失时，可以发挥健全组织与器官的作用，来代偿部分缺失功能。如脑卒中的病人可以通过运动治疗，训练健侧的代偿能力。

（六）预防术后血栓性静脉炎

运动可以促进血液循环减少血栓性静脉炎。

（七）促进机体损伤的恢复

运动可以促进血液循环、骨折愈合、防止滑膜黏连和关节僵硬，减少退行性关节炎的发生。

三、肌肉运动学

(一)肌肉的概述

人体运动的基础是肌肉收缩。肌肉在强烈收缩时,需要消耗比舒张状态下更多的能量。

肌肉组织包括平滑肌、心肌和骨骼肌三种。骨骼肌是运动系统的主要动力部分。

(二)肌肉功能解剖学

完整的肌肉是由肌束组成,肌束由肌纤维组成。肌小节是肌力产生的基本功能单位。肌肉周围的结缔组织主要包括肌膜、肌腱和韧带。肌肉周围的结缔组织具有保证肌肉舒张活动、肌力传递与协调肌肉运动的功能。

(三)肌肉的分类

1. 按肌肉形状分类

可分为梭形肌、羽状肌、半羽状肌、锯状肌和环状肌。

2. 按肌肉头数分类

可分为二头肌、三头肌、四头肌。

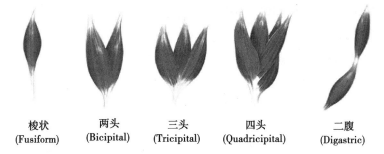

| 梭状 | 两头 | 三头 | 四头 | 二腹 |
| (Fusiform) | (Bicipital) | (Tricipital) | (Quadricipital) | (Digastric) |

(四)肌肉的特性

包括物理特性和生理特性。

物理特性包括伸展性、弹性、黏滞性;

生理特性包括兴奋性、收缩性。

(五)肌肉功能状态指标

1. 肌力:是指肌肉收缩时所表现出来的能力;

2. 肌张力:是指肌肉在安静时所保持的紧张度;

3. 快速力量:是指肌肉或肌群在一定速度下所能产生的最大力量的能力;

4. 肌耐力:是指肌肉在一定负荷条件下保持收缩或持续重复收缩的能力。

四、骨关节运动学

(一)关节构造

包括以下部分:

1. 关节面：各关节骨的接触面。包括关节头、关节窝和关节软骨。

2. 关节囊：包在关节的周围，两端附着于关节面周缘相邻的骨面，包括外面的纤维层和内面的滑膜层。滑膜层可产生滑液具有润滑作用。

3. 关节腔：是关节滑膜层和关节软骨共同围成的潜在腔隙，腔内含有少量滑液。关节腔具有维持关节稳定性的作用。

4. 关节辅助结构：包括韧带、关节盘、关节唇、滑膜襞、滑膜囊。

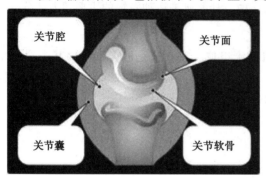
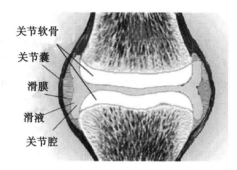

(二)关节运动

关节运动主要包括屈与伸、收与展和环转运动。环转运动是屈、伸与收、展组合的运动，不包括旋转运动(外旋、内旋)。

(三)关节的分类

1. **按组成骨的数目分类**

①单关节：由两块骨组成；

②复合关节：由两块以上的骨组成。

2. **按运动多少分类**

①不动关节：没有关节运动功能；

②少动关节：关节的活动范围小，如椎间盘、耻骨联合、骶髂关节、下胫腓关节等；

③活动关节：可以自由活动，如肩关节、髋关节。

3. **按运动轴的数目和关节的形态分类**

①单轴关节：滑车关节和车轴关节；

②双轴关节：椭圆关节和鞍状关节；

③多轴关节：球窝关节和平面关节。

(四)关节的活动范围和稳定性

通常情况下，稳定性大的关节活动范围小；稳定性小的关节活动范围大。

(五)关节活动顺序性原理

在运动中大关节先产生运动，然后依据关节大小出现相应的先后顺序。

(六)关节运动的杠杆原理

在人体运动中，骨骼、关节和肌肉发挥重要作用，其运动机制符合杠杆原理，能够省力和减少损伤。

第二节　神经学基础

一、神经系统的结构和功能

神经系统是人体内起主导作用的功能调节系统。人体的结构与功能均极为复杂，体内各器官、系统的功能和各种生理过程都不是各自孤立地进行，而是在神经系统的直接或间接调节控制下，相互联系、相互影响、密切配合，使人体成为一个完整统一的有机体，实现和维持正常的生命活动。同时，人体又是生活在经常变化的环境中，神经系统能感受到外部环境的变化对体内各种功能不断进行迅速而完善的调整，使人体适应体内外环境的变化。可见，神经系统在人体生命活动中起着主导的调节作用，人类的神经系统高度发展，特别是大脑皮层不仅进化成为调节控制人体活动的最高中枢，而且进化成为能进行思维活动的器官。因此，人类不但能适应环境，还能认识和改造世界。

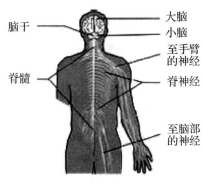

人体的神经系统

(一)神经系统的组成

神经系统(Nervous System)是机体内起主导作用的系统，分为中枢神经系统和周围神经系统两大部分。

1. 中枢部分

中枢部分包括脑和脊髓，分别位于颅腔和椎管内，两者在结构和功能上紧密联系，组成中枢神经系统。

(1)脑(Brain)是中枢神经系统的主要部分，位于颅腔内。脑包括端脑(大脑)、间脑、小脑、脑干(脑干包括：中脑、脑桥和延髓)，其中分布着很多由神经细胞集中而成的神经核或神经中枢，并有大量上、下行的神经纤维素通过，连接大脑、小脑和脊髓，在形态上和机能上把中枢神经各部分联系为一个整体。脑各部内的腔隙称脑室，充满脑脊液。

(2)脊髓(Spinal Cord)人和脊椎动物中枢神经系统的一部分，在椎管里面，上端连接延髓，两旁发出成对的神经，分布到四肢、体壁和内脏。脊髓的内部有一个 H 形(蝴蝶形)灰质区，主要由神经细胞构成；在灰质区周围为白质区，主要由有髓神经纤维组成。脊髓是许多简单反射的中枢。脊髓是中枢神经的一部分，位于脊椎骨组成的椎管内，呈长圆柱状，人的脊髓全长41～45厘米。上端与颅内的延髓相连，下端呈圆锥形随个体发育而有所不同，成人终于第一腰椎下缘或第二腰椎上部(初生儿则平第三腰椎)。临床上作腰椎穿刺或腰椎麻醉时，多在第3～4或第4～5腰椎之间进行，因为在此处穿刺不会损伤脊髓。

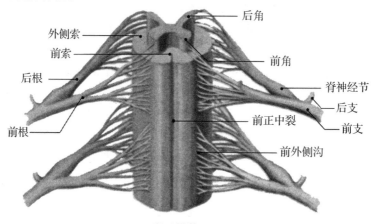

脊髓横截面图

2. 周围神经系统

又称外周神经系统。包括12对脑神经和31对脊神经，它们组成周围神经系统。外周神经分布于全身，把脑和脊髓与全身其他器官联系起来，使中枢神经系统既能感受内外环境的变化(通过传入神经传输感觉信息)，又能调节体内各种功能(通过传出神经传达调节指令)，以保证人体的完整统一及其对环境的适应。神经系统的基本结构和功能单位是神经元(神经细胞)，而神经元的活动和信息在神经系统中的传输则表现为一定的生物电变化及其传播。例如，外周神经中的传入神经纤维把感觉信息传入中枢，传出神经纤维把中枢发出的指令信息传给效应器，都是以神经冲动的形式传送的，而神经冲动就是一种称为动作电位的生物电变化，是神经兴奋的标志。

(二)神经元的结构和功能

神经元(Neuron)是一种高度特化的细胞，是神经系统的基本结构和功能单位，它具有感受刺激和传导兴奋的功能。

1. 神经元的构造

一个典型的神经元由细胞体和突起两部分构成。

神经元的胞体(Soma)在于脑和脊髓的灰质及神经节内，其形态各异，常见的形态为星形、锥体形、梨形和圆球形状等。胞体大小不一，直径在5～150微米之间。胞体是神经元的代谢和营养中心。胞体的结构与一般细胞相似，有细胞膜、细胞质和细胞核。

(1)细胞膜：胞体的胞膜和突起表面的膜，是连续完整的细胞膜。除突触部位的胞膜有特异的结构外，大部分胞膜为单位膜结构。神经细胞膜的特点是一个敏感而易兴

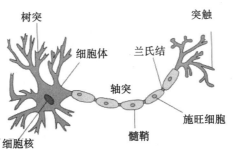

奋的膜。在膜上有各种受体和离子通道，二者各由不同的膜蛋白所构成。形成突触部分的细胞膜增厚。膜上受体可与相应的化学物质神经递质结合。当受体与乙酰胆碱递质或γ－氨基丁酸递质结合时，膜的离子通透性及膜内外电位差发生改变，胞膜产生相应的生理活动：兴奋或抑制。

(2)细胞核：多位于神经细胞体中央，大而圆，异染色质少，多位于核膜内侧，常染色质多，散在于核的中部，故着色浅，核仁1～2个，大而明显。细胞变性时，核多移向周边而偏位。

(3)细胞质：位于核的周围，又称核周体，其中含有发达的高尔基复合体、滑面内质网，丰富的线粒体、尼氏体及神经原纤维，还含有溶酶体、脂褐素等结构。

神经元的突起是神经元胞体的延伸部分，由于形态结构和功能的不同，可分为树突和轴突。

(1)树突(Dendrite)：是从胞体发出的一至多个突起，呈放射状。胞体起始部分较粗，经反复分支而变细，形如树枝状。树突的结构与脑体相似，胞质内含有尼氏体、线粒体和平行排列的神经元纤维等，但无高尔基复合体。在特殊银染标本上，树突表面可见许多棘状突起，长0.5～1.0微米，粗0.5～2.0微米，称树突棘(Dendritic Spine)，是形成突触的部位。一般电镜下，树突棘内含有数个扁平的囊泡称棘器(Spine Apparatus)。树突的分支和树突棘可扩大神经元接受刺激的表面积。树突具有接受刺激并将冲动传入细胞体的功能。

(2)轴突(Axon)：每个神经元只有一根胞体发出轴突的细胞质部位多呈贺锥形，称轴丘(Axon Hillock)，其中没有尼氏体，主要有神经原纤维分布。轴突自胞体伸出后，开始的一段，称为起始段(Initial Segment)，长15～25微米，通常较树突细，粗细均一，表面光滑，分支较少，无髓鞘包卷。离开胞体一定距离后，有髓鞘包卷，即为有髓神经纤维。轴突末端多呈纤细分支称轴突终末(Axon Terminal)，与其他神经元或效应细胞接触。轴突表面的细胞膜，称轴膜(Axolemma)，轴突内的胞质称轴质(Axoplasm)或轴浆。轴质内有许多与轴突长袖平行的神经原纤维和细长的线粒体，但无尼氏体和高尔基复合体，因此，轴突内不能合成蛋白质。轴突成分代谢更新以及突触小泡内神经递质，均在胞体内合成，通过轴突内微管、神经丝流向轴突末端。

2. 神经元的分类

(1)根据突起的数目，可将神经元从形态上分为假单极神经元、双极神经元和多极神经元3类。假单极神经元：胞体在脑神经节或脊神经节内。由胞体发出一个突起，不远处分两支，一支至皮肤、运动系统或内脏等处的感受器，称周围突；另一支进入脑或脊髓，称中枢突。双极神经元：由胞体的两端各发出一个突起，其中一个为树突；另一个为轴突。多极神经元：有多个树突和一个轴突，胞体主要存在于脑和脊髓内，部分存在于内脏神经节。

（2）根据神经元的功能，可分为感觉神经元、运动神经元和联络神经元3类。感觉神经元又称传入神经元，一般位于外周的感觉神经节内，为假单极或双极神经元，感觉神经元的周围突起接受内外界环境的各种刺激，经胞体和中枢突将冲动传至中枢；运动神经元又名传出神经元，一般位于脑、脊髓的运动核内或周围的植物神经节内，为多极神经元，它将冲动从中枢传至肌肉或腺体等效应器；联络神经元又称中间神经元，是位于感觉和运动神经元之间的神经元，起联络、整合等作用，为多极神经元。

（三）神经纤维

神经元较长的突起（主要由轴突）及套在外面的鞘状结构，称神经纤维（Nervefibers）。在中枢神经系统内的鞘状结构由少突胶质细胞构成，在周围神经系统的鞘状结构则是由神经膜细胞（也称施万细胞）构成。神经纤维末端的细小分支叫神经末梢。

（四）突起

神经元间联系方式是互相接触，而不是细胞质的互相沟通。该接触部位的结构特化称为突触（Synapse），通常是一个神经元的轴突与另一个神经元的树突或胞体借突触发生机能上的联系，神经冲动由一个神经元通过突触传递到另一个神经元。长而分支少的是轴突，短而呈树枝状分支的是树突。

（五）神经胶质

神经胶质（Neuroglia）数目是神经元的10～50倍，突起无树突、轴突之分，胞体较小，胞浆中无神经原纤维和尼氏体，不具有传导冲动的功能。神经胶质对神经元起着支持、绝缘、营养和保护等作用，并参与构成血脑屏障。

（六）神经冲动

神经冲动就是动作电位，在静息状态（即没有神经冲动传播的时候）下神经纤维膜内的电位低于膜外的电位，即静息电位是膜外为正电位，膜内为负电位。也就是说，膜属于极化状态（有极性的状态）。在膜上某处给予刺激后，该处极化状态被破坏，叫作去极化。在极短时间内，膜内电位会高于膜外电位，即膜内为正电位，膜外为负电位，形成反极化状态。接着，在短时间内，神经纤维膜又恢复到原来的外正内负状态——极化状态。去极化、反极化和复极化的过程，也就是动作电位——负电位的形成和恢复的过程，全部过程只需数毫秒的时间。

神经细胞膜上呈现极化状态：由于神经细胞膜内外各种电解质离子浓度不同，膜外钠离子浓度高，膜内钾离子浓度高，而神经细胞膜对不同粒子的通透性各不相同。神经细胞膜在静息时对钾离子的通透性大，对钠离子的通透性小，膜内的钾离子扩散到膜外，而膜内的负离子却不能扩散出去，膜外的钠离子也不能扩散进来，因而出现极化状态。

动作电位的产生：在神经纤维膜上有两种离子通道，一种是钠离子通道；一种是钾离子通道。当神经某处受到刺激时会使钠通道开放，于是膜外的钠离子在短期内大量涌入膜内，造成了内正外负的反极化现象。但在很短的时期内钠通道又重新关闭，钾通道随机开放，钾离子又很快涌出膜外，使得膜电位又恢复到原来外正内负的状态。

二、神经损伤后再生

(一)神经损伤的实质

1. 神经元的胞体的损伤

此类损伤是不能再生的，这是由于神经元胞体的丧失，致使该神经元的轴突与树突失去营养中心随之死亡。

2. 神经突起的损伤

主要是轴突中断。轴突的中断会使靶组织去传入神经或去神经支配，导致轴突与靶组织连接中断。而轴突的损伤可以导致神经元的一部分细胞质丧失，这通常引起神经元的退化和变性现象。

(二)神经细胞损伤后的退化现象

当直接损伤到神经元胞体时，整个神经元将会死亡。当损伤仅限于轴突与树突时，其结果可能会引起神经元的死亡或可能以一种改变了的状态存活下来。

1. 部分损伤神经元

部分损伤神经元是指损伤局限于神经元的突起、轴突或树突。轴突被切断的神经元常常出现胞体萎缩的现象，严重时甚至可以导致神经元的完全死亡，通常称之为逆向性变性。这种逆向变性引起神经死亡的概率与轴突被切断后丧失细胞质的多少密切相关。但如果轴突被切断的神经元仍保留有为损伤的轴突侧支投射，即使轴突的细胞质大部分丧失，也不会表现出逆向变性，通常称这种现象为支持侧支。

2. 跨神经元变性

通常把失去正常的神经传入或靶组织的神经元发生萎缩或死亡现象，称为跨突触效应。把失去传入神经引起神经元死亡的现象称为正向跨神经元变性。而把失去靶组织而引起神经元死亡的现象称为逆向跨神经元变性。

3. 跨神经萎缩

通常大多神经元失去靶组织或者失去神经支配，并不足以致使神经元的死亡，但这些神经元会显示出一些退化现象。这通常也包括正向与逆向跨神经元萎缩两种情况。

(三)神经细胞损伤后的再生

神经细胞受到损伤后通常会有两种结局，一种是完全变性；另一种是恢复。如果损伤没有导致神经细胞完全变性，则神经细胞会进入损伤后再生恢复的过程。完全有效的再生过程一般包括轴突的出芽、生长和延伸，与靶细胞重新轴突联系，实现神经再支配而功能修复。

1. 轴突的再生

主要是指轴突损伤后的再生，分为完全再生和再生的出芽生长。完全再生是指轴突能成功地与其他正常的靶组织重新建立连接；再生的出芽生长是指出现损伤轴突的短距离再生，但不能与正常的靶组织重新建立连接。在某种程度上，轴突再生仅发生在周围神经系统内，故很长一段时间人们普遍认为高等脊椎动物的中枢神经系统的损伤是不能再生的。但近年来研究表明，高等脊椎动物胚胎与幼体时期的中枢神经系统具有再生的能力，而成年动物的中枢神经系统再生能力极其有限。中枢神经系统不能进行完全的轴突再生并不是由于其轴突失去生长的能力，实际上中枢神经系统的轴突可以通过残存轴突侧支出芽生长或损伤位点的出芽生长的形式再生，但由于其出芽生长的距离较短，导致不能到达靶组织，因失去营养支持而夭折。

2. 再生的出芽生长

受损的轴突可以生长，但这种生长不能与原来的靶组织重新建立连接，这种现象称为再生的出芽生长。年幼的动物在神经损伤后出芽生长的速度非常快，而且所有类型的出芽生长都易发生在年幼的动物中。根据出芽再生的方式及最后的结果可以分为以下几种类型。

(1)侧支或终末旁的出芽生长：是指在神经细胞参与生长的情况下，轴突和(或)突触成分对损伤的反应性生长。这种生长一般表现为两种方式：一种是从存活的突触前终末生长出一个新的终末树状分支，即突触旁的出芽生长；另一种则是沿着仍存在的轴突的任何地方产生一个新侧支的出芽生长，即侧支的出芽生长。两者的共同点为其出芽生长发自相邻未受损的神经元轴突或者其远端的终末分支。

(2)中枢神经系统中的出芽生长：是指存在与神经支配区域的未受损伤的轴突形成额外的突触连接。在中枢神经中，在许多情况下都已发生出芽生长的现象。有证据证明：出芽生长有助于脑损伤后功能的恢复。

(3)与剪除相关的出芽生长：是指当神经元的一个侧支受损时，轴突和(或)突触连接的生长。其与再生的出芽生长的区别在于与剪除相关的出芽生长并未涉及受损伤的轴突。因此，出芽生长发生的地点可以远离损伤位点。

(四)影响神经再生的因素

1. 促进神经再生的因子

影响神经再生的因子主要有以下几种：

(1)神经营养因子：正常的神经细胞必须从靶组织器官和(或)远端胶质细胞获得足够的神经营养因子，但当神经损伤后，就切断其营养的来源，这导致神经细胞营养不良甚至死亡。但此时如果有外源性神经营养的供给，神经细胞仍然可以得以生存与再生。

(2)神经生长相关蛋白—43(Growth Associated Protein—43，GAP—43)：是一种胞膜磷酸蛋白质，属于膜快速运转蛋白，它不仅与神经细胞生长发育、突触形成以及神经可塑性密切相关，而且与周围和神经系统轴突的生长和再生密切相关，作为轴突发芽的一种标志。

(3)巨噬细胞和施万细胞：两者都能促进神经损伤后的再生。这两种细胞不仅能分泌神经营养因子或者促进神经营养因子的分泌，还能通过吞噬作用为神经细胞再生创造条件。此外，血旺细胞还能生成髓鞘细胞与基底膜，进而促进神经细胞的再生。

2. 与神经再生有关的细胞因子

大多数神经因子都能促进神经细胞的生长与存活，但能刺激神经细胞生长的很多活性物质并非都是神经因子。已知的细胞因子均为多元和多向性，如星形胶质细胞、施万细胞及唾液分泌的神经生长因子，成纤维细胞分泌的成纤维细胞生长因子等。在缺血性脑卒中恢复的过程中，梗死灶周边区神经细胞再生及细胞间突触联系的重建或重组具有重要作用。而脑内细胞因子(维持神经细胞生长的细胞因子、神经生长必需的蛋白质以及维持细胞间联系的细胞因子)与中枢神经功能的恢复密切相关，他们对神经再生、神经元移行、轴突的发芽、延长与成束以及正确神经环路的形成起着重要作用。因此，运动能减轻脑卒中的损害，这与脑梗死区血管形成和神经营养因子的过度表达有关。

3. 与血管再生有关的细胞因子

血管生成素(Angiogenin，ANG)及其受体和血管内皮生长因子(Vacular Endothelial Growth Factor，VEGF)可以介导血管生成，它们可能在侧支循环发生中起着重要作用。尽管成年后大脑血管内皮的增生已停止，但动物实验证明局灶性缺血后存在新生血管生成。脑卒中后 2～7 天在缺血灶边缘区开始出现新生毛细血管，这些新生血管早期表现为梗死灶边缘区血管管径增大、管壁变薄，脑卒中 2～28 天通过发芽与分支形成新生小血管进入梗死灶。

4. 影响神经细胞凋亡相关的因素

在神经系统的发育过程中，细胞生长分化的同时也发生大量的细胞死亡，发育中出现的这种由细胞内特定基因程序表达介导的细胞死亡称为程序性细胞死亡(Programmed Cell Death)或称为凋亡。凋亡是多细胞动物生命活动中必不可少的过程，与细胞增殖等同重要。研究表明，生物体内、外多种因素都可以诱发细胞凋亡的发生，如射线、糖皮质激素、肿瘤坏死因子和谷氨酸等。细胞凋亡不仅是一种特殊的细胞死亡类型，还是多基因严格控制的过程。现已发现机体内对细胞凋亡的控制基因主要有促凋亡基因与抗凋亡基因两类，它们的功能正好相反，一类是促细胞凋亡基因；另一类是抑制细胞凋亡的基因，这两者的比值决定生精细胞凋亡是否发生。只有这两个过程互相平衡，神经系统的发育才能正常进行。

5. 胶质细胞和施万细胞以及神经细胞黏附分子

损伤后中枢与外周神经的共同特点是引起胶质细胞和施万细胞的增殖分泌，这种增值与分泌所产生的效应是双向性的，适当增值有利于再生轴突的生长，但是过度增值所形成的瘢痕则会阻碍再生轴突的生长与延伸，并导致再生轴突再次退变。神经细胞黏附分子质膜上的一种整合蛋白，通过黏连与导向作用不仅影响神经突起的生长与延伸，从而调节神经元的形态，同时还可借此影响神经元细胞骨架蛋白的分配与集合及细胞骨架的组装。

(五)中枢神经系统的恢复

神经系统的功能主要是由亿万神经细胞的胞体及其突起组成复杂的网络来完成的。其中，神经元即神经细胞是神经系统结构和功能的基本单位，也是神经系统损伤修复研究的重要环节。由于中枢神经系统(Central Nervous System，CNS)的神经元损伤后极难再生，1906 年诺贝尔医学生理学奖获得者、西班牙著名的神经组织学家 Cajar 就曾断言哺乳动物 CNS 不具备再生能力。直到 1958 年，Liu 和 Chambers 第一次证实成年哺乳动物 CNS 损伤后仍具有可塑性后，才使人们重新将目光真正聚焦在 CNS 损伤后的再生修复问题上来。在各国医学家们的努力下，CNS 的可塑性研究有了一些突破性进展，但是目前尚不能取得满意的临床疗效。中枢神经系统疾病是当今社会最具破坏力的疾病之一。美国每年有超过 1 万例新发偏瘫及四肢瘫痪者，超过 10 万永久神经功能缺失病例。如何促进中枢神经再生提高损伤修复临床治疗效果，是神经科学研究者迫切需要回答的问题。因此，进行神经细胞的损伤修复研究具有十分重要的理论及现实意义。目前，CNS 修复研究已形成以下两个重要的研究方向：(1)试图控制 CNS 神经元存活及轴突生长的信号途径，来改变中枢神经内在的生长能力；(2)采用干预手段，创造 CNS 中受损神经元生存的适宜环境，进一步激活自身 NSC 及内源性修复机制。若能促进自体 NSC 在体内增殖、迁移、分化，进而修复受损的神经细胞，将会使脑缺血等多种脑损伤的自我修复成为可能，并将为 NSC 的研究提供更加广阔的应用前景。

三、中枢神经可塑性

中枢神经系统的可塑性的主要类型及其机制：为了主动适应和反应外界环境各种变化，神经系统发生结构和功能的改变，并维持一定时间，这种变化就是神经的可塑性。这包括后天的差异损伤及环境对神经系统的影响(成年期损伤后系统内的功能重组，内外界的其他影响因素)，神经系统的可塑性决定了机体对内外环境刺激发生行为改变的反应能力和功能的代偿。分为大脑可塑性和脊髓可塑性。(在 CNS 可塑性方面大脑比脊髓大，原因主要是脑体积较大，不容易造成完成性损伤，因此残留部分可以通过各种功能重组来代偿。而脊髓则不然，其横断面比脑小得多，容易造成完全性损伤，一旦出现完全性损伤，代偿的机会就小得多，主要依靠轴突长芽和神经移植的方法来解决)。

(一)大脑可塑性

大脑可塑性是指神经元之间的相互联系可以在内、外环境因子的作用下发生改变，这种改变可能与脑组织新联系的形成，或与现有的神经联系效率的增强有关。人脑之所以具有高度的可塑性不是由于再生而是由于动态的功能重新组织或适应的结果。神经系统结构与功能的可塑性是神经系统的重要特征。各种可塑性变化既可以在神经发育期出现，也可在成年期或老年期出现。具体来说，神经系统的可塑性突出表现为以下几个方面：胚胎发育阶段神经网络形成的诸多变化；后天发育过程中功能依赖性神经回路的突触形成；神经损伤与再生(包括脑移植)以及脑老化过程中神经元与突触的各种代偿性改变等。

1. 发育期可塑性

中枢神经系统在发育阶段如果受到外来的干预(如感受器、外周神经或中枢通路的损伤)，相关部位的神经联系将会发生明显的异常改变。中枢神经系统的损伤如果发生在发育期或幼年，功能恢复情况要比同样的损伤发生在成年时好。研究表明：中枢神经系统的可塑性有一个关键时期，在这一关键时期以前，神经对各种因素都敏感，但在这一时期之后，神经组织可变化的程度则大大降低。各种动物的神经发育的可塑性关键期是出生后18～36天。这期间每单位皮质神经元的突触数量变化最大。胚胎发育期脑内神经回路的形成一般来说是由基因控制的，但这一时期神经回路的联系处于相对过量，胚胎期这种过量的神经连接在形成成熟的神经网络之前，必须经过功能依赖性与刺激依赖性调整和修饰过程。因此即使在发育期，环境因素与基因因素同样对发育期神经系统的可塑性起决定性的影响。

2. 成年损伤后可塑性

在发育成熟的神经系统内，神经回路与突触结构都能发生适应性变化，如突触更新与突触重排。突触更新与突触重排的许多实验证据来自神经切除或者损伤诱发的可塑性变化。在神经损伤反应中，既有现存突触的脱失现象，又有神经发芽形成的新的突触连接。神经损伤反应还可以跨突触出现在远离损伤的部位。例如，外周感觉或运动神经损伤可以引起中枢感觉或运动皮质内突触结构的变化和神经回路的改造；一侧神经损伤也可以引起对侧相应部位突触的重排或者增减。

3. 脑损伤后的可塑性

神经学家在长期临床实践中，发现脑在损伤后其功能是有可能或有条件恢复的。例如，脑卒中后的偏瘫，如果给予训练及药物治疗，肢体功能就能逐步恢复或改善。这说明大脑皮质具有重组（reorganiztion）能力，皮质的重组能力很可能是脑损伤后功能恢复的神经基础。

脑卒中后脑的可塑性可能与下列因素有关：①中枢神经的兴奋与抑制平衡被打破，抑制解除。②神经元的联系远远大于大脑的实际功能联系。③原有的功能联系加强或减弱，如长时程增强与长时程抑制。④神经元的兴奋性改变以及解剖结构的变化，这一过程需要较长时间，包括新的轴突末梢发芽与新的突触形成。脑卒中后病人感觉与运动皮质位域的功能重组可能出现在几个小时或几天之后。

4. 突触传递可塑性

在不断变化环境下生长的动物，由于接受较多环境信息的刺激，其神经系统发育程度、突触数量、树突的长度分支以及胶质细胞数量等远远超越在贫乏环境下生长的动物。这证明后天经验与学习等非病理因素可以影响神经细胞和突触的组织结构与生理效能。

神经元损伤后，突触在形态与功能上的改变称为突触的可塑性（synapticplasticity），而具有可塑性潜力的突触大多为化学突触。突触的可塑性表现为突触结合的可塑性与突触传递的可塑性，突触结合的可塑性是指突触形态的改变、新的突触联系的形成，以及传递功能的建立，这是一种持续时间较长的可塑性。突触传递的可塑性是指突触的反复活动引起突触传递效率的增加（易化）或者降低（抑制）。这种活动依赖性的突触传递效率的增强与抑制可以发生在同一突触或不同突触之间，大致可以分为：①同突触增强：如长时程突触传递增强；②异突触增强：如敏感化；③联合型突触增强：强刺激和弱刺激分别通过两个输入通路传至同一神经元，强刺激的突触传入可以导致弱刺激的突触传入增强；④同突触抑制：如习惯化；⑤异突触抑制：如长时程突触传递抑制。

（二）脊髓可塑性

脊髓是中枢神经的低级部位，同大脑一样也具有可塑性。脊髓损伤后轴突的出芽主要包括再生性出芽，侧支出芽，代偿性出芽三种变化：（1）再生性出芽是指在受损轴突的神经元存活时，该轴突近侧端以长出新芽的方式进行再生。（2）侧支出芽是指在损伤累及神经元胞体或近端轴突进而造成整个神经元死亡时，附近未受伤神经元从其自身的侧支上生出枝芽。（3）代偿性出芽是指代偿因受伤而丢失的侧支而在其正常的侧支发出新芽。

经电镜定量技术研究证实，未受损的神经纤维的侧支出芽参与了新突触的形成，使因损伤而减少的突触数目产生恢复性增加。脊髓可塑性变化的一般表现形式主要为附近未受伤神经元轴突的侧支先出芽，以增加其在去传入靶区的投射密度，随后与靶细胞建立突触性联系。在这一过程中，突触性终末不但发生数量变化外，而且还出现终末增大、突触后致密区扩大的结构变化，以及一般生理生化的改变。

脊髓的可塑性对于脊髓损伤病人的康复治疗具有重要意义。为使脊髓损伤病人获得最大限度的功能恢复，以适应社会的需要，应在早期进行康复治疗。因脊髓损伤导致截瘫的病人由于一部分肌肉已经瘫痪，皮肤的各种感觉也不正常，每个反射或动作的完成依赖于现存的神经肌肉系统，因此需经过长时间的重新训练才能完成。

（三）影响神经系统可塑性的因素

1. 内在因素

主要包括脑损伤的程度、时间、速度、部位、认知功能。

（1）脑损伤的程度、时间、速度与部位：一般来说脑损伤的体积越大，残存的功能相似结构越少，其功能重组与代偿的潜力越小。脑损伤早期的可塑性强于后遗症期，儿童强于老人，所以病人的康复训练越早介入效果越好。在脑损伤体积相同的情况下，缓慢或逐渐发生的脑损伤比快速发生的脑损伤代偿能力要强。脑损伤的部位对脑功能重组与代偿能力也有明显的影响，如脑干的损伤比大脑皮质的损伤恢复差。

（2）认知功能：认知功能越差学习能力越差，大脑接受的外界刺激并进行相应的反应越少，脑的可塑性变化越少。

2. 各种干预因素

主要有运动与训练、学习与思考、环境与感觉刺激。

（1）运动与训练：运动与训练是引起脑可塑性变化的重要手段。如果规律性地进行一种技巧性很强的运动，那么相关肌肉的皮质代表区就会扩大。

（2）学习与思考：大量研究表明，学习可以引起多种可塑性相关物质的表达和突触生成。有人认为，单纯的简单运动不足以增加突触的连接，需要结合某些学习过程，瘫痪后的康复训练是一种运动再学习的过程。

（3）环境与感觉刺激：环境对脑损伤后功能恢复及脑可塑性的影响越来越受重视。有证据表明，与标准环境相比较，丰富环境更明显地引起缺血脑的脑内树突与突触可塑性的改变。视觉、听觉、深浅感觉刺激也可引起脑的可塑性变化。

（四）神经干细胞

神经干细胞（neuralstemcell）具有分化为神经元、星形胶质细胞和少突胶质细胞的能力，能自我更新，并足以提供大脑组织细胞的细胞群。人类的神经干细胞是极其宝贵的医学资源，近年来，神经生物学的重要进展之一就是发现神经干细胞的存在及其特征，尤其是成年人体内神经干细胞的分离与鉴定具有划时代的意义。

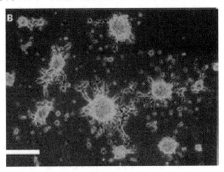

神经干细胞

第三节　康复护理学相关理论

目前康复护理学上广泛应用的理论有奥瑞姆的自护理论和纽曼的系统模式。已发表的模式有安德森模式和老年人康复护理模式。

一　奥瑞姆自护理论

(一)奥瑞姆自护理论基本内容

1. 理论结构

奥瑞姆自护理论包括三个结构：自理理论(Theory of Self-care Self)；自理缺陷理论(Theory of Self-care Deficit Self)；护理系统理论(Theory of Nursing Systems)。

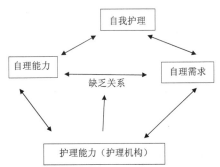

(1)自理理论：人是具有生理、心理、社会及不同自理能力的整体，良好的自理行为是可以通过后天学习获得的，其能力大小受年龄、生活经历、文化程度、健康及经济条件的影响。在不同的生长发育阶段和不同的健康状况下有不同的自理需求，包括有普遍性的自理需要、发展性的自理需要和健康偏离性的自理需要。

(2)自理缺陷理论：阐述在人的自理能力有缺陷时，决定是否需要护理的标准，即当护理需要大于自理能力时就需要护理照顾。它包括两种情况：一种是个体的自护能力不能满足自己的自护需要；另一种是照顾者的自护能力无法满足被照顾者的自护需要。

（3）护理系统理论：是在人出现自护不足时护理活动的体现，是依据病人的自护需要和自护体的自护能力制定的。

2. 自护缺陷理论

自护缺陷理论是理论的核心部分，阐述了个体什么时候需要护理；在某一特定时间内，个体有特定的自护能力及自护需要，当这种自护需要大于自护能力时就需要护理照顾。

3. 护理力量

护理力量是受过专业教育或培训的护士必备的综合素质，即了解患者的自护需要及护理力量，并采取行动帮助患者，通过执行或提高患者的自护力量来满足其自理需求。

（二）奥瑞姆自护理论与康复护理实践的关系

奥瑞姆认为，护理程序是描述护士专业技术活动、计划及评价活动的术语。她将自护理论与护理程序有机地结合起来，通过评估方法及工具，评估服务对象的自理能力及自理缺陷，以帮助服务对象更好地达到自理。她认为护理程序分为以下三个步骤。

第一步：诊断与处治

相当于一般护理程序中的评估和诊断两步骤。

第二步：设计与计划

相当于一般护理程序中的计划部分。

首先，根据第一步的结果，从全补偿系统、部分补偿系统或辅助教育系统中选出一个适合当前病人情况的护理系统。其次，根据所选择的护理系统，设计提供护理照顾的方案。

帮助或协助病人的五种方法。

（1）替病人做。

（2）指导病人如何做。

（3）为病人提供身体上、心理上的支持。

（4）提供一个促进病人发展的环境。

（5）教育病人，包括知识和技能。

第三步：实施与调整

相当于一般护理程序中的实施和评价两部分。

护士根据计划和方案对病人实施护理。在执行过程中，护士要不断观察病人的反应，以评价护理措施的效果，根据病人的自理需求和自理能力调整所选择的护理系统，修改护理方案。

二、纽曼系统模式

以开放系统模式为框架。主要组成部分有人、压力源和反应。

护理就是干预，恰当地用一级预防、二级预防或三级预防的活动来维持或恢复系统的平衡。

(一)纽曼系统模式基本内容

1. 人

纽曼认为人是一个整体，通过生理、心理、社会文化、生长发育和精神信仰五个方面的变化维持人的完整性。人作为一个开放系统不断与环境相互作用。人有抵御环境中压力源侵袭的能力，其防御机制为三种防御线：(1)应变防御线；(2)正常防御线；(3)抵抗防御线。

2. 环境

纽曼认为环境是所有影响人的内外因素的总和。除了机体内环境和外环境以外，她还提出了人的自身环境概念。

纽曼将环境中能改变系统稳定的因素称为压力源，压力源又分为机体内因素、人际因素和机体外因素三种。

3. 健康

纽曼认为健康是系统的最佳稳定状态。当系统的需要得到满足时，系统在生理、心理、社会文化、生长发育和精神信仰五个方面的变化与系统整体间关系平衡而协调，机体处于最佳稳定状态。反之，如果系统的需要得不到满足，则机体的健康水平会下降。

4. 护理

纽曼认为护理是一门独特的专业，其任务是减轻压力源造成的危害，控制影响护理对象的各种变量，保持护理对象系统的健康稳定。为达到这一目的，她主张早期采取预防措施，并将预防措施分为一级预防、二级预防和三级预防。

纽曼将护理方法分为三个步骤：护理诊断、护理目标和护理结果。她的护理方法反映了系统论思想，她认为系统进程和护理措施都是有目的、有方向的活动。

(二)纽曼系统模式与康复护理实践的关系

纽曼发展了以护理诊断、护理目标和护理结果为步骤的独特护理工作步骤。

1. 护理诊断

首先护士需要对个体的基本结构、各防线的特征以及个体内外、人际间存在和潜在的压力源进行评估。

2. 护理目标

护士以保存能量、恢复、维持和促进个体稳定性为护理原则，与服务对象及家属共同制定护理目标及为达到这些目标所采取的干预措施并设计预期护理结果。纽曼强调应用一级、二级、三级预防原则来规划和组织护理活动。

3. 护理结果

实施并设计预期护理结果是护士对干预效果进行评价并验证干预有效性的过程。

三、安德森模式

由安德森在 1994 年提出的"整体性健康损伤和干预模式"强调，适应过程在护理对象的疗效及康复效果的预测中发挥着重要作用。个人的健康功能受损，遗留的是损伤，而这种损伤通过治疗、康复、预防、急救护理逐渐恢复健康的功能，此过程直接受病人的潜在反应影响。康复过程既是帮助病人恢复独立性，也是护士作为促进者提供最佳护理的过程。不能期待每一个病人都能获得最大限度的独立。病人的功能恢复达到一定的限度或无法逾越时，就需要护士提供预防性和缓解性护理。康复过程中也可能出现病人病情加重，甚至于病人死亡的情况。基于康复过程中护士的重要性，护士需要提升自身的道德修养。同时，为了给病人提供更为全面的康复护理，护士必须具备相应的业务技能。

四、老年人康复护理模式

劳里(Lauri)等人在 2004 年提出了"老年人康复护理模式"。

老年人康复护理的主要因素包括：面临健康或功能问题的患者以及具备专业价值、知识和技术的专职护士。在老年人康复过程中，护士与患者之间进行密切的互动。能否实现最佳康复效果，取决于病人对康复目标的专注和投入，以及护士帮助患者达成这一目标的投入程度。日常的健康管理、确定康复目标的护理以及制订护理计划和具体的康复活动等就是上述投入的基本内容。具体的康复计划是通过多学科相结合的课题组来完成，而在此康复课题组里护士与其他专家有同等的责任。

第三章　康复护理评定

随着医疗事业的发展，分科越来越细，护士在康复评定中的角色逐渐淡化，转而由专业的康复治疗师进行评定，而具体内容和要求也有很大的发展。

第一节　运动功能评定

一、肌力评定

肌力是指肌肉的收缩力。肌力评定是指测定受试者在主动运动时肌肉或肌肉群收缩时产生的最大力量。主要目的是评价神经、肌肉损害程度和范围。分为徒手肌力检查评定（MMT）和器械肌力检查评定。

（一）徒手肌力检查

1. 概念

徒手肌力检查是不依靠任何器械对受试者的受检肌肉或肌肉群的功能进行评定，让受试者处于不同检查体位，然后嘱其分别在减重、抵抗重力和抵抗阻力的条件下做一系列的动作，按照动作的活动范围及抵抗重力和抵抗阻力的情况下将肌力来进行分级。

标准可根据徒手肌力检查表进行评定。（详见评定系列表3-1）

表 3-1　肌力的分级

0 级	肌肉无任何收缩现象（完全瘫痪）
1 级	肌肉可轻微收缩，但不能活动关节，仅在触摸肌肉时感觉到
2 级	肌肉收缩可引起关节活动，但不能抗阻力，肢体不能抬离床面
3 级	肢体能抬离床面，但不能对抗阻力
4 级	能做对抗阻力的活动，但较正常差
5 级	正常肌力

机体肌群的手法肌力检查方法，见表3-2。

表 3-2　上肢和下肢主要肌肉的手法肌力检查

肌群	检查方法				
	1 级	2 级	3 级	4 级	5 级
肩前屈肌群	仰卧,试图屈肩时可触及三角肌前部收缩	向对侧侧卧,上侧上肢放在滑板上,肩可主动屈曲	坐位,见内旋,掌心向下,可克服重力屈肩	坐位,肩内旋,掌心向下,阻力加于上臂远端,能抗中等阻力屈肩	坐位,肩内旋,掌心向下,阻力加于上臂远端,能抗较大阻力屈肩
肩外展肌群	仰卧,试图肩外展时可触及三角肌收缩	同左,上肢放在滑板车上,肩主动外展	坐位,屈肘肩外展 90°可克服重力外展	坐位,屈肘,肩外展 90°阻力加于上臂远端,能抗中等阻力	坐位,屈肘,肩外展 90°,阻力加于上臂远端,能抗较大阻力
屈肘肌群	坐位,肩外展,上肢放在滑板车上;试图屈肘曲时可触及相应肌肉收缩	同左,肘可主动屈曲	坐位,上臂下垂;前臂旋后(检查肱二头肌)或旋前(检查肱肌)或中立位(检查肱桡肌),可克服重力屈肘	坐位,上肢下垂;前臂旋后(检查肱二头肌)或旋前(检查肱肌)或中立位(检查肱桡肌),肘屈曲,阻力加于前臂远端能抗中等阻力	坐位,上肢下垂;前臂旋后(检查肱二头肌)或旋前(检查肱肌)或中立位(检查肱桡肌),肘屈曲,阻力加于前臂远端能抗较大阻力
屈髋肌群	仰卧,试图屈髋时于腹股沟上缘可触及肌肉活动	向同侧侧卧,托住对侧下肢,可主动屈髋	仰卧,小腿悬于床缘外,屈髋,可充分完成该动作	仰卧,小腿悬于床缘外,屈髋,阻力加于股骨远端前面,能抗中等阻力	仰卧,小腿悬于床缘外,屈髋,阻力加于股骨远端前面,能抗较大阻力
伸髋肌群	仰卧,试图伸髋时于臀部及坐骨结节可触及肌肉活动	向同侧侧卧,托住对侧下肢,可主动伸髋	俯卧,屈膝(测臀大肌)或伸膝(测臀大肌和股后肌群),可克服重力伸髋 10°～15°	俯卧,屈膝(测臀大肌)或伸膝(测臀大肌和股后肌群),伸髋 10°～15°,阻力加于股骨远端后面,能抗中等阻力	俯卧,屈膝(测臀大肌)或伸膝(测臀大肌和股后肌群),伸髋 10°～15°,阻力加于股骨远端后面,能抗较大阻力
伸膝肌群	仰卧,试图伸膝时可触及髌韧带活动	向同侧侧卧,托住对侧下肢,可主动伸膝	仰卧,小腿在床缘外下垂,伸膝,可克服重力伸膝	仰卧,小腿在床缘外下垂,阻力加于小腿远端前侧,能抗中等阻力	仰卧,小腿在床缘外下垂,阻力加于小腿远端前侧,能抗较大阻力
踝跖肌群	仰卧,试图踝跖屈时可触及跟腱活动	同左,踝可主动跖屈	仰卧,膝伸(测腓肠肌)或膝屈(测比目鱼肌),能克服重力踝跖屈	仰卧,膝伸(测腓肠肌)或膝屈(测比目鱼肌),阻力加于足跟,能抗中等阻力	仰卧,膝伸(测腓肠肌)或膝屈(测比目鱼肌),阻力加于足跟,能抗较大阻力

3. 徒手肌力检查的特点

(1)简单，易操作，不需要特殊的检查器械，不受检查场所的限制。

(2)以自己肢体的重量作为肌力评定标准，比器械肌力测定更具有实用性。

(3)定量标准较粗略。

(4)很难排除测试者的主观误差。

(5)不能表明肌肉收缩的耐力，只能表明肌力的大小。

4. 徒手肌力检查的注意事项

有诸多因素可以影响肌力评定的结果，如年龄、性别、疼痛、疲劳、动机不足、恐惧、对检查的误解以及疾病的性质等，此外，还需要注意以下情况。

(1)熟练掌握肌力检查的技巧：先观察关节活动的质量，有无不对称、萎缩、肥大以及步态异常的情况，然后采取正确的姿势、肢位并充分固定近侧端，按照分级标准检查肌力。

(2)避免肌力检查的干扰因素：除患者和检查者的体位、治疗师的经验外，患者的疼痛与疲劳以及合作情况对肌力检查均有影响。此外，还应防止在某些疾患时因其他肌肉的代偿所造成的假象动作。

(3)争取患者的合作：检查前，应先用通俗的语言向患者解释检查的目的和方法，必要时给以示范，以争取患者配合。

(4)掌握相关的解剖知识：检查时必须同时进行触诊，为此，要详细了解肌肉、肌腱的解剖位置。

(5)了解相关运动模式：中枢神经系统疾患时，因运动模式异常，肌肉控制障碍，手法肌力检查难以判断肌力，不宜采用。但当出现随意运动时，仍可适用手法肌力检查。

(6)避免不良反应：肌力测试时，持续的等长收缩可使血压明显升高，对心脏活动造成困难，故对有明显的心血管疾病患者慎用。

(二)器械肌力测定

当肌力达到 3 级以上时，为了做更细致的定量评定，可采用器械进行肌力测定。器械检查法只能应用于少数部位和肌群肌力的检查，不能检查个别肌肉的肌力。常用检查器械有握力计、捏力计、等速力计等。

1. 握力测试

可用握力指数为评定标准。被评价者测试时采取坐位，屈肘 90°，手握握力器手柄，用最大力握三次，取最大值。握力指数＝握力/体重×100，大于 50 为正常。可反映手内肌和屈指肌群的肌力。（见下图握力计）

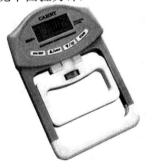

握力计

2. 捏力测试

用手握捏力计，用最大力握三次，取最大值，其正常值约为握力的 30%。（见下图捏力计）

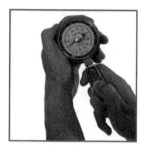

捏力计

3. 背肌力测定

用拉力计测定，被评价者双脚获得的拉力指数评定。拉力指数＝拉力/体重×100，正常值为男性 150～300，女性为 100～150。此法容易导致腰部病变的病人症状复发和老人腰痛。

4. 四肢肌力群测试

通过牵引绳和滑轮装置，对四肢肌力进行测定。

5. 等速肌力测定

用等速肌力测试仪测定。是目前肌肉功能评定和肌肉力学研究的最佳方法。

器械肌力检查能获得精准的数据，但测试时一定要注意安全。

二、肌张力评定

肌张力是肌肉组织在静息状态下被动运动时，所显示的肌肉紧张度。正常肌张力是维持一定的姿势和肢体协调运动的基础。

肌张力评定主要是手法检查，先观察并触摸所检查肌肉在放松、静息状态下的紧张程度，然后通过被动运动来判断。

（一）肌张力分类

1. 正常肌张力可分为：

①静止性肌张力：指肌肉处于静止状态下肌肉具有的肌张力；

②姿势性肌张力：指人体在变化各种姿势时具有的肌张力；

③运动性肌张力：是指运动过程中肌肉产生的肌张力。

2. 肌张力增高是指肌张力高于正常静息水平。病人在放松状态下，评定者以不同的速度对被评定者的关节做被动运动时，可明显感觉到有阻力，甚至很难进行被动运动。肌张力增高可分为痉挛和强直。

3. 肌张力降低是指肌张力低于正常静息水平。评定者对被评定者的关节进行被动活动时，几乎感觉不到阻力；被评定者不能自行抬起肢体，当评定者松手时，肢体即向重力方向下落；若肌张力显著下降时，可表现为松弛无力。

4. 肌张力障碍是指主动肌与拮抗肌收缩不协调或过度收缩，引起以肌张力异常动作和姿势为特征的运动障碍综合征，具有不自主性和持续性的特点。

(二)肌张力分级

临床上分级可见下表肌张力分级表进行评定。(详见表3-3)

表3-3　肌张力临床分级

等级	肌张力	标准
0	软瘫	肢体被动活动无反应
1	肌张力低	肢体被动活动反应减弱
2	肌张力正常	肢体被动活动反应正常
3	肌张力轻、中度增高	肢体被动活动有阻力反应
4	肌张力重度增高	肢体被动活动有持续性阻力反应

(三)肌痉挛的分级

现在临床上多采用改良的 Ashworth 痉挛量表进行评定，评定时，受试者宜采用仰卧位，可对其上、下肢关节进行被动运动，感受其受的阻力来进行分级评定。评定标准详见表3-4。

表3-4　改良 Ashworth 量表

级别	评定标准
0 级	无肌张力增加。被动活动肢体在整个关节活动范围内均无阻力
1 级	肌张力稍增加，被动活动肢体到终末端时有轻微的阻力
1＋级	肌张力轻度增加，被动活动肢体在前 1/2ROM 中突然有轻微"卡住"的感觉，在此后的运动中有轻微的阻力
2 级	肌张力较明显增加，被动活动肢体在大部分 ROM 内均能明显感觉到有阻力，但仍可以活动
3 级	肌张力严重增加，被动活动肢体在整个 ROM 运动中均有阻力，活动比较困难
4 级	僵直，阻力很大，被动活动十分困难

注：ROM(Range of Motion)，指关节活动范围。

三、关节活动范围测量

关节活动范围(ROM)指关节运动的弧度或远端骨所移动的度数。关节活动范围分主动和被动关节活动。ROM 是评价运动系统最基本、最重要的手段之一。

(一)测量工具

根据测量部位和测量需要选择不同的测量工具。①通用量角器是由与刻度盘相连的固定臂和与刻度盘中心相连的移动臂构成。其固定臂不能移动，移动臂可移动。此工具适用于四肢关节活动范围的测量。②电子角度计是由 2 个电子压力传感器的固定臂和移动臂组成，刻度盘为液晶显示器。电子角度测量器使用方便，且重复性好。③指关节测量器适用于指关节活动的测量。④脊柱活动测量器用于脊柱活动的测量。

（二）主要关节的测量方法

表 3-5　主要关节 ROM 的测量方法

关节	运动	体位	量角器放置方法			正常参考值
			轴心	固定臂	移动臂	
肩	屈、伸	坐位或立位，臂置于体侧，肘伸直，掌心向上	肩峰	与腋中线平行	与肱骨纵轴平行	屈 0°～180°　伸 0°～50°
	外展	坐位、立位、仰卧位，臂置于体侧，肘伸直，掌心向上	肩峰	与腋中线平行	与肱骨纵轴平行	0°～180°
	内旋、外旋	仰卧位，肩外展 90°，肘屈 90°	鹰嘴	与腋中线平行	与前臂纵轴平行	各 0°～90°
肘	屈、伸	仰卧位或坐位或立位，臂取解剖零位	肱骨外上髁	与肱骨纵轴平行	与桡骨纵轴平行	0°～150°
腕	屈、伸	坐位或立位，前臂完全旋前	尺骨茎突（腕关节）	与前臂纵轴平行	与第 2 掌骨纵轴平行	屈 0°～90°　伸 0°～70°
	腕关节尺、桡侧偏移或外展	坐位，屈肘，前臂前旋，腕水平位	腕背侧中点	前臂背侧中线	第 3 掌骨纵轴平行	桡偏 0°～25°　尺偏 0°～25°
髋	屈	侧卧位，一腿伸直一腿屈曲	股骨大转子	与身体纵轴平行	与股骨纵轴平行	0°～125°
	伸	侧卧，被测大腿在上	同上	同上	同上	0°～15°
	内收、外展	仰卧位	髂前上棘	左右髂前上棘连线的垂直线	髂前上棘至髌骨中心的连线	各 0°～45°
	内旋、外旋	仰卧，两小腿垂于床缘外下	髌骨下端	与地面垂直	与胫骨纵轴平行	各 0°～45°
膝关节	屈、伸	仰卧位、侧卧位或做在椅子边缘	股骨外髁	与股骨纵轴平行	与胫骨纵轴平行	屈 0°～150°　伸 0°
踝关节	背屈、跖屈	仰卧位、膝关节屈曲，踝关节处于中立位	腓骨纵轴与足外缘交叉处	与腓骨纵轴平行	与第 5 跖骨纵轴平行	背屈 0°～20°　跖屈 0°～45°

四、平衡与协调能力评定

(一)平衡评定

平衡是指身体所处的一种姿态,或是指在运动或受到外力作用时,能够自我调整并能维持姿势稳定性的一种能力。

平衡是一种很复杂的能力,维持平衡控制需要很复杂的运动技巧。维持平衡取决于以下几个方面:

①感觉输入:包括躯体感觉、视觉系统和前庭系统;

②中枢整合:三种感觉信息在多级平衡中枢中整合加工,产生运动方案;在交互神经支配下保持身体稳定或选择性运动;

③运动输出:有选择性地运动身体的其他部位,产生适宜的运动输出,完成大脑制订的运动方案。以上各方面的综合作用,使身体重心改变时,能够维持身体平衡,否则就会失去平衡,产生平衡障碍。当平衡发生改变时,可通过踝调节机制、髋调节机制、跨步调节机制或姿势协同运动模式来应变。

1. 分类

平衡可分为动态平衡和静态平衡。

(1)静态平衡又称一级平衡,指人体在没有外力的作用下,睁眼、闭眼时能够维持某种特定姿势的过程。例如站位和坐位时的平衡。

(2)动态平衡:包括①自我动态平衡指人体在从一种姿势变换为另一种姿势过程中能够重新获得稳定状态的能力;②他动态平衡是指人体在外力作用下,当身体重心发生改变时,能够迅速调整重心和姿势,恢复稳定状态的能力。

2. 平衡分级

Ⅰ级能正确地完成活动;

Ⅱ级可以完成活动,但需要较小的帮助来维持平衡;

Ⅲ级可以完成活动,但需要较大的帮助来维持平衡;

Ⅳ级不能完成活动。

3. 评定方法

有很多方法,主要为:观察法、功能性评定及平衡仪测定三类。

(1)观察法:常用 Romberg 检查法和强化 Romberg 检查法。①Romberg 检查法是指受试者双腿并拢直立,观察在睁眼、闭眼时身体的摇摆情况;②单腿直立检查法是当受试者单腿直立时,观察睁眼、闭眼时维持身体平衡时间的长短,最长时间可维持30 秒;③强化 Romberg 检查法是受检者双足一前一后,前脚跟紧挨后脚尖,观察在受试者睁眼、闭眼时身体维持平衡时间的长短,最长时间可达 60 秒。此法过于粗略简单,缺少量化,但通过此种方法可对有平衡功能障碍的患者进行粗略的筛选,因此在临床上有一定的应用价值;④跌倒危险指数主要用于老人检查,受试者采取站立位,腰部系一根皮带,后有一根拉绳通过后面的滑轮,施加一定的重量,在规定的高度自然下落,造成给受试者一种突然向后的拉力,观察其反应。

（2）功能性评价：即量表评定方法。目前临床上常用平衡功能评测：①Fugl-Meyer评价表，详见表3-6；②Berg（Berg Balance Scale）平衡量表，此量表包括独坐到站立、独立坐、上肢前伸、单腿站立、转身向后看、站位从地上拾物等14个项目，每个项目0～4分，最高56分，测试者应在20分钟内完成。当结果为0～20分代表平衡能力为坐轮椅，21～40分代表平衡能力为辅助步行，41～56分代表平衡能力为独立行走。总分＜40分，预示有跌倒的危险。见表3-7。

表3-6　Fugl-Meyer平衡量表

项目		评分标准
平衡	1. 无支撑坐位	0分：不能保持坐位 1分：能做但不多于5分钟 2分：能坚持坐位5分钟以上
	2. 健侧"展翅"反应患者坐位，闭眼，在健侧给予有力一推	0分：肩部无外展，肘关节无伸展 1分：反应减弱 2分：正常
	3. 患侧"展翅"反应患者坐位闭眼，在患侧侧给予有力一推	0分：肩部无外展，肘关节无伸展 1分：反应减弱 2分：正常
	4. 支撑站位	0分：不能站立 1分：需他人最大的支撑方可站立 2分：一个人稍给支撑时能站立1分钟
	5. 无支撑站立	0分：不能站立 1分：不能站立1分钟或身体摇晃 2分：能平衡站立1分钟以上
	6. 健侧站立	0分：不能维持1～2秒 1分：平衡站稳达4～9秒 2分：平衡站立超过10秒
	7. 患侧站立	0分：不能维持1～2秒 1分：平衡站稳达4～9秒 2分：平衡站立超过10秒

表3-7　Berg Balance Scale评分标准

（1）由坐到站指令：尽量不用手支撑，站起来	4	不用支撑站起来，且保持稳定
	3	能用手支撑站起来，且保持稳定
	2	尝试几次后，能用手支撑站起来
	1	站起来或稳定需要少量帮助站起来或稳定
	0	站起来需要中等或大量帮助

续表

(2)独立站立指令：请独立站立2分钟	4	能安全的独立站立2分钟
	3	在监护下能站立2分钟
	2	能独立站立30秒
	1	尝试几次才能独立站立30秒
	0	不能独立站立30秒
如果患者能安全的独立站立2分钟，那么"独立坐"项得满分，直接进入第四项 (3)独立坐指令：两手抱胸坐2分钟（背部无支持，脚可踩在地上、矮凳上）	4	能安全无协助地坐2分钟
	3	在监护下能坐2分钟
	2	能独立坐30秒
	1	能独立坐10秒
	0	需支撑才能坐10秒
(4)由站到坐指令：请坐下	4	需要很少帮助（手支撑）就能安全坐下
	3	需要用手控制才能慢慢坐下
	2	腿的背面需靠着椅子来控制坐下
	1	能独立坐下但下降过程无控制
	0	需要帮助才能坐下
(5)床→椅转移指令：床→椅转移	4	能安全转移很少用手
	3	能安全转移需手支撑
	2	口头提示/监督下能转移
	1	需一个人帮助转移
	0	需两个人帮助转移/监督
(6)闭眼站立指令：闭眼站立10秒	4	能安全地闭眼站立10秒
	3	监督下闭眼站立10秒
	2	闭眼站立3秒
	1	不能闭眼3秒但能安全地站立
	0	需帮助防止摔倒
(7)双足并拢站立指令：无支撑下双足并拢站立	4	能双足并拢并安全地站1分钟
	3	监督下能双足并拢并安全地站1分钟
	2	能双足并拢但不能保持30秒
	1	需帮助并拢双足能保持15秒
	0	需帮助并拢双足不能保持15秒

(8)站立位上肢前伸指令：抬起上肢成90°，伸开手指尽可能向前(上肢成90°时，医生将直尺置于手指末端，手指不能触到尺子，患者前倾最大值时手指向前伸的距离。尽量双手前伸避免身体旋转)	4	能安全地向前伸25厘米
	3	能向前伸12厘米
	2	能向前伸5厘米
	1	监督下能向前伸
	0	需外部支撑/向前伸时失去平衡
(9)站立位从地上拾物指令：站立位捡起脚前面的拖鞋/物品	4	能安全容易地捡起拖鞋
	3	监督下能捡起拖鞋
	2	不能捡起拖鞋但距离物品2～5厘米能独立保持平衡
	1	不能捡起，尝试时需监督
	0	不能尝试/需帮助防止失去平衡或摔倒
(10)转身向后看指令：左转看身后，再右转看身后。(医生在患者背后直接观察，鼓励患者转身)	4	能从左两边向后看，重心转移较好
	3	能从一边向后看，另一边重心转移较少
	2	只能从一边向后看，但平衡较好
	1	转身时需监督
	0	需帮助防止重心不稳或摔倒
(11)转身一周指令：顺时针转身一周，暂停，再逆时针转身一周	4	安全转身一周用时小于等于4秒
	3	只能一个方向转身一周用时小于等于4秒
	2	能安全地转身一周但较缓慢
	1	需要密切监督或口头提示
	0	需要帮助
(12)双足交替踏指令：无支撑下双足交替踏台阶(或矮凳)4次	4	能安全独立地交替踏4次，用时20秒内
	3	能独立地交替踏4次，用时＞20秒
	2	监督下(不需帮助)双足交替踏2次
	1	需少量帮助能双足交替踏＞1次
	0	需帮助尝试/防止摔倒
(13)双足前后站指令：(示范)一只脚向前迈步。如果不能直接向前迈步，尽量向前迈远点，前脚的脚跟在后脚的脚趾前，步长需超过脚长，步宽约等于患者的正常步宽	4	能独立向前向后一步并保持30秒
	3	能独立向前一步并保持30秒
	2	能迈一小步保持30秒以上
	1	迈步时需帮助但能保持15秒
	0	在迈步或站立时失去平衡

续表

	4	单腿独立站立＞10秒
	3	单腿独立站立 5～10 秒
(14)单腿站立指令：无支撑下单脚站尽可能长时间	2	单腿独立站立≥3 秒
	1	能抬起脚独立站立但不能保持 3 秒
	0	不能尝试/需帮助防止摔

(3)平衡测试仪评定：是近年来研究的热点，也是发展较快的定量平衡能力的一种测试方法，包括静态平衡测试和静态平衡测试服。整个系统由压力平台即压力传感器、显示器、计算机及专用软件构成。压力平台将记录到身体的摇摆情况并将信号输入计算机，同时经过特定软件对信息的分析，实时描记压力中心在平板上的投影与时间的关系曲线，并将结果以数据和图的形式显示，故也称计算机动态姿势图。

(二)协调能力评定

1. 概念

协调是指人体产生平稳、准确和控制的运动能力。要完成运动的应要求适当的速度、距离、方向、节奏和力量等几个方面。协调是完成精细动作的必要条件，协调与平衡密切相关。协调功能障碍又称共济失调。

与平衡控制相似，保持身体协调也需要感觉输入、中枢整合、运动输出三个环节的参与。协调的感觉输入主要包括视觉和躯体感觉，而前庭系统起的作用不大；中枢整合主要依靠大脑反射调节和小脑协调系统，其中小脑的协调系统起着非常重要的作用，若小脑受到了损害除了出现平衡功能障碍外，还可出现共济失调。

2. 分类

参与协调控制运动的中枢神经部分为：小脑、基底节、脊髓后索，所以根据中枢神经系统的病变部位不同可将共济失调分为：小脑性共济失调、大脑性共济失调和感觉性共济失调。

(1)小脑性共济失调：小脑是重要的运动调节中枢，主要功能是维持身体平衡、调节肌张力和随意运动。因此小脑损伤后除了出现平衡功能障碍外还可出现共济失调。小脑病变的主要症状是共济失调，小脑半球损害导致同侧肢体的共济失调。

(2)大脑性共济失调：①额叶性共济失调：见于额叶或小脑桥束病变。临床表现同小脑共济失调相似，如平衡障碍、步态不稳、强握反射等，比小脑病变的症状轻；②顶叶性共济失调：对侧肢体出现不同程度的共济失调；③颞叶性共济失调：表现较轻，可程一过性，不易发现。

(3)感觉性共济失调：是由于脊髓后所病变造成的深感觉障碍，从而引起感觉性共济失调。主要临床表现为：站立不稳，迈步时不知远近，落脚不知深浅，如踩棉花似的行走，并需要视觉补偿，常常低头目视地面行走，黑暗中则不能行走。检查时会发现有振动感觉、关节位置感觉消失、闭目难立(Romberg)呈阳性。

3．协调的临床分级

Ⅰ级：正常完成；

Ⅱ级：轻度残损，能完成活动，但较正常速度和技巧稍有差异；

Ⅲ级：中度残损，能完成活动，但动作慢、笨拙、明显不稳定；

Ⅳ级：重度残损，仅能启动动作，但不能完成；

Ⅴ级：不能完成活动。

4．评定方法

主要是观察受试者，完成动作是否直接、精确；完成动作的时间是否正常；加速度时是否影响运动质量；进行活动时是否有与身体无关的运动；闭眼时是否影响运动质量；共济失调是单侧性的还是双侧性的；什么部位明显等。

（1）上肢功能协调评定：所有方法应都是在睁眼下和闭眼下分别测试。常用方法有：①指鼻试验：让受试者时肩外展90°，肘伸平用食指指自己的鼻尖，同时可改变体位来评定不同运动切面的动作；②指对试验：评定者和受试者相对而坐，评定者伸出食指，让受试者的食指去指评定者的食指，评定者可改变自己手指的位置来评定受试者对改变方向、速度和距离的应变能力；③对指试验：受试者，用自己的拇指去接触其他手指并加快速度；④轮替试验：受试者双手张开，一手向上，一手向下，交替翻转；也可以一侧手在对侧手背上交替转动；⑤握拳试验：握拳和开拳交替变换，可加快速度。

（2）下肢协调功能评定：常用跟－膝－胫试验，受试者采取仰卧位，先将一侧下肢抬起，再将足跟放在对侧下肢的膝部，足跟沿胫骨向下滑动。

五、步态评定

步态是指人行走时的姿态。正常步行须完成三个过程：支持体重、单脚支撑、迈步。

（一）步态周期

步态周期是指一侧足跟着地到该侧足跟再次着地所经历的时间，一般成人步态周期为1～1.32秒。行走中每个步态周期都包含着一系列典型姿势和位置的转移。人们通常把这种典型姿势和位置的变化划分出一系列时段，称之为步态时相。每个步行周期可分为支撑相(Stance Phase)和摆动相(Swing Phase)。支撑相是指步行中同侧足跟着地到足尖离地，即足部支撑面与地面始终有接触的时间，支撑相包括单支撑相和双支撑相。约占一个步态周期的60%。摆动相是指足尖离地到足跟着地的时间，即始终与地无接触的阶段，单位为秒，一般占一个步行周期的40%。（详情可见下图）

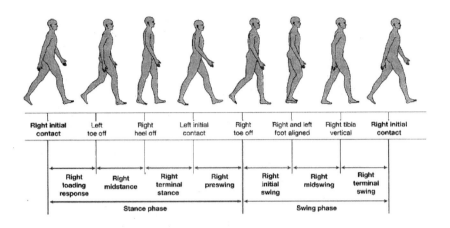

(二)步态分析常用参数为

1. 步长：行走时一侧足跟着地紧接着对侧足跟着平均距离。正常值50～90厘米；

2. 步频：行走时每分钟迈出的步数。正常人在95～125步/分；

3. 跨步长：行走时一侧足跟着地到该侧足跟再次着地的距离，通常为单步长的两倍；

4. 步速：是指每分钟行走的距离。正常值为65～100米/分。临床上一般让受试者正常速度步行10米的距离测量所需时间，按照公式计算出步行速度(步行速度＝距离/时间)。正常人为65～100米/分。

(三)步态分析的方法

步态分析常分为临床分析和实验室分析。临床分析大多采用观察法和测量法，实验室分析一般借助于步态分析仪器。

1. 观察法

评定者通过目测观察病人行走的全过程，然后根据所得印象也可是录像资料或逐项评定结果，作出步态分析的结论。此方法是一种定性分析方法。检查时，嘱病人以自然和习惯的姿势来回行走数次，检查者从不同的方向反复观察，注意观察病人步行时全身姿势是否协调，两下肢各关节的姿势、位置和幅度是否正常和适度，骨盆的运动、重心的转换以及上下肢的摆动是否和谐和对称，行走的节律是否正常，速度是否合适。然后可根据需要，让病人快速和慢速行走，上下坡或上下楼梯，绕过障碍物行走，并在行走中要求病人拐弯、转身和立定，以及坐下站起、缓慢踏步等动作，必要时还可让病人单足站立或闭眼站立与行走。对于需要用拐杖、助步器和矫形器的患者，除了进行持拐或杖的步态检查外，尽可能让其放下这些辅助器具来观察徒手行走的步态，以便显示出应用助步器时可能掩盖住的异常。此外，步态分析的结果可与关节活动度、肌力、肌张力、下肢感觉及平衡协调功能检查等的结果相互参照，从而明确步态异常的原因和性质，并为步态矫正提供指导。但是观察法主观性强、可靠性差，难以在多个环节和阶段进行观察。临床上常用依据见表3-8。

表 3-8　观察法临床常用依据

步态内容	观察要点
步行周期	时间是否合理
步行节律	节奏是否均匀，速率是否合理
疼痛	是否干扰步行，部位、性质和程度与步行障碍的关系，发作时间与步行障碍的关系
肩、臂	塌陷或抬高，前后退缩，肩活动度是否降低
躯干	前屈或侧屈，扭转，摆动过度不足
骨盆	前倾或后倾，左或右抬高，旋转或扭转
膝关节	摆动相是否可以屈曲活动，支撑相是否可以伸直，关节是否稳定
距小腿关节	是否可以合理的背屈和跖屈，是否下垂、内翻或外翻，关节是否稳定
足	着地部位是否为足跟，离地部位是否为足趾，是否稳定
接触面	足是否可以全部着地，两足之间距离是否合理，是否稳定

2. 定量分析法

此类方法为借助器械或专门设备来观察行走步态，以得出可记录并能计量的资料的方法。由于利用目测所进行的步态分析和检查，受检查者主观原因的影响较多，而且难作量化的分析，评估结论相对粗略。因此，应借助器械和设备作一些定量分析，所用器械和设备，如卷尺、秒表、量角器等测量工具加上能留下足印的相应物品进行关节活动度检查、各肌群肌力检查、下肢长度测定和脊柱、骨盆的形态检查等；在步行中利用肌电图、录像或多维高速摄影等设备；还可采用相当复杂与先进的专门装置，如电子量角器、测力板或测力台，甚至三维步态分析系统来进行此项工作。

3. 三维步态分析系统

由以下四部分组成：①处于同一空间，但分布在不同位置的一组带有红外线发射源的红外摄像机和能粘贴在测试部位的红外反光标记点；②用以测量行走时地面支撑反应力的测力台；③用以观察动态肌电活动的肌电遥测系统；④用以调控以上三组装置同步运行并对观测结果进行分析处理的计算机及其外围设备。可以运用各种高科技的测试手段对行进中的各种参数进行适时的采集和处理(如脚与地面之间的相互作用力、各关节点在空间的坐标位置等)，并在此基础上计算出某些反映人体步态特点的特征参数(如关节角度、质心位移、肌肉产生的内力矩及肌肉功率等)，从而实现对人体运动功能进行定量分析。步态分析系统能够提供精确的步态图形和有关参数，有利于步态的评估，但因其设备昂贵，一时尚难以普及。

4. 步行能力评定

一种相对比较精细的和半定量评定。常用 Hoffer(见表 3-9)步行能力分级和 Holden(表 3-10)步行功能分级。

表 3-9 Hoffer 步行能力分级

分级	评定比标准
Ⅰ不能步行	完全不能步行
Ⅱ非功能性步行	借助于膝－踝－足矫形器(KAFO)、手杖等能在室内行走，又称治疗性步行
Ⅲ家庭性步行	借助于踝－足矫形器(AFO)、手杖等可在室内自如行走，但在室外不能长时间步行
Ⅳ社区性步行	借助踝－足矫形器(AFO)、手杖或独立可在室外和社区内行走、散步、去公园、去诊所、购物等活动，但时间不能持久，如果需要离开社区长时间步行时仍需坐轮椅

表 3-10 Holden 步行功能分级

级别	表　　现
0级：无功能	病人不能行走，需要轮椅或2人协助才能走
Ⅰ级：需大量持续性的帮助	需使用双拐或需要1个人连续不断地搀扶才能行走及保持平衡
Ⅱ级：需少量帮助	能行走但平衡不佳，不安全，需1人在旁给予持续或间断的接触身体的帮助或需使用膝－踝－足矫形器、踝－足矫形器、单拐、手杖等以保持平衡和保证安全
Ⅲ级：需监护或言语指导	能行走，但不正常或不安全，需1人监护或用言语指导，但不接触身体
Ⅳ级：平地上独立	在平地上能独立行走，但在上下斜坡、在不平的地面上行走或上下楼梯时仍有困难，需他人监护或帮助
Ⅴ级：完全独立	在任何地方都能独立行走

(四)常见异常步态及其原因

1. 中枢神经损伤所致的异常步态

(1)偏瘫步态：偏瘫指一侧肢体正常，而另一侧肢体因各种疾病造成瘫痪所形成的步态，由于患侧膝关节因僵硬而于摆动相活动范围减少，患侧足下垂内翻，为了将瘫痪下肢向前迈步，摆动相患侧肩关节下降，骨盆代偿性太高，髋关节外展、外旋，使患侧下肢经外侧画一个圆弧将患侧下肢向前迈出。又称画圈步态。

①提髋型：在摆动前期或早期，由于股四头肌不恰当的运动，使患侧下肢伸肌痉挛模式占优势，再加上屈髋肌无力，腘绳肌收缩和不充分的跖屈肌活动，使得摆动相不能屈膝、踝背屈，患侧通过躯干向健侧倾斜，提髋来代偿性的提起下肢完成下肢的活动。

②膝过伸型：由于股四头肌无力或痉挛，踝跖屈肌无力或痉挛踝背屈肌无力和跟

腱挛缩或者行走时股四头肌与股二头肌收缩不协调，使患者膝关节在支撑相出现过度伸展，髋后突。

③瘸拐型：由于股四头肌痉挛或腘绳肌痉挛，加上踝关节跖屈肌的持续收缩，出现行走时摆动相不能选择性地屈伸膝关节摆动患腿，如果摆动相开始时患腿髋关节即屈曲。同时由于屈肌共同运动模式未被打破，膝关节屈曲足呈内翻，在摆动相结束时膝关节需伸展，此时又诱惑了伸肌共同运动模式，患足跖屈，踝关节不能背屈，因而足跟不能着地，患腿在支撑相不能负重，步态不稳或瘸拐型。

④画圈型：由于患侧下肢屈髋屈膝肌和髋内收肌收缩能力下降或伴有股四头肌痉挛出现，行走时摆动相患腿髋内收屈髋屈膝及踝背屈动作困难，为了抬起患腿只得将骨盆上抬向后旋转，髋关节外旋外展，呈环形运动或跨栏步态。

(2)脑瘫步态：

①马蹄内翻足：马蹄样足下垂足内翻，足前部内收跖屈，通常足下垂合并跟腱挛缩，而足前部跖屈且常合并有跖筋膜挛缩和高弓足畸形，行走时，比目鱼肌、腓肠肌或胫骨后肌的不协调运动，使摆动相出现踝过度跖屈，因为跟腱挛缩或踝背屈无力，表现为支撑相多用足尖或足外侧缘着地，甚至用足背外侧着地行走。

②蹲位步态：由于腘绳肌痉挛，或髋屈肌痉挛、跖屈肌无力、跟腱痉挛等原因，使得患者支撑相髋内收和内旋，膝关节过度屈曲，同时足呈马蹄形，足趾外展；在摆动相中期屈膝减少、末期缺乏伸膝。

③剪刀步态：脑瘫患者由于髋内收肌张力过高，双膝内侧呈并拢状，行走时，双足尖点地，交叉前行，呈剪刀状。

④舞蹈步态：为双下肢大关节的快速、无目的、不对称的运动，多见于四肢肌张力均增高的脑瘫患者，支撑相足内翻，踝缺乏背屈，足尖着地，身体不能保持平衡。摆动相双侧髋关节、膝关节屈曲困难。行走时，上肢屈曲，不协调抖动，双下肢跳跃，呈舞蹈状。

2. 周围神经损伤所致的异常步态

(1)臀大肌步态：臀下神经损伤时，导致臀大肌无力，髋关节伸和外旋受限。行走时，由于臀大肌无力，表现为挺胸、凸腹、躯干后仰，过度伸髋，膝绷直或微屈，重力线落在髋后。整个行走过程重心在水平面前后方向的移位要大于在垂直面内的移位。

(2)臀中肌步态：臀上神经损伤或髋关节骨性关节炎时，髋关节外展、内旋外旋均受限，行走时由于臀中肌无力，使骨盆控制能力下降，支撑相受累侧的躯干和骨盆过度倾斜，摆动相膝关节和踝关节屈曲增加以保证地面廓清，身体向两侧摇摆，典型步态特征呈鸭步。整个行走过程重心在水平面左右方向的移位要大于在垂直面内的移位。

(3)股四头肌步态：股神经损伤时，屈髋关节伸膝关节受限。行走时，由于股四头肌无力，不能维持膝关节的稳定性，支撑相膝后伸，躯干前倾，重力线落在膝前。整个行走过程重心在垂直位移动的幅度较大。

(4)胫前肌步态：腓深神经损伤时，足背屈、内翻受限，其特征性的临床表现是早期足跟着地之后不久"拍地"，是由于在正常足跟着地之后，踝背屈肌不能进行有效的离心性收缩控制踝跖屈的效率。行走时，由于胫前肌无力使足下垂，摆动相足不能背屈，以过度屈髋屈膝，提起患腿，完成摆动。整个行走过程身体左右摆动骨盆侧向移位幅度大。

(5)腓肠肌步态：胫神经损伤时，屈膝关节、足跖屈受限。行走时，由于腓肠肌无力，支撑相足跟着地后，身体稍向患侧倾斜，患侧髋关节下垂，蹬地无力。整个行走过程重心在水平面左右方向的移位要大于在垂直位面内的移位。

3. 骨关节疾患所致的异常步态

(1)疼痛步态：一侧下肢出现疼痛时，常呈现出逃避疼痛的减痛步态，其特点是患侧支撑相时间缩短，以尽量减少患侧负重，步幅缩短。此外，患者常一手按住疼痛部位，另一上肢伸展。疼痛部位不同，表现得会有所差异。髋关节疼痛者，患侧负重时同侧肩下降躯干稍倾斜，患侧下肢外旋、屈曲位，会尽量避免足跟着地。膝关节疼痛患者膝稍屈，以足趾着地行走。

(2)短腿步态：患腿缩短达 2.5 厘米以上者，该侧着地时同侧骨盆下降导致同侧肩倾斜下降，对侧迈步腿髋关节过度屈曲、踝关节过度背屈。如果缩短超过 4 厘米，则缩短侧下肢以足尖着地行走，其步态统称短腿步态。

4. 病变特征性步态

(1)帕金森步态：是刻板步态。表现为启动困难、行走时双下肢交替迈步动作消失、躯干前倾、髋膝关节轻度屈曲、踝关节摆动相时无跖屈，足擦地而行、步幅缩短表现为步伐细小。由于躯干前倾，导致身体重心前移。为了保持平衡，患者以小步幅快速向前行走，不能随意骤停或转向，呈现出前冲或慌张步态。

(2)小脑共济失调步态：由于小脑功能障碍所致，患者行走时以两上肢外展以保持平衡，两足尖距过宽，高抬腿足落地沉重；不能走直线，而呈曲线或呈"Z"形前进；因重心不易控制，故步行摇晃不稳，状如醉汉又称酩酊或醉汉步态。

(3)持拐步态：因各种原因导致单侧或双侧下肢行走过程中不能负重者，需用拐杖辅助行走，称持拐步态。根据拐杖与下肢行走的位置关系，将持拐步态分为两点步、三点步、四点步、迈至步和迈过步。

 思考题

1. 病人，女，45 岁，两个月前外伤致右肱骨中段骨折，手术固定后发现右手腕和手指不能抬起，右拇指背侧和前臂桡侧麻木，伸腕、伸指和屈肘无力，前臂桡侧感觉减退。临床诊断：右肱骨中段骨折合并右桡神经损伤。简述对病人存在的运动障碍要进行哪些方面的评估。

2. 简述平衡与协调能力评定的方法。

第二节　认知能力评定

一、感知功能评定

感知功能包括感觉功能和知觉功能，所以对感知觉功能的评价应该分这两个方面。

(一)感觉功能评定

感觉是人脑对直接作用于感觉器官的客观事物的个别属性的反映。分为一般感觉和特殊感觉。

1. 一般感觉

分为浅感觉、深感觉和复合感觉。

(1)浅感觉：包括痛觉、温度觉和触压觉，是皮肤和黏膜的感觉。

(2)深感觉：包括运动感觉、位置感觉、振动感觉，是肌腱、肌肉、骨膜和关节的感觉。

(3)复合感觉：包括形体感觉、两点辨别感觉、定位感觉、图形感觉、重量视觉等，是皮质感觉。

2. 特殊感觉

包括：视、触、听、嗅、味等，具体检查方法可同神经科检查。

(二)知觉功能评定

知觉是人脑对直接作用于感觉器官的客观事物整体属性的综合反映。常见知觉障碍有：

1. 失认症评定

失认症是一种由于大脑局部损害导致的后天性认知障碍，患者无法通过某特定感觉通道来识别他们以往熟悉的物品、自身或视觉空间。这种认知障碍并非由感觉、语言、智力或记忆障碍引起的，也不是因为患者对物体不熟悉，而通常是由于大脑半球特定功能区域受损造成的。大多数失认症的表现具有特异性，并且与其他大脑功能异常一样，存在大脑两半球的不对称性。

失认症的临床表现包括以下几个方面。

(1)视觉失认症：视觉失认症是指患者无法通过视觉来辨认或辨认不清楚他不久以前能够轻松辨认的事物，尽管患者的视力、推理能力都毫无改变。患者对熟悉的场所、周围的事物、各种容貌，甚至他的亲人都辨认困难，有时甚至对颜色的鉴别都变得困难甚至不可能。

①视觉空间失认症：视觉空间失认症的特点是与视觉空间感知障碍有关的一种地域性解体。患者无法辨别方向，不懂得观察周围环境，不懂得用有效的注意力来进行探测。患者所掌握的若干视觉迹象都是孤立的，因此无法从这些视觉迹象来重建一个地域性结构。患者常常表现为在病区走廊里迷路，进入别人的房间，甚至在自己的房间里也不能辨别方向。

②面孔失认症：面孔失认症患者常表现为看到人时不能立即认出是什么人。严重

病例连自己的亲人和密友也认不出，不能区别对象是男人还是女人，在镜子里不能从几个人的面孔里辨认出自己的面孔。

③颜色失认症：颜色失认是患者得病后不再能认出他过去能很完善地识别的颜色。这一障碍很少被患者主动提出，而是通过一些特殊检查才发现此种障碍。

④内部影像加工障碍：视物变形症患者对涉及物件的大小、方向、形状、位置及物件之间的相互关系等问题发生知觉异常，知觉异常可涉及看到的全部物品或仅为物品中的某一些方面。视幻觉：视幻觉包括几何性或原始性幻觉、形象性幻觉、双重人格幻觉（又名幻觉性自见症，患者看见另一个自己）。

(2)听觉认知失认症：音乐是一种很复杂的神经心理活动。颞叶在音乐的认知及加工中具有主要作用。对旋律（曲调）及韵律的认知及演唱来说，右颞叶是必不可少的。

①失音乐症：文献中报告的各种形式的失音乐症的研究，主要是一些优势侧半球病变后出现失语症的音乐家患者。

②声音辨认障碍：声音的辨别是一个复杂的过程，由于声音模式性质的不同，因而两侧大脑半球并非同等地参与了声音的辨别过程。

(3)触觉失认症：患者的初级感觉、触觉、温度觉、痛觉及本体感觉正常，但不能通过用手触摸的方式去认识感觉到熟悉的物体。在闭眼的情况下，患者对手里所握持的物体不能辨别其形状、大小、重量、温度、质感等，甚至在皮肤上写字也不能认知。有的患者仅感到手中有物但不能定性，有的可形容物品的个别属性，但不能辨别究竟何物。触觉失认一般仅发生于与优势半球同侧的那只手，较少情况下两手同时受累。触觉失认患者如果没有命名障碍，看到物品时或听到物品固有的声音时，可辨认出该物品并呼出其名称。

(4)体象障碍：是脑损害后患者对自身空间表象的认知障碍，是一种综合的、复杂的失认症，通常是由顶叶功能受损所致，多发生在非优势侧——右顶叶病变时更为突出。

常用评定方法如下。

(1)视觉失认检查：包括形态辨别、辨认和挑选物品、图片辨别、涂颜色试验、相片辨认等。

(2)触觉失认检查：包括对物品的质地、形态、实体的辨认测验。

(3)听觉失认检查：包括无意义声音配对、声源匹配、音乐匹配等测验。

(4)视空间失认检查：包括物品位置辨认、图形—背景测试、空间关系辨认、地形方位辨认、重叠图测验、深度和距离辨认等测验。

(5)单侧忽略评定：包括等分线段测验、划销测验、画图测验、空间表象试验、阅读试验、书写试验、ADL行为检查等。

(6)身体失认检查：身体部位识别及命名测试、手指识别及命名测试、拼图、画人像、动作模仿、左右分辨、双手操作等；而疾病失认及Gerstman综合征，主要依据临床表现及医师检查发现。

2.失用症评定

失用症即为运用障碍，是指脑损伤后大脑高级部位功能失调，表现为不存在瘫痪和深感觉障碍的情况下肢体的运用障碍，是后天习得的、随意的、有目的性的、熟练能力的运用行为障碍。患者神志清楚，对所要求完成的动作能充分地理解，却不能执行，不能完成他原先早已掌握了的、病前能完成的、有目的性的技巧动作。

临床表现如下。

(1)观念性失用：活动逻辑试验(沏茶活动或刷牙活动或封信封活动等)。口述动作过程、模仿检查者的动作、完成简单—复杂动作、组合动作、执行指令(不及物动作—动作转换—及物动作)。

(2)观念运动性失用：模仿运动、按口头命令动作(颜面、上肢、下肢、全身)。

(3)运动性失用：让患者完成舌部活动、上肢精细动作。

(4)结构性失用：画空心十字试验、火柴棒拼图试验：检查者用火柴拼成各种图形，让患者模仿、堆积木试验、几何图形临摹。

(5)穿衣失用：让患者给玩具娃娃穿衣。

(6)步行失用：患者迈步的动作检查。

二、认知功能评定

认知是对事物认识和知晓的过程，即知识的获得、组织和应用过程。

它是一个体现机能和行为的智力过程，是人类适应于周围环境的才智。

认知功能主要涉及记忆、注意、思维、推理、智力等，是人类高级神经活动中最为重要的过程。

(一)影响认知功能的因素

在评估患者的智能状态时，需考虑到几个因素：

1. 患者的受教育程度以及语言的流利程度；

2. 有无听觉和视觉的缺损，或表现为与痴呆相似的症状，如幻觉和视觉或妄想；

3. 是否有抑郁症的表现及近期是否遭受精神刺激。

(二)认知功能减退的常见表现

1. 注意力障碍

当进行一项工作时，不能持续注意，常是脑损伤的后遗症。比较基本的问题不能充分地注意，但对简单刺激有反应，如声音或物体；比较严重的注意问题包括不能把注意力从一件事上转移到另一件事上，或分别注意同时发生的两件事情上。注意力代表了基本的思维水平，这个过程的破坏对其他认知领域有负面影响。

2. 记忆力障碍

这是脑损伤后最常见的主诉。表现为不能回忆或记住受伤后发生的事件，但对久远的事情回忆影响不大。虽然记忆力随着时间推移可逐步改善，但大多数仍有严重问题。

3. 执行功能障碍

许多脑损伤病人难以选择并执行与活动有关的目标，不能组织解决问题的办法。

4. 执行功能障碍

许多脑损伤病人难以选择并执行与活动有关的目标，不能组织解决问题的办法。

5. 其他

包括精神活动过程整体降低。与脑损伤前相比，病人要花较长时间思考才能反应；

情感淡漠，不能与他人交往；视觉处理障碍；洞察力、手眼协调、空间与距离判断困难。

(三)认知功能评定

1. 注意障碍评定

(1)概念：注意不是一种独立的心理过程，它是一切心理活动的共同特性，它与意志活动周围的主动适应紧密联系，与个人的思想、情感、兴趣和既往的体验有关，注意是任何认知机能形成的基础，它是一种限制性精神活动，根据参与器官的不同，可以分为听觉注意、视觉注意等。故注意障碍总是和某些心理过程的障碍相联系着。

(2)评定目的：①观察患者在指定时间内参与活动的能力；②区别注意力不集中的原因；③指导康复训练及评定疗效。

(3)评定方法：意识障碍评定临床上国际通用格拉斯哥昏迷量表进行评定，该表内容简单、评分标准准确。是反映颅脑外伤损伤程度的一个可靠指标。（详见表3-11）

表 3-11　格拉斯哥昏迷量表

内容	标准	评分
睁眼反应	自己睁眼	4分
	命令时睁眼	3分
	疼痛刺激时睁眼	2分
	任何刺激下不睁眼	1分
运动反应	能执行简单的命令	6分
	疼痛刺激时能指出疼痛部位	5分
	疼痛刺激时肢体能缩回	4分
	疼痛刺激时异常屈曲	3分
	疼痛刺激时异常伸展	2分
	疼痛刺激时无任何反应	1分
语言反应	能正常回答问题	5分
	问题回答错误	4分
	用词不当，能理解	3分
	语言难以理解	2分
	不发声	1分

轻度昏迷13~14分，中度昏迷9~12分，重度昏迷3~8分，最低。

2. 记忆障碍评定

(1)韦氏记忆测试（WMS）：项目包括经历、定向、数字顺序、再认、图片回忆、视觉再生、联想学习、触觉记忆、逻辑记忆和背诵数目共10项测验。测试目的：①判断记忆功能障碍及记忆力障碍的类型；②鉴别器质性和功能性的记忆障碍；③指导心理治疗；④判断治疗效果。（详见表3-12）

表 3-12 韦氏记忆测量表

测试项目	测试内容
1. 经历	5 个与个人经历有关的问题，如被测试时国家的总理是谁等
2. 定向	5 个有关时间和空间定向的问题
3. 数字顺序关系	从 1 到 100 顺数 从 100 到 1 倒数 从 1 起累加，每次加 3 至 49 为止
4. 再认	每套识记卡片有 8 项内容，呈现给患者 30s 后，让患者再认
5. 图片回记	每套图片中有 20 项内容，呈现 90s 后，要求患者说出呈现内容
6. 视觉再生	每套图片中有 3 张，每张上有 1 或 2 个图形，呈现 10s 后让患者画出来
7. 联想学习	每套图片卡上有 10 对词，读给患者听，然后呈现 2s。10 对词显示完毕后，停 5s，在读每对词的前 1 个词，要患者说出后 1 个词
8. 触觉记忆	使用一副槽板，上有 9 个图形，让患者闭眼用利手、非利手和双手分别将 3 个木块放入相应的槽中。再睁眼，将各木块的图形及其位置默画出来
9. 逻辑记忆	3 个故事包含 14、20 和 30 个内容。将故事讲给患者听，同时让其看着卡片上的故事，念完后要求复述
10. 背诵数目	要求顺序背诵 3～9 位数、倒序背诵 2～8 位数

(2)临床记忆测验临床记忆量表：适用于成人，测试内容包括指向记忆、联想学习、图像自由回忆、无意义图形再认、人像特点回忆 5 项。测验目的：①衡量人的记忆等级水平；②鉴别不同类型的记忆障碍(如词语记忆障碍或视觉记忆障碍)；③对大脑功能一侧化提供参考数据。

(3)行为记忆量表(RBMT)：与以往临床上常用的记忆量表相比有其独到之处，它设立了一些与日常生活关系密切的项目。RBMT 量表中包括 12 个分项目：记姓名、记被藏物、记约定、图片再认、即刻路径记忆、延迟路径记忆、信封、定向、日期、照片再认、即刻故事记忆、延迟故事记忆。

3. 成套认知测验

神经心理测验是以心理测验的结果为脑损害的诊断提供依据。成套测验所测验的行为功能范围很广，可以代表人类的主要能力。

(1)Halstead-Reitan 神经心理学成套测试(HRB)：是在研究人脑与行为关系的基础上编制出来的，有成人(≥15 岁)、儿童(9～14 岁)、幼儿(5～8 岁)3 种测试形式。包括 10 个分测验，分别检查优势大脑半球、失语、握力、连线、触觉操作、音乐节律、手指敲击、语言知觉、范畴和感知觉。根据 5 个基本的测验(范畴、触觉操作、手指敲击、音乐节律、语言知觉)的 7 个分数指标计算大脑的损害指数，评估大脑损害的程度。此外综合智力测验、记忆测验和人格测验结果，了解损伤是弥漫性的还是局灶性的，病情是稳定的还是变化的，以及进行定位诊断。HRB 是鉴别脑—行为障碍患者的一种较可靠的心理测验工具，但是仍存在一定的局限性，如测验耗时太长，结果处理和分析复杂，对上肢偏瘫的患者难以适用，因此临床使用受到限制。

（2）Loeweistein作业疗法认知评定（LOTCA）：最先用于脑损伤患者认知能力的评定，该方法与其他方法相比，有效果肯定、项目简单、费时少的优点，可将脑的认知功能的检查时间从约2小时缩短到30分钟，而且信度和效度检验良好。LOTCA成套检验法包括4个方面20项，4个方面是定向、知觉、视运动组织和思维运作；20项检查每一项得分可得4分或5分，通过评价后即可了解每个领域的认知情况，根据需要评价也可分几次进行。

（3）认知功能筛查量表：简易精神状态量表，用途广，可用于社区人群中痴呆的筛选。（详见表3-13）

（4）认知功能评定量表：可通过以下几方面进行评价主要包括意识能力、定向能力、语言能力、理解能力、结构组织能力、记忆能力、计算能力、判断能力等八个方面。

表3-13　认知功能筛查量表

	1分	0分
1. 要问的问题：		
(1)今年是哪一年？		
(2)现在是什么季节？		
(3)今天是哪月？		
(4)今天是几号？		
(5)今天是星期几？		
(6)你现在在哪个城市？		
(7)你现在在什么区？		
(8)你现在在哪儿？		
(9)你现在在第几层楼？		
(10)这是什么地方？（地址、门牌号）		
2. 请复述"皮球、树、钟表"并记住这三样东西。		
3. 请做100－7＝		
4. 请复述我让你记住的三样东西"球、树、钟表"。		
5. 检查者出示铅笔请其辨认。		
6. 复述：四十四只石狮子。		
7. 出示闭眼睛的卡片并让其按卡片上的命令去做。		
8. 按命令去做"用右手拿纸，用两只手把纸对折起来"。		
9. 请说一句完整的句子。		
10. 按样作图。		
注：正确为1分，错误0分。		

分数在27～30分为正常，<27分为疑似障碍。

（5）注意力评定：常用注意力评定包括顺背倒背、Stroop字色干扰任务测验及日常生活注意。测验方法：①数字顺序背及倒背测验是一个非常简单的测试方法，内容分为顺背和逆背。评估者按评估表中的数字，每一秒读一个数字的速度读，然后让病人重复说出来。一般成人能够顺背 6～8 位，倒背 4～5 位为正常；②Stroop 字色干扰任务测验常用于评定选择注意。分三部分，第 1 部分是单纯颜色字的阅读；第 2 部分是对颜色的命名；第 3 部分是字与颜色的干扰测试，Stroop 效应就明显地出现在第 3 部分；③日常注意力测验是唯一有正常参考值的注意力测验，可以评定受试者 4 不同类型的注意力，即选择注意、持续注意、分别注意、转移注意。该测试将日常活动作为测验项目。

（6）执行功能评定：执行功能是人类推理、解决和处理问题的能力，是人类智力功能的最高水平。常用的评估方法包括画钟测验和蒙特利尔（The Montreal Cognitive Assessment，MOCA）认知评估量表。①画钟测验：在下面的空白处，请画钟表的表盘，并把数字放在正确的位置，现在徒手绘出 8 点 20 分。

评分标准：

画出闭锁的圆：	1分
将数字安置在正确的位置：	1分
包括全部 12 个正确的数字：	1分
将指针安置在正确的位置：	1分

该方法能够快速筛查轻度认知障碍的病人。②MOCAs：高效快速筛查老年轻度认知损害的工具。老年轻度认知损害最早出现的症状是执行功能障碍。（详见下表）本表共计 30 分，26 分或以上为正常。若受试者受教育年限小于 12 年，测试结果加 1 分，测试时间为 10 分钟，得分越高认知功能越好。

表 3-14　蒙特利尔认识评估量表（MOCA）

姓名：＿＿＿＿　教育年限：＿＿＿＿　年龄：＿＿＿＿　性别：＿＿＿＿　日期：＿＿＿＿

视空间与执行功能		复制立方体	画钟表（11 点 10 分）（3 分）			得分
			轮廓	数字	指针	
	[　]	[　]	[　]	[　]	[　]	___/5
命名						___/3
记忆	阅读名词清单，必须重复阅读。读 2 次，在 5 分钟后回忆一次。		面孔	天鹅绒	教堂	雏菊	红色	不计分
		第 1 次					
		第 2 次					

续表

注意	现在我阅读一组数字(1个/秒)	顺背 [] 21854 倒背 [] 742	__/2
	现在我阅读一组字母,每当读到A时请用手敲打一下。错2个或更多得0分。 [ ] F B A C M N A A J K 1 B A F A K D E A A A J A M O F A A B		__/1
	现在请您从100减去7,然后从所得 [ ]93 [ ]86 [ ]79 [ ]72 [ ]65 的数目再减去7,共计算五次。连减:4个或5个正确得3分,2个或3个正确得2分,1 个正确得1分,0个正确得0分。		__/1
语言	现在我说一句话,请清楚地重复一遍,这句话是: "我只知道今天李明是帮过忙的人"。[ ] "当狗在房间里的时候,猫总是藏在沙发下。"[ ]		__/2
	流畅性/固定开头词语"请您尽量多地说出以"发"字开头的词语或俗语, 如"发财",我给您1分钟时间,您说得越多越好,越快越好,尽量不要 重复。"	[ ]___ (N≥11个词)	__/1
抽象能力	请说出它们的相似性。 例如:香蕉—橘子[ ] 火车—自行车[ ] 手 表—尺		__/2

	没有提示	面孔 [ ]	天鹅绒 [ ]	教堂 [ ]	雏菊 [ ]	红色 [ ]	只在没有提示 的情况下给分	__/5
选项	类别提示							
	多选提示							
向定力	[ ]星期	[ ]月份	[ ]年	[ ]日	[ ]地方	[ ]城市		__/6

正当≥26/30

总分 __/30
教育年限≤12年加1分

思考题

1. 老年人常用执行障碍量表是什么?包括哪几个方面?
2. 认知功能障碍的表现主要包括哪几方面?

第三节 言语评定

一、概述

1. 言语与语言

言语是指说话/口语的能力,也就是用声音来进行口语交流的过程;是一种通过口腔、咽喉结构和呼吸器官产生声音实现交流的运动活动和实际过程。言语的形成,主要是由肺部喷出气体,经气管进入声道,形成声音;声道包括:喉、声带、咽、舌、软腭、硬腭、牙和唇。

语言是人类社会生活中约定俗成的符号系统,是人与人之间交流思想感情的工具。语言活动理解和表达两个方面;包含口语、书面语、手势语和体态语等交流符号的集合系统；语言活动有四种形式：口语表达、口语理解、阅读理解和书写表达。

2. 言语的特征

言语的特征有任意性、语义性、离散性、双重性、生成性、置换性。

3. 言语的神经生理基础

左半脑的中下部靠近听觉中枢（听觉皮质区）的区域，主要是控制听觉语言的接收与理解（语音与语义的连接），称为韦尼克区（Wernicke's area）；左半脑额叶的下部有一区域称为布洛卡区（Broca's area），主要负责控制语言的发声与表达（Webster，1995）。

布洛卡区与韦尼克区的联结主要是依赖一束束神经纤维叫"弓状纤维束"。

言语时，词汇先从韦尼克区形成并识别，通过弓状纤维束，送到布洛卡区决定词汇的形式和发音，然后再将具体的指令送到控制言语表达的运动皮质区。

研究表明，右脑具有一定的语言能力，在处理言语的时间顺序性方面扮演着重要的角色。

二、言语障碍类型

（一）失语症

失语症是由于脑部损伤引起的，后天获得的语言表达和理解能力的丧失或受损。患者能听见声音，但不能辨别和理解。常见病因包括脑血管意外、脑外伤、脑部肿瘤、脑组织炎症等。常用失语症的评定方法有汉语失语症成套测验和汉语标准失语症检查。失语症的严重程度可通过波士顿诊断法中的失语症严重程度进行分级评定。

（二）构音障碍

构音障碍是由于发音器官本身或神经系统损害导致发音器官的肌肉无力、肌张力异常以及运动不协调等，常伴有吞咽功能障碍。构音障碍可分运动性构音障碍、器质性构音障碍和功能性构音障碍。常见病因包括肿瘤、遗传性疾病、脑血管异常、多发性神经根炎等。常见评定方法包括构音器官功能检查和实验室检查。

（三）言语失用

言语失用是指不能自主运动进行发音和言语的活动，且构音器官本身也没有肌肉麻痹、肌张力异常、不协调运动等症状。常用的评定方法包括：①语言理解程度评定，可通过一定数量的单词和句子进行分析；②说话速率评定，可利用节拍器和录音带进行评定；③韵律评定，指说话的自然程度，可通过主观方面的评定和客观方面的声学分析进行评定。

（四）听力障碍所致的言语障碍

听力障碍所致的言语障碍包括获得言语之前和获得言语之后的障碍。

（五）口吃

口吃指言语流畅性障碍，表现为重复说初始的单词或语音、停顿、拖音现象等。

三、失语症的检查

(一)失语症的语言症状

1. 听觉功能障碍

听觉障碍又称听觉受损，是指感测或理解声音的能力的完全或部分降低。听觉障碍可以由多种生物和环境因素造成，任何有能力理解声音的生物都有机会患上该疾病。深度的听觉障碍一般称为聋。包括①语义理解障碍：病人能正确辨认语音，但不明白词义。根据严重程度不同，表现出在字词、短句和文章不同水平的语义理解障碍；②语音辨识障碍：病人能像正常人一样听到声音，但在听对方讲话时，对所听到的声音不能辨认，给人一种似乎听不见的感觉，病人可能会说"听不懂你的话"或不断地让对方重复或反问。

2. 口语表达障碍

①发声障碍：又称皮质性构音障碍或言语使用，表现为言语不清、说话含糊或发单音有困难。模仿语言不如自发语言流畅；②说话费力：与发音障碍有关，一般表现为说话时言语不流畅，病人常伴有叹气、面部表情和身体姿势费力的表现；③错语：包括语音错误、词义错误和新语，语音错误是音素之间的置换，例如将"钥匙"念成"教师"。语义错误是词与词之间的置换，如将"猫"说成"狗"。新语是用无意义的词代替说不出的词，例如将"花朵"说成"乌里"；④杂乱语：在表达上，大量错语混有新语，缺乏实质词，导致说出的话使对方难以理解；⑤找词困难：指欲说出恰当词时困难或不能，多见于名词、形容词和动词；⑥刻板语：只能说几个固定的词或短语，例如"滴滴答答""妈妈""发现"，有时会发出无意义的声音；⑦模仿语言：是不由自主地重复他人的话，例如问"你干什么呢?"时，回答也会是"你干什么呢?"有模仿语言的患者常有语言完成现象，即患者虽然对自己熟悉的词或句子不能自发地叙述出来，但当人说出上半部分他会说出余下的部分。例如说"举头"他会说余下的"望明月"；⑧持续症：是在正确的反应后，当刺激已改变时仍以原来的反应来回答；⑨复述困难：患者在复述信息时遇到困难。

3. 阅读障碍

阅读障碍是因大脑病变导致阅读能力受损的失读症。阅读包括朗读和对文字的理解，这两种出现了文字分离现象。

4. 书写功能障碍

书写活动本身比其他语言活动更复杂，它不仅涉及语言本身，还有视觉、听觉和运动觉的参与。因此在分析书写障碍时，应首先判断是否属于失语性质。检查项目包括自发性书写、分类书写、看图书写、写句子、描述书写、听写和抄写。

(二)失语症的分类及临床特征

我国学者以 Benson 失语分类为基础，根据失语症临床特点和病灶部位，结合我国具体情况，制定汉语的失语症分类方法如下：

1. 外侧裂周失语综合征

病灶位于外侧裂周围，病变多累及优势半球额下回后部的 Broca 区及皮质下白质、脑室周围白质甚至顶叶及岛叶都有复述困难，这是所有失语症中研究最多，并且得到广泛承认的一大类失语。包括：

①Broca 失语（BA）：曾称为表达性失语或运动性失语。临床上以口语表达障碍为最突出特点，口语呈非流利型、电报式、语量少，每分钟讲话常少于 50 个字。患者讲话费力，语调、发声障碍、找词困难；听理解相对保留，但对含语法结构的词句和长句理解困难；复述、命名、阅读及书写能力都有不同程度下降。

②Wernicke 失语（WA）：曾被称为接受性失语或感觉性失语；病变位于优势半球颞上回后部的 Wernicke 区。其突出特点为听理解严重障碍，轻者可以理解常用词、简单句，重者对别人和自己讲的话均不理解，常答非所问。谈话为流利型，但因找词困难和大量错词，以致所说的话难以被理解。患者同时表现出与理解障碍大体一致的复述及听写障碍，存在不同程度的命名、朗读及文字理解障碍；

③传导性失语（CA）：主要临床特点是复述不成比例受损，口语倾向流利型。命名及朗读中出现明显的语音错词，伴有不同程度的书写障碍。病变部位位于优势半球缘上回皮质或深部白质内的弓状纤维束。

2. 经皮质性失语

经皮质性失语又称分水岭失语综合征。病变主要位于优势半球 Broca 区的前上部。其特点是复述相对保留，病灶多位于分水岭区。因病变部位有所不同，临床表现亦不一样，可分为以下几种类型。

①经皮质运动性失语（TCMA）：表现为非流利型语言，患者说话费力，发声和语调障碍比 Broca 失语者轻，主要是言语扩展有困难；听理解尚可，但对复杂句和长句的理解有困难；复述能力较好，表达性命名存在障碍，阅读有轻度障碍，书写障碍较重。

②经皮质感觉性失语（TCSA）：表现为流利型语言，口语表达存在错语，听理解障碍重，但比 Wernicke 失语者轻些；复述能力较好，有模仿倾向，命名和阅读中存在严重障碍，书写不正常；病变主要位于优势半球颞、顶分水岭区。

③经皮质混合性失语（MTA）：表现为非流利型语言，主要特点是除复述相对保留外，所有语言功能均明显受损，可能出现模仿语言，听理解、命名、阅读和书写均存在严重障碍。病变常位于优势半球分水岭区的大片病灶。

3. 完全性失语（GA）

完全性失语又称混合性失语，是最严重的失语类型。临床特点为所有语言功能均存在明显障碍，口语常限于刻板言语，以刻板言语回答或表达；听理解、复述、命名、阅读和书写均存在严重障碍，预后差；多见于优势侧大脑半球（额、顶、颞大病灶）较大范围的病变，如大脑中动脉分布区的大片病灶。

4. 命名性失语（AA）

命名性失语主要临床特点是不能命名，大多可接受选词提示；在口语表达中表现为找词困难，缺实质词，多以描述物品功能代替说不出的词，表现出赘语和空话较多，听理解和复述较好；病灶多在优势半球（顶、枕、颞结合区）颞中回后部或颞枕交界区。

5. 皮质下失语

皮质下病变产生的失语较皮质病变少见，症状常不典型。丘脑性失语（TA）表现为音量小、语调低甚至似耳语，发声尚清晰，找词困难，可伴有错语。基底节性失语（BaA）以发声和语调的变异为主，患者说话含混不清，字音和语调不准，但不影响对语义的理解。

6. 纯词聋

患者听力正常，口语理解严重障碍，症状持久，简单测试也会产生错误。患者虽然对词的辨认不能完成，但是可能在犹豫后完成简单的指令，这是此症的典型表现。纯词聋存在对语音和非语音的辨识障碍，即患者可以不理解词语的信息，但是对非语音的自然音仍能辨识，如鸟鸣声。复述严重障碍。口语表达正常或仅有轻度障碍。命名、朗读、抄写正常。病变部位不清。

7. 失读症

失读症是指没有视觉障碍或智能障碍的患者，由于大脑病变导致对语言文字的阅读能力丧失或减退。失读症分为四大类：(1)失读伴失写；(2)失读不伴失写；(3)额叶失读症；(4)失语性失读。

8. 失读症

失读症是指脑损害所引起原有的书写功能受损或丧失。失读症分为三大类：(1)失语性失读；(2)非失语性失读；(3)过读症。

9. 失写症

失写症是指脑损害所引起原有的书写功能受损或丧失。失写症分为三大类：(1)失语性失写；(2)非失语性失写；(3)过写症。

(三)国内常用的失语症评定方法

1. 汉语标准失语症检查

此检查包括两部分内容，第一部分是通过患者回答12个问题了解其言语的一般情况；第二部分由30个分测验组成，分为九个大项目，包括听理解、复述、说、出声读、阅读理解、描写、抄写、听写和计算。此检查只适合成人失语症患者。在大多数项目中采用了6等级评分标准，还设计了中止标准。

2. 汉语失语症成套测验

目前国内常用的汉语失语症检查法有北京医科大学的汉语失语症成套测验、中国康复研究中心的标准失语症检查法。ABC由会话、理解、复述、命名、阅读、书写、结构与空间、运用和计算、失语症总结10大项目组成，于1988年开始用于临床。此检查方法按规范化要求制定统一指导语、统一评分标准、统一图片、文字卡片和失语症分类标准。

(四)失语症严重程度的评定

目前，国际上多采用波士顿诊断性失语症检查法(BDAE)中的失语症严重程度分级。

BDAE失语症严重程度分级标准。(见表3-15)

表 3-15 失语症严重程度分级

0级	无意义的语言或听觉能力
1级	言语交流中有不连续的语言表达，但大部分需要听者去推测、询问和猜测；可交流的信息范围有限，听者在言语交流中感到困难
2级	在听者的帮助下，可进行熟悉话题的交流，但对陌生话题常常不能表达出自己的思想，使病人与检查者都感觉到进行言语交流有困难
3级	在仅需少量帮助下或无帮助下，病人可以讨论几乎所有的日常问题，但由于语言和（或）理解能力的减弱，使某些谈话出现困难或不大可能
4级	语言流利，但可观察到有理解障碍，但思想和语言表达尚无明显限制
5级	有极少的可分辨得出的语言障碍，病人主关上可能感到有点困难，但听者不一定能明显觉察到

（五）言语—语言功能评定的目的

对于脑部损害、周围神经损伤导致语言交流异常的患者应进行言语—语言功能的评定。从而了解患者是否存在言语—语言功能障碍，判断障碍的性质、类型、程度和可能的原因。判断患者是否需要进行言语治疗，为选择正确的治疗方法、评价治疗提供依据。预测患者言语—语言功能障碍恢复的可能性。

（六）言语—语言功能评定的注意事项

意识障碍、严重痴呆、情绪不稳定等无法合作的患者不宜进行言语—语言功能评定。

评定环境应安静，最好采取"一对一"形式评定，以避免干扰。陪伴人员在旁时不可暗示或提示患者。评定前应准备好评定用具，如录音机、图片等。评定应在融洽的气氛中进行，并注意观察患者是否合作、是否疲劳等情况。

在评定过程中不要随意纠正患者的错误，而是要注意记录患者的各种反应（如替代语、手势、肢体语言、书写表达等）。常用的言语—语言障碍筛选方法应该详细列出。

第四节　日常生活活动能力和生存质量的评定

一、日常生活活动能力

日常生活活动能力（Activities of Daily Living，ADL）反映了人们在家庭、社区中最基本的能力，直接影响病人的心理、整个家庭和与社会的联系，因此是康复医学中最基本的、最重要的内容。

ADL 最早由 Dearier 于 1945 年提出。当时是指躯体损伤后为满足日常生活活动需要的一种最基本、最具有共性的生活能力，包括进食、穿衣、大小便控制、洗澡和行走，即通常所说的衣、食、住、行和个人卫生。随着人民生活水平的提高，这种狭义的 ADL 概念已不够全面，逐渐被广义的 ADL 概念所取代。

(一)定义

ADL 是指人们在每日生活中，为了照料自己的衣、食、住、行，保持个人卫生整洁和进行独立的社区活动所必需的一系列的基本活动。是人们为了维持生存及适应生存环境而每天必须反复进行的、最基本的、最具有共性的活动。ADL 包括以下两大类：

1. 基本 ADL(Basic or Physical ADL，BADL or PADL)指日常生活中最基本的活动，如穿衣、进食、保持个人卫生等自理活动和坐、站、行走等身体活动。一般为比较粗大的、无须利用工具的活动。

2. 工具性 ADL(instrumental ADL，IADL)指为了在家庭和社区中独立生活所需的关键的、较高级的技能，如操作卫生和炊事用具，使用家庭电器、骑车或驾车、处理个人事务等。大多为需要借助工具的、较精细的活动。

(二)范围

日常生活能力包括运动、自理、交流、家务活动等方面能力。

1. 运动能力

(1)床上运动：床上体位包括平卧位、侧卧位、俯卧位等；床上体位的转换包括平卧位、侧卧位、俯卧位之间的相互转换；床上移动包括躯体的上、下、左、右的移动。

(2)转移：由床上或座位上转移到轮椅、坐、站之间的转移。

(3)室内外行走：在无帮助的情况下可单独在室内或室外行走；利用助行器或其他辅助器具在室内或室外行走；上下有扶手或无扶手的楼梯等。

(4)使用轮椅：能够熟练使用轮椅进行日常的生活活动，如：进出卫生间、室内外转移、上下斜坡等。

2. 自理能力

(1)更衣：穿脱衣裤、鞋袜、系纽扣、鞋带等。

(2)进食：使用餐具及咀嚼、吞咽能力。

(3)大小便及便后清洁能力。

(4)洗漱能力：洗手、洗脸、刷牙、洗澡等。

(5)修饰能力：梳头、刮脸、剃须、剪指甲等。

3. 交流能力：交谈、打电话、阅读、书写、使用电子设备、识别标识等。

4. 家务劳动能力：购物、洗衣、做饭、打扫卫生等。

(三)评定目的

1. 确定在日常生活活动方面是否能够独立及独立的程度；

2. 拟定合适的治疗目标，确定适当的治疗方案；

3. 评价治疗效果，修正治疗方案或重新制订治疗方案；

4. 比较治疗方案的优劣，促进训练成果的交流；

5. 判断愈后；

6. 增强病人和治疗师的信心。

(四) ADL 评定方法

ADL 的评定方法很多，常用的标准化 PADL 评定方法有：Barthel 指数、Katz 指数、修订的 Kennv 自理评定和 PULSES 等。常用的 IADL 评定有：功能活动问卷（The Functional Activi-ties Questionary，FAQ）、快速残疾评定量表（Rapid Disability Rating Scale，RORS）等。

1. 标准化 PADL 评定量表

（1）Barthel 指数评定（the Barthel Index of ADL）该方法产生于 20 世纪 50 年代中期，由美国 Florence Mahoney 和 Domthy Barthel 设计并应用于临床，是国际康复医学界常用的方法。Barthel 指数包括 10 项内容，根据是否需要帮助及其程度分为 0、5、10、15 四个功能等级，总分为 100 分（见表 3-16）。得分越高，独立性越强，依赖性越小。若达到 100 分，也不意味着能完全独立生活，也许不能烹饪、料理家务和与他人接触，但不需要照顾，可以自理。Barthel 指数评定简单，可信度高，灵敏性也高，是临床应用最广、研究最多的一种 ADL 评定方法，不仅可以用来评定治疗前后的功能状况，而且可以预测治疗效果、住院时间及术后。

表 3-16　Barthel 指数评分内容、标准

日常活动项目	独立	部分独立部分帮助	需极大帮助	完全不能独立
进食	10	5	0	0
洗澡	5	0	0	0
修饰	5	0	0	0
穿衣	10	5	0	0
控制大便	10	5（偶尔失禁）	0（失禁）	0
控制小便	10	5（偶尔失禁）	0（失禁）	0
用厕	10	5	0	0
床椅转移	15	10	5	0
平地行走 45 米	15	10	5（需轮椅）	0
上下楼梯	10	5	0	0

评分标准：

20 分以下：生活完全依赖他人；

20～40 分：生活需要很大帮助，依赖明显；

40～60 分：生活需要帮助；

60 分以上：生活基本自理；

100 分：正常。

Barthel 指数 40 分以上者康复治疗效益最大。

1987 年修订后的改良 Barthel 指数评定表（Modified Barthel Index，MBI）更具有临床可操作性。（详见表 3-17）

表 3-17 Barthel 指数评定表

ADL 项目	完全依赖	较大帮助	中等帮助	最小帮助	完全独立
进食	0	2	5	8	10
洗澡	0	1	3	4	5
修饰(洗脸、梳头、刷牙、刮脸)	0	1	3	4	5
穿衣	0	2	5	8	10
控制大便	0	2	5	8	10
控制小便	0	2	5	8	10
上厕所	0	2	5	8	10
床椅转移	0	3	8	12	15
行走(平地 45)	0	3	8	12	15
使用轮椅	0	1	3	4	5
上下楼梯	0	2	5	8	10

＊只有在行走评定为完全依赖时，才评定轮椅使用。

评分标准：

0～20 分：极严重功能缺陷；

25～45 分：严重功能缺陷；

50～70 分：中度功能缺陷；

75～90 分：轻度功能缺陷；100 分：能自理。

(2)Katz 指数评定(又称 ADL 指数)：20 世纪 60 年代 Katz 等人研究发现，ADL 能力的下降或丧失通常是按照一定的顺序发生，这个顺序正好与儿童的个体功能发育顺序相反，复杂的功能最先受到影响。Katz 评定方法将 ADL 由难到易分为六项：洗澡、穿衣、上厕所、转移、大小便控制和进食，并将功能状况分为 A、B、C、D、E、F、G 七个等级，A 级完全自理，G 级完全依赖。Katz 指数分级评定见表 3-18。

评定标准：按表中标准对 6 项内容进行评定(在相应栏目之下方框内打"√")，统计出无须帮助(即能独立完成)的项目数，然后按下述标准评级。

(3)PULSES 评定：该法产生于 1957 年，由 Moskowitz 和 Mclann 参考美国和加拿大征兵体检方法修订而成，是一种总体的功能评定方法。有六项内容：①身体状况(Physical Condition，P)；②上肢功能(Upper Extremity，U)；③下肢功能(Lower Extremity，L)；④感觉功能(Sensory Component，S)；⑤排泄功能(Excretory，E)；⑥精神和情感状况(Psychosocial，S)，简称 PULSES。每一项又分四个功能等级：1 级为正常，无功能障碍；2 级为轻度功能障碍；3 级为中度功能障碍；4 级为重度功能障碍。总分为 6 分(即六项均为 1 级)者功能最佳，24 分(即六项均为 4 级)者功能最差。此表主要用于评定慢性疾病、老年人和住院病人的 ADL 能力。

评分标准：按表中各项评出分数后相加，得出总分。6 分为功能最佳；＞12 分表示独立自理生活严重受限；＞16 分表示有严重残疾。

表 3-18　Katz 指数评定

项目	评定		项目	评定	
	自理	依赖		自理	依赖
洗澡	☐	☐	转移	☐	☐
穿着	☐	☐	大小便控制	☐	☐
上厕所	☐	☐	进食	☐	☐
评定： 　　A 级：全部项目均能独立完成。 　　B 级：只有一项依赖。 　　C 级：只有洗澡和其余五项之一依赖。 　　D 级：洗澡、穿着和其余四项之一依赖。 　　E 级：洗澡、穿着、上厕所和其余三项之一依赖。 　　F 级：洗澡、穿着、上厕所、转移和其余二项之一依赖。 　　G 级：所有项目均依赖。					

(4)修订的 Kenny 自理评定：由 Schoening 和 Kenny 护理研究所人员提出，后经过修订。Kenny 自理评定是经过标准化的躯体功能评定方法(表 2-23)。该法将 ADL 分为床上活动、体位转移、穿衣、个人卫生、进食六个方面，每个方面又分为若干项，共 17 项。每个方面内容分为 5 个功能级，记分标准 0～4 分，六项总分为 0～24 分，0 分表示完全依赖，24 分表示完全独立。

评分标准：

0 分：各项均不能独立完成。

1 分：只有 1 项能独立完成，或在监督、帮助下完成。2 项，其他各项均不能独立完成。

2 分：能独立完成 2 项，或在监督、帮助下完成 3 项，其他各项均不能独立完成。

3 分：只有 1、2 项需要监督或帮助。

4 分：各项均能独立完成。

(五)IADL 评定量表

1. 功能活动问卷(Functional Activities Questionnaire，FAQ)：原用于研究社区老年人独立性和轻症老年性痴呆，后经修订，内容见表 3-19。

FAQ 评定分值越高表明障碍程度越重，正常标准为小于 5 分，大于或等于 5 分为异常。FAQ 是目前 IADL 量表中效度最高的，而且项目较全面，建议首先使用。

2. 快速残疾评定量表(RDRs)：由 Linn 于 1967 年提出，后经过修订。此表用于住院和在社区中生活的病人，对老年病人尤为合适。RDRS 项目包括以下三大项内容：

(1)日常生活需要帮助程度：包括进食、行走、活动、洗澡、穿衣、用厕、整洁修饰、适应性项目(财产处理、用电话等)。

表 3-19　功能活动问卷

项目	正常但从未做过但能做（0分）	困难但可单独完成或从未做过（1分）	需要帮助（2分）	完全依赖他人（3分）
Ⅰ．每月平衡收支的能力				
Ⅱ．工作能力				
Ⅲ．能否到商店买衣服、杂货和家庭用品				
Ⅳ．有无爱好，会不会下棋和打扑克				
Ⅴ．会不会做简单的事，如点煤气、泡茶等				
Ⅵ．能否准备饭菜				
Ⅶ．能否了解近期发生的事件（时间）				
Ⅷ．能否参与讨论和了解电视、杂志的内容				
Ⅸ．能否记住约会时间、家庭节目和吃药时间				
Ⅹ．能否拜访邻居，自己乘坐公共汽车				

(2)残疾程度：包括言语交流、听力、视力、饮食不正常、大小便失禁、白天卧床、用药。

(3)特殊问题程度：包括精神错乱、不合作(对医疗持敌视态度)、抑郁。

RDRS 共有细项目 18 项，每项最高 3 分，最高分值为 54 分。分值越高表示残疾程度越重，完全正常为 0 分。

(六)ADL 评定的注意事项

1. 评定前应与病人交谈，讲明评定的目的，以取得病人的理解与合作。

2. 评定前应了解病人的基本情况，如肌力、肌张力、关节活动范围、平衡性、协调性、感觉等，以确定其残存的功能和缺陷，以及是否需要专门的设备。

3. 给予的指令应详细、具体，不要让病人无所适从。除非评定表中有说明，否则使用支具或采取替代的方法，均认为是独立完成活动，但应注明。

4. 如不能顺利完成某一项活动，可给予一定的帮助，然后继续评定下一个项目。评定期间不要让病人失败，也不要提供太多的帮助。如果某项活动显然是挣扎着完成，则可暂停，或换下一项活动。

5. 评定可分期进行。但应首选 ADL 评定表中较简单和安全的项目进行，然后是较困难和复杂的项目。

6. 评定可在实际生活环境中进行，也可在 ADL 专项评定中进行。不便和不易完成的动作，可通过询问病人或家属的方式取得结果。

四、生存质量评定

(一)定义

生存质量评定可以被理解为人类生存状态的好与坏。其包含的内容有：收入、健康、教育、营养、环境、社会服务和社会秩序等。

(二)评定内容

关于生存质量的相关因素的提法很多,更多人接受卫生世界卫生组织和 Ferrell 的观点。

WHO 提出的与生存质量有关的因素包括:①躯体功能;②心理功能;③自理能力;④社会关系;⑤生活环境;⑥宗教信仰与精神寄托。

Ferrell 认为与生存质量有关的因素包括身体健康状况、心理健康状况、社会健康状况和精神健康状况,并且提出了生存质量的四维模式,下图为 Ferrell 提出的是生存质量四维模式。

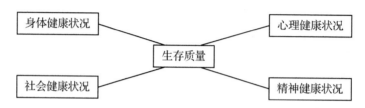

根据以上所述的生存质量有关的因素,可以将它分为主观因素和客观因素两大类,其中以主观因素为主。在进行生存质量评定时,主要围绕这些因素来选取特定的指标作出评判。具体内容包括以下四个方面:①躯体功能的评定包括睡眠、饮食、行走、大小便自我控制、自我料理、家务操持、休闲;②精神心理功能的评定包括抑郁感、忧虑情绪、孤独感、自尊、毅力、推理能力、应变能力;③社会功能评定包括家庭关系、社会支持、与他人交往、就业情况、社会角色等;④疾病特征与治疗包括疾病症状、治疗不良反应等。

(三)生存质量评定

标准化的量表评价法是目前评定生存质量广泛采用的方法,即通过使用较好信度、效度的标准化量表对被测者的生存质量进行多维综合评价。迄今为止,医学领域已经开发了多种生存质量评定量表。概括而言可以分为两类:①普适性量表,适用于不同健康状态和疾病类型不一的一般人群;②疾病专用量表,专门用于测量生存质量构成各领域的量表,可根据具体情况选用。以下介绍几种常用的生存质量评定量表。

1. 世界卫生组织生存质量评定量表(WHOQOL-100 量表),此量表是由 WHO 于 1993 年组织 15 个合作中心共编制成的一套用于测量个体与健康相关的普适性生存量表,包括 WHOQOL-100 和 WHOQOL-BREF,后者即简化版。WHOQOL-100 内容包括生理、心理、独立性、社会关系、环境和精神支柱/宗教和个人信仰等 6 个领域,共 24 个方面。此量表结构严谨,内容涵盖面广,适用于多个学科的有关生存质量的研究,但测评耗时长、实际工作量大。WHOQOL-BREF 包括生理、心理、社会关系和环境 4 个领域,共有 25 个条目。研究表明,WHOQOL-BREF 具有良好的信度和效度。WHOQOL-BREF 量表的结构见表 3-20。

表 3-20　WHOQOL-BREF 量表的结构

Ⅰ．生理领域	Ⅲ．社会关系领域
1. 疼痛与不适	14. 个人领域
2. 精力与疲倦	15. 所需社会支持的满意程度
3. 睡眠与休息	16. 性生活
4. 走动能力	Ⅳ．环境领域
5. 日常生活能力	17. 社会安全保障
6. 对药物及医疗手段的依赖性	18. 住房环境
7. 工作能力	19. 经济来源
Ⅱ．心理领域	20. 医疗服务于社会保障：获取途径与质量
8. 积极感受	21. 获取新信息、知识、技能的机会
9. 思想、学习、记忆和注意力	22. 休闲娱乐活动的参与机会与参与程度
10. 自尊	23. 环境条件(污染/噪声/交通/气候)
11. 对身材和相貌的感受	24. 交通条件
12. 消极感受	总体健康状况与生存质量
13. 精神支柱	

2. 简明调查问卷－36 项(SF－36)由美国医疗结局研究组在兰德里公司健康保险项目的有关研究的基础上修订而成的普适性量表，于 20 世纪 80 年代初期开始研制，90 年代初完成了含 36 个条目的健康调查问卷简化版，内容包括躯体活动功能、躯体功能对角色功能的影响、躯体疼痛、总体健康自评、活力、社会功能、情绪对角色功能的影响和精神健康等 8 个领域。整个测量约耗时 5～10 分钟。

3. 生活满意度量表有 5 个项目的回答，从 7 个判断中选择一个。对生活满意程度分为 7 级，分别从完全不同意到完全同意，用来评价生活的满意度。

4. 脑卒中专用量表是美国科学家 William 等人研究编制的专门用于脑卒中病人的生存质量量表，包括体能、家庭角色、语言、移动能力、情绪、个性、自理、社会角色、思维、上肢功能、视力、和工作能力等 12 个方面，49 个条目。此量表的最大优点就是针对个性较强，覆盖面较广，弥补了其他量表的一些不足。

第五节　心理评定

心理评定是指对通过各种方法获得的人的各种心理特征的信息做出综合判断，并进行量化概括和推断，为康复治疗提供依据。心理评定的目的：可以为康复治疗提供依据；可以对康复效果进行评价；并对病人回归社会做准备。心理评定的方法：智力测验、情绪测验、人格测验等。

一、智力测验

智力测验是一种可衡量个体智力水平的科学方法，它不仅反映人的智力水平，还可反映与病人有关的精神病理状况。常用的量表有由龚耀先教授主持修订的韦克斯勒智力量表(表 3-21)和成人简易智力测验量表,如简易精神状态量表(表 3-22)。

表 3-21 韦克斯勒智力量表

测试名称和内容	所测能力
语言测试 知识有 29 个题目,涉及历史、地理、天文等	知识、兴趣范围和长时记忆能力等。
领悟力有 14 个题目,涉及社会风俗、价值观、成语等。	对社会的适应程度,尤其是对伦理道德的判断能力
算数有 14 个心算,需要计算时间。	对数的概念和操作能力,注意力和解决问题的能力
相似性:有 13 对词,念给病人听时要求说出每对词的相似性。	抽象和概况能力
数字广度:念给病人听一组数字,要求顺背 3~12 位,倒背 2~10 位。	瞬时记忆和注意力
词汇:念 40 个词汇给病人听,要求在词汇表上指出并说明其含义。	词语理解和表达词义的能力
操作测验 数字符号:阿拉伯数字 1~9 各配一符号,要求给病人测验表上 90 个无顺序的数字配上相应的符号,限时 90 秒。	手—眼协调,注意记忆力和操作速度
图画填充:21 个图画,都缺失一个重要部分,要求说出缺失什么并指出缺失部分。	视觉辨认能力,对组成物体要素的认识能力及扫视后迅速抓住缺点的能力
木块图案:要求病人用 9 块红白两色的立方形木块按照木块测验图卡组合成图案,共 7 个。	辨认空间关系的能力,视觉分析综合能力
图片排列:把说明一个故事的一组图片打乱顺序后给病人看,要求摆成应有的顺序,共 8 组。	逻辑联想,部分与整体的关系、思维灵活性
图形拼凑:把人体、头像等图形的碎片给病人,要求拼成完整的图形,共 4 个。	想象力、抓住事物线索的能力、手眼协调的能力

表 3-22 简易精神状态量表 (MMSE)

题目	检查内容	记分
1	现在是哪一年?	
2	现在是什么季节?	
3	现在是几月份?	

续表

题目	检查内容	记分
4	今天是几号?	
5	今天是星期几?	
6	我们现在是在哪个国家?	
7	我们现在是在哪个城市(省)?	
8	我们现在是在哪个地区(市)?	
9	这里是哪个医院(胡同)?	
10	这里是第几层楼(门牌号是多少)	
11	复述:"树"	
12	复述:"钟"	
13	复述:"汽车"	
14	100-7=?	
15	(出示铅笔)这个东西叫什么?	
16	(出示手表)这个东西叫什么?	
17	请你念念这句话,并按上面的意思去做。"闭上你的眼睛"(卡片)	
18	我给你一张纸,请你按我说的去做"用右手拿着张纸"	
19	"用两只手将它对折起来"	
20	"放在你的左腿上"	
21	请你给我说一个完整的句子	
22	93-7=?	
23	86-7=?	
24	79-7=?	
25	72-7=?	
26	回忆刚才的三个词"树"	
27	回忆刚才的三个词"钟"	
28	回忆刚才的三个词"汽车"	
29	请你跟我说"如果、并且、但是用得太多"	
30	(出示图案)请你按这个样子把它画下来。	

评分标准:答对 1 分,答错 0 分,文盲<17 分、小学<20 分、中学以上<24 分为痴呆。

患者姓名＿＿＿＿＿＿＿＿＿　　　　　合计得分＿＿＿＿＿＿＿＿＿

评定人＿＿＿＿＿＿＿＿＿　　　　　评定日期＿＿＿＿＿＿＿＿＿

二、情绪测验

疾病使人的情绪发生很大改变，常常出现焦虑、抑郁甚至悲观失望的情绪，常用的方法有汉密斯顿抑郁量表、汉密尔顿焦虑量表。

三、人格测验

人格是指一个人在社会的成长过程中，由于遗传和环境的相互作用而形成的稳定和独特的心理特征。人格测验是对人格的揭示和描述，即测量个体在一定的情景下经常表现出的典型行为和情感反应，通常包括性格类型、情绪状态、人际关系、兴趣、动机等内容。最常用的人格测验方法为问卷法和投射法。问卷法包括明尼苏达多项人格调查表，埃森克人格问卷等；投射法有夏墨迹测验和文字联想测验等。

思考题

心理评定的方法有哪些？

第六节　其他常见问题评定

一、疼痛评定

疼痛（Pain）是一种与组织损伤或潜在的损伤相关的不愉快的主观感觉和情感体验。包含痛感觉和痛反应两个成分。

痛感觉：是指人类对疼痛的感觉，是人类所特有的，主要发生在大脑皮层。

痛反应：是指伤害性刺激所产生的一系列的躯体和内脏反应，往往与自主神经活动、运动反射、心理和情绪反应交织在一起，从低等动物到人均有痛反应。动物的疼痛指的就是痛反应，痛反应可能发生在中枢神经系统的各级水平，主要表现为心率增快、血压升高、呼吸运动改变、瞳孔扩大、出汗、恐惧、痛苦表情等。

1. 定义：

1980 年国际疼痛研究会给疼痛下的定义为：疼痛是一种与组织损伤或潜在损伤相关的、不愉快的主观感觉和情感体验。

2. 发生机制：

伤害因素 $\xrightarrow{\text{作用于}}$ 组织 $\xrightarrow{\text{释放}}$ 致痛物质（组胺等）

$\xrightarrow{\text{作用于}}$ 痛觉感受器（位于皮肤及组织内的

游离神经末梢）$\xrightarrow{\text{产生}}$ 痛觉冲动 $\xrightarrow{\text{神经传导}}$ 脊髓

$\xrightarrow{\text{神经传导}}$ 丘脑 $\xrightarrow{\text{投射到}}$ 大脑皮层 $\xrightarrow{\text{产生}}$ 疼痛感

3. 按疼痛的性质可分为：刺痛、灼痛、酸痛、放射痛、牵涉痛等；按疼痛的部位不同可分为：躯体性疼痛、内脏性疼痛；按疼痛的持续时间可分为：短暂性疼痛、急性疼痛、亚急性疼痛、慢性疼痛等。通过疼痛评定可准确判断疼痛的性质、强度、部位、持续时间等；明确疼痛的原因；确定疼痛对病人日常生活的影响；给正确治疗方法提供依据。

4. 疼痛评定方法：视觉模拟评分法常用中华医学会疼痛学会监制的 VAS 卡进行评定，如下图所示。

无痛+----------------+-----------+------------+----------------+极痛

5. 口述描绘评分法被检测者通过一系列描述疼痛的词组成的评分方法。如下：

0 级：无疼痛。

Ⅰ级：有疼痛但可忍受，生活正常，睡眠无干扰。

Ⅱ级：疼痛明显，不能忍受，要求服用痛药，睡眠受干扰。

Ⅲ级：疼痛剧烈，不能忍受，需用止痛剂，睡眠受严重干扰，可伴有植物神经紊乱或被动体位。

6. 数字评分法以 0～10 的数字来描述疼痛的强度。其中 0 表示无痛，10 表示剧痛，让被评估者根据个人疼痛的感受不同在其中一个数字上做记号。如下图所示。

0—1—2—3—4—5—6—7—8—9—10

7. 麦吉尔疼痛调查表，常用于评估各种疼痛的治疗效果。

二、吞咽障碍评定

吞咽障碍是由多种原因引起的，在摄食—吞咽过程中，一个或多个阶段受损，引起患者进食困难或呛咳的一种临床综合征。

(一)吞咽障碍的临床表现和分类

吞咽障碍的临床表现为：口唇闭锁困难、流涎、进食速度慢、口中漏食、咳嗽、哽噎、鼻腔反流等。吞咽障碍可分为结构性吞咽障碍、神经源性吞咽障碍、精神性吞咽障碍等。

(二)吞咽障碍评定

1. 反复唾液吞咽测试：被评价者坐位，评价者将食指放在被评价者的下颌骨前，中指和无名指放在舌骨和甲状软之间，嘱被评价者快速做反复吞咽唾液的动作。吞咽障碍第一次吞咽动作可能能完成，但接下来的动作会出现困难或喉头未充分上举就已经下降。高龄人 30 秒完成 3 次即可。

2. 洼田饮水试验：被评价者取坐位，按平常饮水，一次 30 毫升。评价者进行记录。如表 3-23 所示。

表 3-23　洼田饮水试验

1 级	5 秒钟内能将水一次性饮完，无呛咳及停顿
2 级	能一次性饮完，但时间超过 5 秒，或分两次饮完，无呛咳和停顿
3 级	能一次性饮完，但有呛咳
4 级	分两次以上饮完，但有呛咳
5 级	呛咳频繁，但能全部咽下

3. 辅助检查：可通过实验室检查、视频荧光造影、超声检查、内镜检查和肌电图检查等。

三、压疮评定

1. 定义：压疮是指局部组织长期受压导致皮肤、肌肉和皮下组织缺血、缺氧、营养不良而形成的坏死和溃疡。

2. 好发部位：压疮好发于缺乏脂肪组织保护的骨隆突部位，不同体位下因受压点不同发生压疮的部位也不同。

（1）仰卧位：好发于枕骨粗隆、肩胛骨、肘部、脊椎体隆突处、骶尾部、外踝、足部等，见下图 A。

（2）侧卧位：耳郭、肩峰、大转子、膝内外侧、内、外踝等，见下图 B。

（3）俯卧位：前额、面颊、下颌、耳郭、肩、髂嵴、男性生殖器部位、髌骨、足背脚趾等。见下图 C。

（4）坐轮椅：坐骨结节、骶尾部等。见下图 D。

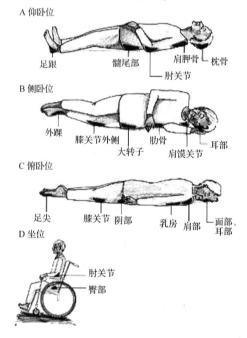

3. 压疮的评定

（1）压疮分级：① 淤血红润期：局部皮肤有红斑但皮肤完整；②炎性浸润期：损害涉及皮肤表层或真皮层可见皮损或水疱；③浅度溃疡期：损害涉及皮肤全层及皮下脂肪交界可见较深创面；④坏死溃疡期：损害涉及肌肉、骨骼或结缔组织(肌腱、关节、关节囊)。

（2）压疮危险评估：压疮危险评估的目的是确定需要采取措施的特定人群和危险因素，使人力、财力集中用于这些特殊人群。（评估表详见表3-24）。

表 3-24 压疮危险评估表

项目	1分	2分	3分	4分
感觉	完全异常	中度异常	轻度异常	正常
潮湿	持续潮湿	潮湿	有时潮湿	很少潮湿
活动力	限制卧床	可以坐椅子	偶尔行走	经常行走
移动力	完全无法移动	严重受限	轻度受限	未受限
营养	非常差	可能不足够	足够	非常好
摩擦力和剪切力	有问题	有潜在危险	无明显问题	
得分		评估者签名		

评估值：最多23分，最低6分，15～18分 轻度危险；13～14分 中度危险；10～12分 高度危险；7～9分 极度危险。

 思考题

简述压疮的分级。

第四章　常用康复治疗和护理技术

第一节　物理治疗

物理治疗是指通过主动和被动的方式，利用个体自身的肌肉收缩和关节活动，并借助于各种物理因子(如电、光、声、磁、冷、热、水、力等)来治疗疾病、恢复与重建功能的一种治疗方法，是康复治疗的主要手段之一。包括：物理治疗(应用各种物理因子作用于人体，以防治疾病的方法，称为物理疗法，简称理疗)；体育疗法(体育疗法或称体疗，是一种医疗性的体育活动，通过特定的体育活动的方法来治疗疾病和恢复机体功能，在预防医学、临床医学和康复治疗中占有重要地位)；运动疗法(是指利用器械、徒手或患者自身力量，通过某些运动方式(主动或被动运动等)，使患者获得全身或局部运动功能、感觉功能恢复的训练方法。

一、运动治疗

(一)概述

1. 定义

运动治疗是指利用器械、徒手或患者自身力量，以运动学，生物力学和神经发育学为基础，通过某些运动方式(主动或被动运动等)，使患者躯体、生理、心理和精神功能障碍达到恢复和改善的一种训练方法，是物理治疗的核心部分。

2. 分类

包括关节活动范围训练、肌力增强训练、耐力训练、平衡与协调能力训练、体位转换训练、步行训练、日常生活活动训练、牵引疗法等。

3. 作用

改善局部组织的血液循环，改善关节活动范围，提高代谢能力、改善心肺功能，提高中枢神经系统和植物神经系统的调节能力，维持和恢复运动器官的形态和功能，促进代偿机制的形成和发展。

(二)关节活动范围训练

1. 定义

关节活动范围是指关节活动时所通过的运动弧。关节活动范围训练是指利用各种有效的方法来维持和恢复因组织粘连或肌肉痉挛等多种因素所引起的各种关节功能障碍的运动疗法技术。

2. 目的

关节活动度训练的目的是运用多种康复训练的方法增加或维持关节活动范围，提高肢体运动能力；保持关节周围组织结构的柔韧性和关节活动的灵活性；促进和丰富关节血液循环，保持机体运动感觉；增强关节软骨营养，抑制或减轻术后炎症及僵硬所致疼痛。

3. **常用方法分类**

(1)辅助—主动关节活动范围训练；

(2)被动关节活动范围训练；

(3)主动关节活动范围训练；

(4)关节松动术；

(5)软组织牵伸技术。

4. **护理注意事项**

(1)活动前后观察患者的一般情况，注意重要体征、皮温、颜色、关节活动范围的变化等；

(2)消除患者的紧张心理，帮助患者做好治疗部位的准备，做好治疗前宣教工作；

(3)治疗过程中患者体位要舒适，被固定的部位要稳定、牢固，并及时记录治疗效果，以改进训练方法；

(4)熟悉每一种疗法的适应证和禁忌证。

5. **具体方法及操作要点**

(1)肩关节的训练方法如下

①肩关节屈伸运动训练

a. 被动运动：患者仰卧，两臂自然置于体侧，康复治疗师站在患肢侧，下方握住患肢肘部，上方手握住腕部，将患臂经体前在关节活动的可能范围内移至头部即为屈曲，恢复原位即为伸。

b. 助力运动或主动运动：与被动运动肩关节屈曲活动方法相同，患者主动用力作患肩上臂经前屈曲到头的活动，当患者肩关节活动超过90°的屈曲时，康复治疗师可给予必要的助力帮助与保护，主动下垂摆动练习法，患者俯卧位于床沿或站立位上体前屈约90°，使患臂放松自然下垂，然后主动用力作前后的摆动，摆动幅度可逐渐增大。

②肩关节外展、内收运动训练

a. 被动运动：患者仰卧，康复治疗师站在患肢侧方，下方置于患肢的肘部，上方握住腕部，屈肘经侧方将患臂置于头侧为外展，恢复原位为内收。水平位的外展和内收，患者仰卧床沿，康复治疗师站在患侧，面向患者头部，治疗师的手握法同上，开始为患者屈曲或外展，向患者身体内侧运动超过身体中线为内收，水平向外运动为外展。

b. 助力运动或主动运动：患者仰卧位同上，作肩关节主动经体侧方的外展活动或站立上体前屈患侧臂下垂，向体侧作水平位摆动，进行外展内收运动练习，患者于坐位外展肩关节屈肘90°，康复治疗师站在患者侧后方，下方手握住肱骨远端近肘关节部，上方固定肩胛骨腋侧，向外向上牵张肩关节的内收肌群，以加大肩关节的外展活动范围，或者采用患者主动牵张肩关节，患者侧坐在桌旁患肩外展，患臂侧放在桌面上，主动将身体向桌方倾斜，同样可达相同疗效。

③肩关节内外旋运动训练

a. 被动运动：仰卧患侧肩外展、肘关节屈曲，康复治疗师的位置和手与屈曲位相同，将前臂转向患者足方为内旋，旋向头方即为外旋。

b. 助力运动或主动运动：患者取坐位，康复治疗师在患侧站立，手置于患者肩部、肘部或手腕部帮助其进行肩关节内外旋运动，必要时还可作肩关节内外旋牵张学习，以加大关节活动度。

(2)肘关节的训练方法

①肘关节屈伸运动训练

a. 被动运动：患者取坐位，康复治疗师的位置和手握置处与肩关节屈伸时相同，但仅作为肘部屈伸运动，此时康复治疗师可用握患者腕部的手指用力控制前臂的旋转，肘关节屈曲应在旋转中完成动作。

b. 助力运动或主动运动：同上体位，可进行助力运动和患者主动运动，也可进行肘关节助力牵张，康复治疗师站在患侧并面向患者，上方手握住前臂远端靠近腕关节处下方固定肘关节的肱骨下端，牵张肘部和前臂肌群作屈伸运动练习。

②肘关节旋转运动训练

a. 被动运动：康复治疗师用手的食指支撑患肢手掌，其余四指握住腕部，另一只手固定患者肘部，做前臂内外旋运动，康复治疗师也可以用两掌置于前臂远端近腕关节处，做轻柔的搓动或滚动的运动，但注意手掌用力不能作用于腕关节，旋力只作用于肘关节。

b. 助力运动或主动运动：可在上述体位做助力运动和主动运动，还可以进行助力牵张。患者坐在桌旁，屈肘90°，康复治疗师上方手握住前臂远端，下方手固定肱骨，牵张肘关节作内外旋转运动练习，注意充分固定肱骨，防止肩关节代做旋转运动。

(3)腕关节训练方法

①腕关节包括桡尺远端关节、桡腕关节和腕骨间关节，是双轴关节，其生理运动功能可做额状轴的屈伸和矢状轴的桡侧屈、尺侧屈及旋转等运动。

a. 被动运动或主动运动：康复治疗师上方手固定前臂远端近腕关节处，下方手握住腕关节远端的手指，进行腕关节的屈伸，桡侧屈、尺侧屈及旋转等运动。运动时应注意要求患者手腕、手指充分放松。

b. 助力运动、主动运动和牵张训练：腕关节的助力运动和主动运动可按以上方式，由患者主动用力完成腕关节的双轴向活动。做腕关节牵张时，患者取坐位，肘关节屈曲并支撑于台面，康复治疗师用下方手固定患肢的前臂近腕关节处，上方手握住手掌的背侧，牵张患者腕关节做屈伸，桡侧屈、尺侧屈及旋转等运动，注意上方手不要握住患者的拇指，最好是握在第二掌骨部。

(4)膝关节训练方法：

①无负重屈伸运动

a. 仰卧位：两腿伸直，病侧膝关节逐渐弯曲，脚跟向臀部移近，直到膝关节开始感疼痛时停止。然后将脚向前移动以伸直膝关节。休息。

b. 重复：随着训练的进行，膝关节的运动范围应逐渐加大，直至达到正常范围。

c. 坐位姿势也可以做无负重屈伸运动。

②负重屈伸运动

a. (两脚分开下蹲)运动要领：立位。两脚分开约一肩宽；

b. 身体逐渐下蹲，直到病侧关节略感疼痛时停止；

c. 慢慢站立，休息后重复；

d. 如果一开始下蹲有困难时，可以试着背靠墙下蹲，以减少膝部承受的重量；

e. 本运动是依靠身体本身的重量进行的，故称负重运动。

③负重屈伸运动

(两脚并拢下蹲)运动要领：立位。与两脚分开下蹲不同的是，两膝并拢下蹲并起立。

④骑自行车（固定型)运动要点

a. 坐位。将自行车转轮阻力调到最小，坐垫与踩脚板的距离适中；

b. 慢速踩踏自行车，使双侧膝关节不断进行屈伸运动；

c. 逐渐调整自行车设置，使膝部弯曲度增加，转轮的阻力由小到大；

d. 运动的时间与强度应根据自己的关节情况而定。

⑤上楼梯运动要点

a. 手扶栏杆，以防关节疼痛摔倒，运动要慢且轻柔；

b. 面向上楼方向；

c. 病侧腿慢慢弯膝，跨步上台阶，伸膝，后脚跟上。两脚都在台阶上；

d. 病侧腿再弯曲，后伸下台阶，后脚再跟着下；

e. 重复。不转身，一个台阶上下。

⑥下楼梯运动要点

a. 手扶栏杆，面向下楼方向；

b. 站在第一台阶上。病腿跨出，下台阶至平地。后脚弯曲跨出，下台阶。两脚同时在平地上；

c. 病侧腿弯曲，脚后伸至台阶，伸直膝部，后脚离地跟上。两脚同时在同一台阶上；

d. 重复。不转身，一个台阶上下。

(三)肌力增强训练

肌力是骨骼肌肉收缩时产生的最大的力，分为：0、1、2、3、4、5、6级。

1. 基本原则

(1)抗阻训练原则。

(2)渐进抗阻训练原则。

(3)超负荷原则。

(4)超量恢复原则。

2. 常用方法分类

(1)被动运动

全靠外力来完成的运动或动作。

（2）助力训练

在外力的辅助下，通过患者主动的肌肉收缩来完成的训练。适用于肌力1～3级的患者。

（3）主动训练

通过患者主动的肌肉收缩来完成的运动（的训练）。适用于肌力达到3级以上的患者。

（4）抗阻训练

患者在肌肉收缩过程中，需要克服外来阻力才能完成的训练。适用于肌力达到3级以上的患者。包括等长抗阻力训练和等张抗阻力训练。

①等长抗阻力训练（静力性运动）。

指肌肉在收缩时，张力、长度不变，关节不产生运动。

②等张抗阻训练（动力性运动）。

指肌肉在抵抗阻力收缩时，张力保持不变，长度发生变化，关节产生运动。包括向心性收缩、离心性收缩和渐进抗阻训练法。

3. 护理注意事项

（1）每周锻炼2～3次为宜，既可以保持练习效果，也可以使肌肉得到休息。

（2）不宜做较长时间的低头、憋气、下蹲、弯腰等动作；均勿屏气使劲，以免心脏血液输出量骤增，血压上升，脑供血猛然增加，发生脑血管意外。

（3）要根据个人体质的强弱情况区别对待，在运动强度和运动频度上应从小到大，不应急于求成。锻炼强度要适中，强度太小达不到锻炼目的，太大则可能造成身体不适。

（4）在训练过程中应注意自己的身体变化，这很重要。如出现胸痛、呼吸急促等症状或发生肌肉拉伤时，应立即停止训练并就医。

（5）定期测试最大肌力，观察锻炼的进步状况及效果，这是提高力量练习兴趣很重要的方法。

4. 具体方法及操作要点

抵抗运动的训练方法

（1）肩屈曲的训练方法

①坐位，肩关节处于中间位，治疗师一手固定腕部，一手固定肩部；

②患者主动抬起上肢，达到极限时，治疗师辅助进行。

注意点：随着肌力的改善，应随时进行辅助量的精细调节。

（2）肩屈曲利用沙袋的训练方法

①取坐位，肩关节处于中间位，自然下垂，在腕关节处放置沙袋；

②上举至水平位，重复10～20次，每次停顿2～3秒。

注意点：对于有腕关节障碍的患者，可将沙袋放置于前臂。

（3）肘关节屈曲的徒手训练方法

①前臂旋后位，治疗师扶住前臂远端，另一只手在前臂近端固定；

②在固定肩部的同时，指导患者向上抬起前臂，使肘关节屈曲，治疗师在前臂处施加抵抗。重复10～20次，每次停顿2～3秒。

（4）肘关节屈曲利用沙袋的方法

①前臂旋后放置在台上，前臂远端放置沙袋；

②与台面呈垂直方向抬起前臂，运动范围要达到与台面垂直，达到最大屈曲位，重复10～20次，每次停顿2～3秒。

（5）膝关节伸展的徒手训练方法

①椅坐位，小腿自然下垂。治疗师一手放在患者小腿远端处，另一只手放在大腿处；

②保持上身直立，指导患者尽量抬起小腿，使膝关节伸展。治疗师在小腿处施加抵抗。

注意点：随着膝关节角度和肌力的改变，抵抗的力量也应随时调整。

（6）膝关节伸展利用沙袋的训练方法

①椅坐位，小腿自然下垂。在小腿远端处放置沙袋；

②保持上身直立，指导患者尽量抬起小腿，使膝关节伸展。随着膝关节伸展，力矩线改变，负重逐渐加大。

注意点：膝关节损伤时，注意负荷的改变。

（7）膝关节伸展使用滑轮沙袋的方法

①椅坐位，小腿自然下垂。在小腿远端处放置沙袋和滑轮；

②保持上身直立，指导患者尽量抬起小腿，使膝关节伸展。随着膝关节伸展，力矩线改变，负重逐渐加大。

（8）膝关节伸展自主抵抗训练方法

①仰卧位，小腿自然下垂。双腿交叉；

②放在上面的腿向后挤压需要增强肌力的下肢，同时，放在下面的腿向上抬起，使膝关节伸展。

（9）膝关节屈曲使用沙袋的训练方法

①俯卧位，为防止臀部上抬，可加以固定。小腿远端处放置沙袋；

②在避免下肢回旋的同时，使膝关节垂直地面向上抬起。

注意点：膝关节屈曲到60°效果最好。

（四）平衡训练

是指物体所受到来自各个方向的作用力与反作用力大小相等，使物体处于一种稳定的状态（即牛顿第一定律）。平衡是指人所处的一种稳定状态，以及不论处在何种位置、运动，或外力作用时，能自动调整并维持姿势的能力。

1. 基本原则

（1）支撑面积由大到小；

（2）从静态平衡到动态平衡；

（3）重心由低到高；

（4）从自动平衡到他动平衡；

（5）从有意识到无意识；

（6）从睁眼到闭眼；

(7)破坏前庭器官的平衡来保持身体的平衡；

(8)因人而异，循序渐进。

2. 训练方法分类

(1)按训练时的体位分类：仰卧位、前臂支撑下的俯卧位、肘膝跪位、双膝跪位、半跪位；

(2)坐位和站立位训练；

(3)按是否借助器械分类：徒手、借助器械训练；

(4)按患者保持平衡的能力分类：静态、自动态、他动态训练；

(5)按疾病类型分类：脊髓损伤、中风、脑外伤、帕金森综合征等的平衡训练。

3. 护理注意事项

(1)平衡功能训练适用于具有平衡功能障碍的患者；

(2)当患者具有严重的心律失常、心力衰竭或严重感染，或严重的痉挛等，则暂不宜训练；

(3)训练时，治疗师或护理人员要在患者旁边注意监护，以免发生跌倒。

4. 具体方法及操作要点

(1)手膝位平衡练习：双膝跪在床上，双手撑于床面(4 个支撑点)，躯干腾空。躯干先向前摆动，再向后摆动，交替进行。然后躯干先向左侧摆动，再向右侧摆动。身体状况较好的老人，也可以增加难度。先抬起左手向左前方伸展(3 个支撑点)，再抬起右手向右前方伸展，交替进行。如果增加难度，则可在先抬起左手的同时，伸直右腿腾空(2 个支撑点)，再抬起右手同时伸直左腿腾空。以上每个动作都要维持 2 秒才能还原，以 10 次为 1 组，每天 2～3 组。

(2)坐位平衡练习：坐在床边或椅子上，两脚分开踏在地面上。双臂向两侧平举或交叉抱于胸前，躯干先向左侧摆动，维持 2 秒后还原，再向右侧摆动，交替进行；或先向前摆动，再向后摆动，交替进行。如能顺利完成这项练习，可以增加难度，使两脚悬空，重复躯干前后和两侧的摆动动作。以 10 次为 1 组，每天做 2～3 组。

(3)站位平衡练习：站在床边，两脚分开与肩同宽。双臂向两侧或向前平举，身体先向左侧摆动，维持 2 秒后还原，再向右侧摆动；然后身体先向前摆动，再向后摆动，10 次为 1 组，每天 2～3 组。此后，可以逐渐将两腿向中间靠拢，以增加锻炼难度。

(五)协调性训练

协调功能是人体自我调节，完成平滑、准确且有控制地随意运动的一种能力，主要协调各组肌群的收缩与放松。协调分为：小脑性共济失调、大脑性共济失调、感觉性共济失调。

1. 基本原则

(1)由易到难，循序渐进：动作的练习由简单到复杂；

(2)重复性训练：每个动作都需重复练习，才能起到强化的效果；

(3)针对性训练：对具体的协调障碍进行针对性的训练，这样更具有目的性；

(4)综合性训练：除了协调训练，还要进行相关训练，如改善肌力和平衡的训练等。

2. 基本方法分类

训练方法要因人而异，上肢着重训练动作的准确性、节奏性和反应的速度。比如：上肢交替上举、指鼻练习、敲桌练习等。下肢着重训练下肢的灵活性和正确的步态。比如：交替屈髋、交替伸膝、原地踏步走等。训练顺序是：(1)先易后难，由慢到快；(2)从单侧到双侧；(3)从对称运动到不对称运动；(4)卧位—坐位—立位—步行；(5)从睁眼到闭眼。

3. 护理注意事项

(1)协调功能训练适用具有协调功能障碍的患者；

(2)当患者具有严重的心律失常、心力衰竭或严重感染，或严重的痉挛等，则暂不宜训练；

(3)训练前、训练中要注意协调功能评定，以了解问题所在，制订或修改训练方案；

(4)协调功能训练不是孤立进行的，要同时进行相应的肌力训练、平衡功能训练等其他训练。

4. 具体方法及操作要点

(1)肩绕环：由直立双臂上举开始。一臂直臂向前、向下、向后、向上画圆摆动，同时另一臂向后、向下、向前、向上画圆摆动，均以肩关节为轴。依次进行。

(2)纵跳：双脚并拢手弯向上跳。

(3)前后跳：双脚并拢手弯向上跳，但向前与向后跳。

(4)转向跳：双脚并拢手弯向上跳，但跳起后转向180°着地身体与双手要维持平衡，可向左与向右跳。

(5)游戏练习法

① 追逐练习

把练习者分为两人一组，一方任意先跑，另一方追逐，开始前保持3～5米间距，追上拍肩后交换练习。

② 推拉练习

把练习者分为两人一组，站在直径为2.5米圆圈内，双方允许使用推拉办法，一脚出圈者为负方。5～15次为一组，练习2～3组。

③触摸练习

把练习者分为两人一组，规定在一定的范围内用手触摸对方肩部，可以利用步法移动躲闪。

(六)体位转换训练

体位转换是指人体从一种姿势转移到另一种姿势的过程，包括翻身法、起床法、移向床头法，以及从卧位到坐位、从坐位到站位、轮椅与床、轮椅与坐便器之间的转移等。它包括主动体位转移、助动体位转移、被动体位转移。患者因某种原因受伤或残疾后早期多处于卧床状态，在这个时期进行定期的体位转换和正确的体位摆放，能够显著促进血液循环，有效预防因卧床导致的坠积性肺炎、压疮、深静脉血栓形成等并发症，可最大限度维持各关节活动范围，促进肢体功能的恢复，降低长期护理成本。

1. 基本方法分类

(1)主动体位转移:患者不需要任何外力帮助,能够根据自己的意志和生活的需要,或者根据治疗、护理以及康复的要求,通过自己的能力转换移动,使身体达到并保持一定的姿势和位置。

(2)助动体位转移:患者在外力协助下,通过主动努力完成体位转变的动作,并保持身体的姿势和位置。

(3)被动体位转移:患者依赖外力搬运变换体位,并利用支撑物保持身体的姿势和位置。

2. 护理注意事项

(1)根据需要,选择适当的体位及转移的方式、方法、范围等;

(2)转移前,向患者家属说明转移的要求和目的,取得家属的理解和配合;

(3)转移中,动作应协调轻稳,不可拖拉,同时鼓励患者尽可能发挥自己的残存能力,并给予必要的指导和协助;

(4)转移后,确保患者舒适、稳定和安全,并保持肢体的功能位;

(5)尽量让患者独立完成体位转移,被动转移应作为最后选择的转移方法;

(6)残疾较重和认知障碍患者,不宜勉强进行独立转移活动;

(7)当转移距离过远或转移频繁时,可能不便于仅靠一个人的力量完成,此时应考虑使用辅助设备如升降机等。

3. 适应证与禁忌证

(1)适应证

①辅助的转换训练适应证

脊髓损伤、脑血管意外、脑外伤等上运动神经元损伤后的患者,肢体部分或完全瘫痪,完成转换动作相关的主要关键肌肉的肌力低于或等于2级,需要辅助以完成转换动作或生活自理。

②独立的转换训练适应证

脊髓损伤、脑血管意外、脑外伤、脊髓灰质炎等上运动神经元损伤后的患者,肢体部分或完全瘫痪,完成转换动作相关的主要关键肌肉的肌力达到3级或以上,有恢复独立转换能力和提高生活自理能力的需求。

(2)禁忌证

①辅助的转换训练禁忌证

除了上述损伤外,还合并有骨折未愈合、关节不稳或脱位、骨关节肿瘤、重要脏器衰竭、严重感染和其他危重情况等。

②独立的转换训练禁忌证

合并较为严重的认知功能障碍不能配合训练的患者,以及其他需要他人帮助转换的情况。

4. 具体方法及操作要点

(1)仰卧位向侧卧位的翻身训练

1)脊髓损伤患者的翻身训练

① 患者仰卧,头、肩屈曲,双上肢伸展上举,对称性摆动,产生钟摆样运动。向

左侧甩动，使右上肢越过身体左侧，以获得下一步向右翻转所需的动力；

②再屈曲头、肩，双上肢迅速从左侧甩向右侧；

③借助于上肢甩动的惯性使躯干和下肢翻成俯卧位；

④将左前臂支撑于床面并承重，右肩进一步后拉，使两侧前臂同等负重；

⑤将双上肢置于身体两侧。

2)偏瘫患者的翻身训练

①偏瘫患者从仰卧位到患侧卧位：患者仰卧，双侧髋、膝屈曲，双上肢Bobath握手伸肘，肩上举约90°，健上肢带动患上肢先摆向健侧，再反方向摆向患侧，以借摆动的惯性翻向患侧。

②偏瘫患者从仰卧位到健侧卧位：患者仰卧，健足置于患足下方。双手Bobath握手上举后向左、右两侧摆动，利用躯干的旋转和上肢摆动的惯性向健侧翻身。

(2)卧位到坐位转移法

■独立坐起

1)偏瘫患者独立从健侧坐起

①患者健侧卧位，患腿跨过健腿；

②用健侧前臂支撑自己的体重，头、颈和躯干向上方侧屈；

③用健腿将患腿移到床缘下；

④改用健手支撑，使躯干直立。

2)偏瘫患者独立从患侧坐起

①患者患侧卧位，用健手将患臂置于胸前，提供支撑点；

②头、颈和躯干向上方侧屈；

③健腿跨过患腿，在健腿帮助下将双腿置于床缘下；

④用健侧上肢横过胸前置于床面上支撑，侧屈起身、坐直。

3)C6完全性脊髓损伤患者独立由仰卧位到平坐位

①患者仰卧，上举双臂，用力左右摆动躯干，利用惯性将右上肢甩过身体左侧，翻向左侧；

②先用左肘支撑床面，然后变成双肘支撑，抬起上身；

③将体重移到右肘上，然后将左肘移近躯干；

④保持头、肩前屈，将右上肢撤回身体右侧，并用双肘支撑保持平衡；

⑤再将身体转向左肘支撑，同时外旋右上肢，在身体后伸展，右手支撑床面；

⑥调整身体位置使重心向右上肢转移，同样外旋左上肢，在身体后伸展，用左手支撑床面；

⑦慢慢交替将双手向前移动，直至体重移到双下肢上，完成坐起动作。

4)胸、腰段脊髓损伤的截瘫患者独立由仰卧位坐起

患者利用向两侧翻身，完成双肘支撑，再将身体重心左右交替变换，同时变成手支撑，完成坐起动作。

■一人协助坐起

①患者呈仰卧位，双上肢置于身体两侧，双臂肘关节屈曲支撑于床面上，康复护理人员站在患者侧前方，以双手扶托患者双肩并身上牵拉；

②患者利用双肘的支撑抬起上部躯干后，逐渐改用双手掌撑住床面，支撑身体坐起；调整坐姿，保持舒适坐位。

（3）坐位到卧位转移法

■独立从坐位到卧位

1）偏瘫患者独立从患侧躺下

①患者坐于床边，患手放在大腿上。健手从前方横过身体，置于患侧髋部旁边的床面上；

②患者将健腿置于患腿下方，并将其上抬到床上；

③当双腿放在床上后，患者逐渐将患侧身体放低，最后躺在床上。

2）偏瘫患者独立从健侧躺下

①患者坐于床边，患手放在大腿上，健腿置于患腿后方；

②躯干向健侧倾斜，健侧肘部支撑于床上，用健腿帮助患腿上抬到床上；

③当双腿放在床上后，患者逐渐将身体放低，最后躺在床上，并依靠健足和健肘支撑使臀部向后移动到床的中央。

3）C6完全性损伤患者独立从坐位到卧位

①患者在床上取长坐位，双手在髋后支撑，保持头、肩向前屈曲；

②身体向右后侧倾倒，用右肘承重；

③屈曲左上肢，将一半体重转移至左肘；

④仍然保持头、肩屈曲，交替伸直上肢直到躺平。

4）胸、腰段脊髓损伤的截瘫患者从坐位到卧位

患者独立由坐位躺下与由仰卧位坐起的方法顺序相反。

■一人协助从坐位到卧位

①患者坐于床边，患手放在大腿上，患腿置于健腿上，康复护理人员站在其患侧（右侧），用左上肢托住患者的颈部和肩部；

②康复护理人员微屈双膝，将右手置于患者的腿下，当患者从患侧躺下时帮助其双腿抬到床上；

③康复护理人员转到床的另一侧，将双侧前臂置于患者的腰及大腿下方，患者用左足和左手用力向下支撑床面，同时康复护理人员向床的中央拉患者的髋部。调整好姿势，取舒适的患侧卧位。

（4）坐位向立位的起立训练

■独立从椅坐位到站立位

①患者坐于床边，双足分开与肩同宽，两足跟落后于两膝，患足稍后，以利负重及防止健侧代偿；

②双手握在一起，双臂前伸；

③躯干前倾，使重心前移，患侧下肢充分负重；

④臀部离开床面，双膝前移，双腿同时用力慢慢站起，立位时双腿同等负重。

■一人协助从椅坐位到站立位

1）一人协助偏瘫患者从椅坐位到站立位

①患者坐于床边，双足分开与肩同宽，两足跟落后于两膝，患足稍后，以利负重

及防止健侧代偿；

②双手握在一起，双臂前伸；

③躯干前倾，使重心前移，患侧下肢充分负重；

④臀部离开床面，双膝前移，双腿同时用力慢慢站起，立位时双腿同等负重。

(5)站立位到椅坐位

■独立从站立位到椅坐位

①患者背靠床站立，双下肢平均负重，双手握在一起，双臂前伸；

②躯干前倾，同时保持脊柱伸直，两膝前移，屈膝、屈髋；

③慢慢向后、向下移动臀部和髋部，坐于床上。

■一人协助从站立位到椅坐位

①患者站立位，康复护理人员立于患者正前方，双手拉住患者两侧裤腰带，使患者大腿靠于床沿，屈曲双侧膝关节，使其坐于床面上；

②另一种方法是康复护理人员立于患者的一侧，一手抓住患者后正中裤腰带，另一手扶住靠近康复护理人员一侧的肩背部，将身体向床边轻拉，待大腿靠近床沿，嘱患者屈膝，坐于床面上。

(七)步行训练

步行训练适用于中枢性瘫痪患者以及运动系统损伤影响行走的患者。禁忌证为站立平衡功能障碍、下肢骨折未愈合、各种原因所致关节不稳。

1. 训练前准备

(1)健侧和上肢肌力的维持与增强；

(2)身体平衡与协调能力的提升；

(3)关节活动范围的拓展；

(4)感觉功能及空间认知功能的训练；

(5)正确选用辅助工具。

2. 基本训练方法

步行的基本动作训练通常在训练室内进行，包括：

(1)平行杠内训练，用于提高稳定性和平衡感；

(2)助行器步行训练，帮助患者逐步适应行走；

(3)腋拐步行训练，适用于需要额外支持的患者；

(4)使用手杖的步行训练，为患者提供行走时的稳定性；

(5)驱动轮椅训练，为不能行走的患者提供移动能力。

3. 护理注意事项

(1)行走训练时，治疗师或护理人员应在旁陪护，以防跌倒；

(2)指导患者正确选择适当的行走辅助工具和行走步态，患者能独立完成的动作训练，尽量不要使用辅助工具；

(3)要根据患者的身高和手臂长度，正确选择和使用适合的助行架、腋拐或手杖；

(4)训练要循序渐进，不可急于求成。

4．具体方法及操作要点

身体直立，左腿向前迈出同时右臂自然前摆，左足跟轻着地后身体重心随之前移至全脚掌着地左腿支撑；右足跟离地，左臂自然前摆同时右腿向前迈出足跟着地，身体重心顺势前移至右腿支撑。两腿、两臂依次交替向前迈出、摆动，稳步行进。

二、物理因子治疗

物理治疗又叫理疗，是指应用天然或人工物理因子作用于人体，以提高健康水平、预防和治疗疾病，恢复或改善身体功能与结构、活动以及参与能力，达到康复目的的治疗方法。

（一）电疗

包括直流电疗法、低频电疗法、中频电疗法、高频电疗法。

1．直流电疗法

[适应证]

电疗适用于局部性多毛症、蜘蛛痣及一些小的皮肤赘生物如丝状疣的治疗，也可用于汗管瘤的治疗。

[禁忌证]

电疗禁用于急性湿疹、出血倾向疾病、恶病质、心衰、对直流电过敏者、高热、昏迷、局部有植入金属异物、安装心脏起搏器等，局部皮肤有破损者慎用。

[注意事项]

（1）电解治疗应按无菌操作规程进行，治疗后要注意防止感染；

（2）电解针应顺着毛干的方向，由毛孔插入毛囊内，不宜过深，约 $1 \sim 2$ 毫米；

（3）电解治疗表皮疣、赘生物时，电解针可以从损害的基础周围，采用编制辐射状插入，直到损害部位变成灰白为止；

（4）保持局部干燥、清洁；

（5）每天涂 2% 甲紫液，直至痂皮脱落。

[副作用]

治疗时患者可有不同程度电击感、痂皮，局部可能留有轻度萎缩性疤痕。

2．低频电疗法

应用 1000 Hz 以下的低频脉冲电流治疗疾病的方法，称低频电疗法。

[低频电流的特点]

（1）为低频小电流；

（2）电解作用较直流电弱，有些电流无明显的电解作用；

（3）对感觉神经和运动神经都有强的刺激作用；

（4）无明显热作用。

[低频电流的基本作用]

（1）兴奋神经肌肉组织；

（2）镇痛；

（3）促进局部血液循环的作用；

（4）促进骨折和伤口愈合；

（5）消炎；

（6）镇静催眠作用。

［禁忌证］

禁用于出血倾向疾病、恶性肿瘤、意识不清、局部金属植入物者等。

［护理注意事项］

（1）等长收缩：治疗时要适当固定关节；

（2）受伤后越早治疗效果越好；

（3）主极置于肌肉上最易兴奋之处，大小 1～2 厘米^2，副极的大小应使病人不会感觉到电极下皮肤刺激，放置于远处；

（4）尽量不要引起邻近正常肌肉收缩；

（5）波宽尽量短，但需能引起肌肉收缩；

（6）波形应尽量陡，但又不能太直，以避免刺激感觉神经；

（7）通断比为 1∶4～5，防止肌疲劳；

（8）强度达到中—强的肌肉收缩，又不能引起病人不适。

1. 中频电疗法

［特点］

（1）无电解作用；

（2）人体组织阻抗明显下降；

（3）兴奋运动神经；

（4）增加治疗效应。

［作用］

（1）镇痛作用；

（2）促进局部血液循环作用；

（3）锻炼肌肉；

（4）软化疤痕、松解粘连。

［禁忌证］

急性炎症病灶、深静脉血栓形成、戴起搏器者、孕妇下腹部、心脏部位、出血倾向者、结核病灶、恶性肿瘤。

［护理注意事项］

（1）治疗前应告诉患者该电流强度的感觉，消除患者的顾虑，取得配合；

（2）治疗前询问或检查治疗部位皮肤有无感觉减退、大疤痕或破损；

（3）治疗时应除去治疗部位的金属物品如手表、发夹、首饰等。体内有金属异物的部位，应严格掌握电流强度（小于 0.3mA/厘米^2），以避免组织损伤；

（4）戴心脏起搏器者、孕妇的腰腹部禁用中频电疗；

（5）使用金属电极（铅板、铜片）时，必须用衬垫，但可不必很厚。使用橡胶电极时，在电极上涂导电乳胶即可。

4. 高频电疗法

将频率高于100kHz的电流应用于治疗疾病的方法称为高频电疗法。

[特点]

(1)热效应与非热效应；

(2)治疗时电极可以离开皮肤；

(3)对神经肌肉无兴奋作用；

(4)无电解作用；

(5)多种能量输出方式。

[作用]

(1)降低感觉神经兴奋性；

(2)增强血液循环；

(3)加强代谢；

(4)降低肌肉(平滑肌和横纹肌)和结缔组织张力；

(5)增强免疫功能。

[禁忌证]

恶性肿瘤(中小剂量)、妊娠、有出血倾向、高热、急性化脓性炎症、心肺功能衰竭、装有心脏起搏器、体内有金属异物、颅内压增高、活动性肺结核等。

[护理要点]

(1)患者体温高于38℃时应停止治疗；

(2)治疗部位有创伤或伤口有渗出者的情况不宜进行治疗；

(3)治疗中注意特殊部位的保护(如眼、生殖器等)。

(二)光疗

1. 红外线疗法

红外线的主要作用基础为热效应。

[治疗作用]

(1)改善局部血循环，促进炎症消散；

(2)降低神经兴奋性、镇痛、解痉；

(3)减少渗出，促进肉芽生长，加速伤口及创面的愈合；

(4)促进肿块及血肿消散；

(5)减轻术后粘连，软化疤痕，减轻疤痕挛缩。

[适应证]

(1)软组织扭挫伤恢复期，如肌肉劳损、扭挫伤等；

(2)软组织炎症感染吸收期，如疖、痈、各种慢性关节炎和关节病等；

(3)伤口愈合迟缓，如慢性溃疡，压疮，烧伤，冻伤，肌痉挛，关节纤维性挛缩等。

[禁忌证]

凡有出血倾向、高热、活动性肺结核、恶性肿瘤，急性化脓性炎症，急性扭伤早期，闭塞性脉管炎，重度动脉硬化，局部感觉或循环障碍者均不宜做红外线疗法。

[护理要点]

(1)红外线治疗时应保护眼部,可戴防护眼镜或以浸水棉花敷于患者眼部,以免引起白内障或视网膜的热损伤;

(2)急性创伤24~48小时内局部不应该使用红外线照射疗法,以免加剧局部肿痛及渗血;

(3)下列情况照射时要注意调整照射距离:a植皮术后;b新鲜瘢痕处;c身体有感觉障碍的患者;

(4)治疗过程中叮嘱患者不要随意移动,并注意随时询问患者的感觉,如有心慌、头晕等不适感,应及时停止治疗;

(5)多次治疗后,患处皮肤可出现网状红斑,以后可有不同程度的色素沉着。

2. 紫外线疗法

应用紫外线防治疾病的方法称为紫外线疗法。按光谱可分为三个波段:长波紫外线、中波紫外线、短波紫外线。

[治疗作用]

(1)抗炎作用

紫外线是强有力的抗炎因子,尤其对皮肤浅层组织的急性感染性炎症效果显著。

(2)加速组织再生

小剂量紫外线照射可促进组织再生,对骨折处周围神经损伤等效果良好。

(3)止痛作用

紫外线照射具有显著的镇痛作用,可用于治疗:感染性炎症、非感染性炎症,风湿性疼痛及神经痛等。

(4)脱敏作用

紫外线照射后在体内产生与蛋白质相结合的组织胺,具有一定的抗原性能,剂量逐渐增加的重复的紫外线照射所产生的组织胺,可促进机体分泌组织胺酶以破坏体内过量的组织胺,从而起到非特异性的脱敏作用。

(5)抗佝偻病和软骨病

全身紫外线照射,可促进维生素 D_3 的生成,调节钙磷代谢,预防和治疗由紫外线缺乏带来的疾病。

(6)增强免疫功能

紫外线照射可使皮肤的杀菌力增强;加强巨噬细胞系统的功能,提高巨噬细胞活性及使体液免疫成分含量增多,从而增强机体免疫力。

(7)长波紫外线与光敏剂合用治疗牛皮癣与白癜风。

[适应证]

紫外线常用于治疗急性化脓性炎症(疖、痈、急性蜂窝织炎、急性乳腺炎、丹毒、急性淋巴管炎、急性静脉炎)以及某些非化脓性急性炎症(肌炎、腱鞘炎);伤口及慢性溃疡;急性风湿性关节炎、肌炎;神经炎及一些皮肤病,如玫瑰糠疹、带状疱疹,脓疱状皮炎等。全身紫外线常用于预防和治疗佝偻病,长期卧床骨质疏松、感冒、伤风等。

[禁忌证]

大面积紫外线照射对于活动性肺结核、血小板减少性紫癜、血友病、恶性肿瘤、急性肾炎或其他肾病伴有重度肾功能不全、急性心肌炎、对紫外线过敏的一些皮肤病（急性泛性湿疹、光过敏症、红斑性狼疮的活动期等）是禁忌。

[护理要点]

(1)照射时要注意保护患者及医务人员的眼睛，以免发生电光性眼炎；

(2)治疗时，严密遮盖非照射部位，以免超面积超量照射。

3. 激光治疗

激光即由受激辐射光放大而产生的光，又称 Laser，激光疗法是利用激光器发出的光进行治疗疾病的一种方法。

[生物学效应]

(1)光化学效应；

(2)热效应；

(3)压力效应；

(4)电磁效应。

[治疗作用]

激光的治疗作用依其能量的大小而不同，低能量的激光主要有抗炎和促进上皮生长的作用，高能量激光由其对组织的破坏作用，可用于切割、烧灼或焊接组织。

[适应证]

肿瘤患者放疗或化疗反应，面神经炎，三叉神经痛、遗尿症；慢性伤口、慢性溃疡、烧伤创面、过敏性鼻炎；带状疱疹、单纯疱疹、湿疹、口腔溃疡等。肌纤维织炎、肩周炎、慢性腹泻、慢性风湿性关节炎、神经性皮炎等。

[护理要点]

(1)烧灼治疗后应保持局部干燥，避免摩擦，尽量使其自然脱痂；

(2)治疗中，不得直视光源，医务人员及需面部治疗患者应佩戴护目镜；

(3)治疗中，医务人员要随时询问患者的感觉，并根据需要随时调整照射距离，患者不得随意变换体位或移动激光管。

4. 超声波疗法

利用超声波(频率大于 20 kHz)的物理能以各种方式作用于人体达到治疗疾病目的的方法。

[治疗作用]

(1)缓解肌肉痉挛，软化瘢痕及结缔组织；

(2)加强组织代谢，提高细胞再生能力；

(3)镇痛作用；

(4)促进骨痂生长及消炎作用。

[适应证]

(1)神经系统疾病：神经炎，神经痛等；

(2)骨、关节、肌肉疾病：骨关节病、脊柱炎、腰痛、肩周炎、网球肘、腱鞘炎、损伤性滑囊炎等；

（3）软组织创伤与炎症：扭挫伤、疤痕、软组织感染性炎症；

（4）呼吸系统疾病：支气管炎。

［护理要点］

（1）使病人了解治疗的正常感觉；

（2）观察疗后反应；

（3）体温 38℃ 以上者，应暂时停止治疗；

（4）治疗部位进行有创检查（局部穿刺、注射、封闭等）之后 24 小时内，停疗。

（三）水疗

水疗法是利用各种不同成分、温度、压力的水，以不同的形式作用于人体以达到机械及化学刺激作用来防治疾病的方法。

［适应证］

脊髓不全损伤、脑血管意外偏瘫、关节扭挫伤、肌营养不良、骨折后遗症、骨性关节炎、强直性脊柱炎、肩周炎、类风湿性关节炎、肥胖、腱鞘炎、神经衰弱等的辅助治疗。

［禁忌证］

过高或过低温度浸浴疗法的禁忌证有动脉硬化（特别是脑血管硬化）、心肾功能代偿不全、活动性肺结核、癌症及恶病质、身体极度衰弱、各种出血倾向者。

［护理要点］

（1）治疗并对症处理；

（2）进行全身浸浴或水下运动时，防止溺水；

（3）冷水浴时，温度由 30℃ 逐渐降低，治疗时应进行摩擦或轻微运动，防止着凉，注意观察皮肤反应，如患者出现发抖、口唇发绀时，应停止治疗或调节水温；

（4）病人如有发热、全身不适等应暂停治疗，空腹和饱食后不宜进行治疗；

（5）如有膀胱、直肠功能紊乱者应排空大小便方可入浴；

（6）进行温热水浴时如出汗较多可饮用盐汽水。包括擦浴、浸浴、淋浴、水中运动等。

（四）磁疗

磁疗是以磁场作用于人体治疗疾病的方法。

［适应证］

磁疗法适用于软组织挫伤、外伤性血肿、臀部注射后硬结、颈椎病、腱鞘囊肿、风湿性关节炎、类风湿性关节炎、骨关节炎、肌纤维组织炎、耳廓浆液性软骨膜炎、颞颌关节综合征、前列腺炎、尿路结石、支气管炎、三叉神经痛、神经性头痛、高血压病、胆石症、婴幼儿腹泻、血管瘤、术后痛等。

［禁忌证］

如严重的心、肺、肝及血液疾病，体质极度衰弱，副作用明显者或孕妇的下腹部。

[护理要点]

(1)年老、体弱或幼儿患者，宜从小剂量开始；

(2)病程短，病变浅的用小剂量，对恶性肿瘤引起的剧烈疼痛用大剂量，对神经衰弱、高血压等机能性疾病用较小剂量；

(3)磁片不要相互碰击，不要加热，因为会使磁性分子排列紊乱，磁性互相抵消而使磁性消失；

(4)使用磁片前后要用75％酒精消毒；

(5)不同磁场强度的磁片要分类保管，否则磁场强度小的磁片易碎裂；

(6)皮肤溃破、出血的局部不宜直接贴敷，应隔有纱布再贴敷；

(7)治疗后如血压波动、头晕、恶心、嗜睡或严重失眠应停止治疗；

(8)白细胞较低的患者定期做白细胞检查；

(9)磁疗时不要戴机械手表，以免损坏手表。

 思考题

李某，65岁，三个月前车祸致双下肢瘫。自从受伤后，就一直卧床在家，身边只有他爱人照顾他。老王以前是坐办公室的，很少运动。现在医生告诉他必须学会生活自理，老王也希望自己可以做一些事情，例如翻身、转移、从床上坐起等，以减轻爱人的负担。

考虑一下，如果要达到老王的要求，他必须加强什么肌肉力量的训练，帮他设计几个可以在床上就能完成的活动。

第二节　作业治疗

一、概述

作业治疗是让病人参与不同的作业，参加一定的生产劳动，来治疗疾病的一种方法。本疗法又称劳动疗法，简称"工疗"。作业疗法不仅能促进人体身心健康，减轻或纠正病态状况，为将来重返生产岗位作准备，而且可以恢复与加强病人社会性活动的能力，学习一定的生产技能，帮助患者建立一个良好的社会环境，使病人感到生活丰富多彩，幸福愉快，从而增进健康，促进从疾病中康复。

二、目的

1. 增强肢体尤其是手的灵活性及协调性；

2. 增加功能活动的控制能力和耐力；

3. 调节患者心理状态；

4. 改善和提高患者日常生活和工作能力，提高生存质量，使其早日回归家庭，重返社会。

三、基本原则

1. 选择作业治疗的内容和方法需与治疗目标相一致；
2. 根据患者的功能状态选择适宜的作业活动；
3. 根据个人爱好、兴趣，因人而异的选择作业活动；
4. 根据患者所处的环境、因地制宜地选择作业活动；
5. 根据患者的身体状况选择作业活动的强度。

四、适应证与禁忌证

1. 适应证

(1)神经系统疾病：如脑卒中、脑外伤、脑瘫、脑炎、脑瘤术后所致的瘫痪，帕金森病、老年性痴呆、脊髓损伤、脊髓灰质炎后遗症以及各种原因引起的周围神经损伤；

(2)运动系统疾病：如四肢骨折、截瘫、各种关节炎、关节置换术后、手外伤、软组织损伤等所致的功能障碍患者；

(3)其他系统疾病及各种原因引起的功能障碍患者，如心肺系统疾病、糖尿病、烧伤、小儿精神发育迟缓、先天性畸形、学习障碍以及精神心理障碍性疾病等。

2. 禁忌证

作业治疗虽然应用广泛，但对于严重精神、意识障碍，且不能合作的患者，急、危重症及病情不稳定的患者，或需要绝对休息的患者，均属于作业治疗的禁忌证。

五、作业疗法的作用

1. 促进机体功能改善与恢复

通过作业训练，可增强肌力和增加耐力，改善异常的肌张力状态，维持正常的关节活动范围，防治关节及软组织挛缩与肌肉萎缩，保持各种运动的柔和性、协调性和灵巧性。

2. 促进残余功能最大限度地发挥

通过训练并安装假肢等，使残余功能最大限度地发挥。还可以预防肌肉萎缩、减轻或预防畸形的发生，提高对疼痛的耐受力，从而起到缓解疼痛的作用等。

3. 改善精神心理状态

在疾病不同阶段有不同的心理精神异常，通过有益身体健康的作业活动和提供情绪发泄的条件与场所，使患者在心理上得到调节和疏导，可减轻残疾者或患者的抑郁、恐惧、愤怒、依赖等异常心理和行为。

4. 提高日常生活活动能力

ADL训练可以使患者重新获得已失去的日常生活活动能力，帮助其建立新的活动技巧，掌握自助具的使用方法，使其在不依赖他人的情况下独立完成翻身、起坐、穿衣、进食、个人卫生、行走等活动，提高生活自理能力。

5. 促进工作能力的恢复

患者要恢复正常生活和工作能力，必须经过一段时间的调整和适应过程，作业疗法则是恢复他们这方面独立性的最好形式。

6．就业前功能评测

可帮助确定较合适的工种，增加就业机会。

六、基本内容

作业疗法主要是根据不同的个体，选择对其躯体、心理和社会功能起到一定帮助的适合患者个人的作业活动，并要求符合患者的兴趣，让患者自觉参加，同时为患者提供必要的帮助和指导。另外，还要考虑到患者的文化背景、生活和工作环境、条件等因素的影响，所以选择作业活动的内容极为广泛。一般常用的有如下几种：

(一)日常生活活动训练

这是作业疗法师的主要工作之一。因为任何患者在遭受意外或患病后，基本的日常生活活动常常是最迫切需要解决的，例如：个人卫生(洗脸、刷牙、梳头)、吃饭、穿脱衣服、如厕等，需要让患者通过学习获得独立完成的能力，如不能完全独立，也要尽可能通过参加这些活动，能够部分地独立完成。

(二)功能性的作业活动

功能性的作业活动又称运动性的作业活动，患者无论进行哪一种作业活动都必须完成相应的动作。例如：沙板磨可以通过工作条件的变化，扩大关节的活动范围，增加负荷，改变动作复杂性，使患者的肌力、关节活动度、协调性、体力、耐力及平衡能力等各方面得到提高，因此作业疗法师可以根据患者的不同情况将种种动作巧妙地贯穿到丰富多彩的活动中，对患者进行治疗。

(三)心理性的作业活动

是通过作业活动改善患者心理状态的一种疗法。例如：偏瘫患者患病后在不同时期表现出否认、不安、急躁、抑郁、悲观等各种复杂的心理状态。作业疗法师应该通过作业活动给患者以精神上的支持，减轻患者的不安与烦恼或给患者提供一个发泄不满情绪的条件，如利用木工、皮革工艺、编织等作业活动，使患者在活动中得以解脱。还要设法创造条件，与患者进行交流，这是一种特殊的心理治疗方法。

(四)辅助具配制和使用训练

辅助具是患者在进食、着装、如厕、写字、打电话等日常生活、娱乐和工作中为了充分地利用残存功能，弥补丧失的能力而研制的简单实用、帮助障碍者使之自理的器具。辅助具大部分是治疗师根据患者存在的问题予以设计并制作的简单器具，如防止菜、饭洒落的盘挡，改造的碗、筷、协助固定餐具的防滑垫、加粗改型的勺、叉，帮助手完成抓握动作的万能袖袋等。又如偏瘫患者常出现有规律性的功能障碍，治疗师设计比较成功的辅助具，有助于患者功能的恢复，提高其生活自理能力。

(五)假肢使用训练

假肢是为补偿、矫正或增强患者已缺失的、畸形的或功能减弱的身体部分或器官，使患者最大限度地恢复功能和独立生活的能力而制作的。上肢假肢常供肩关节离断、上臂、肘、前臂截肢者使用。前臂假肢由机械假手、腕关节结构、接受腔及固定牵引装置等构成。上臂假肢比前臂假肢多出一接受腔和一肘关节。肌电前臂假肢是利用患者残肢的肌电信号，加以放大后控制微型直流电动机以驱动假手各结构的一种新型假肢。装配上肢假肢后需要利用假肢进行功能活动的训练，这个工作由作业疗法师来完成。患者需要反复训练，以达到熟练使用假肢的目的。

(六)职业前训练活动

职业前训练活动包括职业前评价和职业前训练两部分。当患者可以回归社会，重返工作岗位之前，必须进行身体和精神方面的能力测定、评价。如果在哪个方面仍有困难，就要通过实际工作训练提高患者适应社会的能力，为其复职创造条件。职业前评价不仅仅是工作质量、数量、工作效率的评价，而且要对工作的计划性、出勤、对上级和同志的态度等人际关系问题进行全面评价和训练。

(七)娱乐活动

各种娱乐活动不仅有助于身体功能的改善，更重要的是可以帮助患者克服消极情绪，增加患者之间的交流。

七、作业疗法处方

作业疗法处方是根据患者的年龄、性别、职业、个人爱好、生活环境、身体状况及残疾程度的评定结果，拟定的作业治疗的计划或阶段性实施的方案。作业治疗处方包括作业治疗的项目、目的、方法、强度、持续时间、频率及注意事项等内容。

(一)治疗目标与项目

根据患者的年龄、性别、诊断、职业、身心功能评定结果、个人专长、兴趣及生活条件，明确作业疗法的目标，选择作业疗法的项目和重要训练点。如增强上肢肌力，扩大关节活动范围、改善手的精细功能等。

(二)治疗剂量

作业的强度受很多因素影响，如作业时患者的体力和脑力状况、体位和姿势、作业的材料和用具、技巧、是否加用辅助用具等。制定处方时必须详细具体，并在疗程中根据患者的适应性与治疗反应及时给予调整。强度的安排与调整必须遵循循序渐进的原则。作业治疗量的选择可参照表4-1的相近代谢当量(METS)值。

表4-1 作业活动相近代谢当量(METS)值

MET 值	作业活动项目
1.5～2	桌上工作、电动打字、操作计算机、缝纫、玩扑克等
2～3	手动打字、修理收录机电视机、轻木工作业、推盘游戏
3～4	装配机械、推独轮车、焊接、清洁玻璃窗、打羽毛球
4～5	油漆、石工、木工、打乒乓球、跳舞、跳健美操
5～6	园艺挖掘、清地铲土、溪流钓鱼、溜冰或溜旱冰
6～7	劈木头、用手剪草、打网球、羽毛球竞赛
7～8	锯硬木、打篮球

(三)治疗时间和频度

根据患者的具体情况和循序渐进的原则进行安排,一般每次 20～40 分钟,每日一次。出现疲劳或不适等不良反应时应缩短时间,减少频度。

(四)作业疗法的分析和治疗方法的选择

1. 作业活动的分析

在选择作业活动之前,首先要对作业活动的性质、特点、治疗作用等进行详细的分析,明确所选择的活动对病人的治疗作用。

(1)作业性质分析

分析作业是脑力的,还是体力的,是否与病人的病情相适应。

(2)技能成分分析

①运动方面:运动的协调性和柔韧性、耐力等;

②感觉方面:视觉、听觉、触觉、本体感觉等;

③认知方面:定向力、记忆力、注意力、表达力、理解力、判断力、计算力等;

④心理方面:独立自主精神、顺应精神、积极性、现实感、自制力、自尊心等;

⑤社会交往方面:集体精神、合作共事精神等。

(3)患者的功能状况分析

①患者的姿势与体位;

②关节运动方向和活动范围;

③肌肉收缩的方式;

④抵抗负荷能力;

⑤协调性和平衡能力;

⑥能否独立完成或需借助器具才能完成。

2. 作业方法选择

根据不同个体,选择对躯体、心理和社会功能起一定治疗作用的内容,各种作业内容在一定范围内允许自己挑选,自觉参加。原则是从小量到大量,循序渐进,不致疲劳。

(1)按运动功能训练的需要选择

①肩肘屈伸功能训练:选择木工(砂磨、刨木、拉锯、打锤)、在台面上推动滚筒、推磨砂板、擦拭桌面、篮球运动等;

②腕指关节功能训练:选择油彩、绘画、和泥、和面、打乒乓球等;

③手指精细活动功能训练:选择编织、泥塑、捡拾珠子或豆子、打结、拼图、刺绣、弹琴、书法、打字等;

④髋膝屈伸训练:选择踏自行车、上下楼梯等;

⑤足踝活动训练:选择脚踏缝纫机、脚踏风琴、踏自行车等;

⑥增强肌力作业训练:选择拉锯、刨木、捏饺子、木刻、踏功率自行车等。

(2)按心理及精神状况调整的需要选择

①为转移注意力,选择下棋、玩牌、游戏、社交等趣味性活动;

②为镇静、减少烦躁，选择绘画、刺绣、编织等简单、重复性强的作业；

③为提高自信心，选择书法、雕塑、制陶等艺术性作业及手工艺作业；

④为宣泄过激情绪，选择锤打作业及重体力劳动等作业；

⑤为减轻罪责感，选择清洁、保养、打结等简单手工劳动。

(3)按社会生活技能和素质训练的需要选择

①培养集体生活习惯和合群性，选择歌咏比赛、文艺晚会等集体性活动；

②培养时间观念、计划性和责任感，选择计件作业、计划工作等。

(五)注意事项

在选择作业活动时，要因地制宜，因人而异。

1. 患有心脏、呼吸疾病的患者，选择作业治疗时应充分考虑病员的能量消耗以防意外。要考虑作业治疗强度，否则就有可能导致疲劳、病情恶化、进而丧失作业治疗的安全性。

2. 有共济失调，感觉缺失以及空间定位感缺乏的病人在处理灼热或锐利物体时易发生危险。

3. 作业治疗师应考虑的问题，该项活动的具体做法、活动的基本要点、全部过程所需要的工具、设备、材料、如何指导才能使患者理解活动的目的意义和操作方法、是否有更合适的活动、为什么选择这项活动、何地进行活动、何时进行训练等。

 思考题

患者，男性，61岁，退休干部，患有严重的抑郁症，有"高血压病"史十余年，无其他基础疾病。患者退休后多待在家中，很少与外人说话，从不参与社会活动。

问题：请为该患者制订适合的作业治疗方案。

第三节　言语治疗

一、概述

言语疗法(speech therapy，ST)是对有言语障碍的病人进行言语训练来改善其言语功能，提高交流能力。若经系统的言语治疗，效果仍不理想者，可用非言语交流方式训练，或借助替代言语交流的方法来达到交流的目的。

(一)适应证

从理论上讲，凡是有言语障碍的患者都可以接受言语治疗，但由于言语训练需要训练者(言语治疗师)与被训练者之间的双向交流，因此，对伴有意识障碍、情感障碍、行为障碍、智力障碍或有精神病的患者，以及无训练动机或拒绝接受治疗的患者，言语训练难以进行或难以达到预期的效果。

（二）言语治疗原则

1. 早期开始

言语治疗开始得越早，效果越好。

2. 及时评定

言语治疗前应对患者进行全面的言语功能评估，了解言语障碍的类型及其程度，使制订出的治疗方案具有针对性。

3. 循序渐进

言语训练过程应该遵循循序渐进的原则，由简单到复杂。

4. 及时给予反馈

根据患者对治疗的反应，及时给予反馈，强化正确的反应，纠正错误的反应。

5. 患者主动参与

言语治疗的本身是一种交流过程，需要患者的主动参与。

（三）治疗环境

1. 环境要求

尽可能安静，避免噪声，以免干扰患者的情绪，分散注意力，加重自我紧张；安排舒适稳定的座椅及高度适当的桌子；室内照明、温度、通风等要适宜。

2. 器材和仪器

包括录音机、录音带，呼吸训练器；镜子、秒表，压舌板和喉镜；单词卡、图卡、短语和短文卡；动作画卡和情景画卡；各种评估表和评估用盒；常用物品（与文字配套的实物）。

3. 训练前准备

开始训练前应有充分时间安排训练计划和整理训练用具（如纸、笔、卡片等），应尽量减少患者视野范围的不必要物品。

（四）治疗形式

1."一对一"训练

即一名治疗师对一名患者的训练方式。其优点是患者容易集中注意力，保持情绪稳定，刺激条件容易控制，训练课题针对性强，并可及时调整。

2. 自主训练

患者经过一对一训练之后，充分理解了语言训练的方法和要求，具备了独立练习的基础；这时治疗师可将部分需要反复练习的内容让患者进行自主训练。

3. 小组训练

又称集体训练。目的是逐步接近日常交流的真实情景，通过相互接触，减少孤独感，学会将个人训练成果，在实际中有效地应用。治疗师可根据患者的不同情况编成小组，开展多项活动。

4. 家庭训练

应将制订的治疗计划、评价方法介绍和示范给家属，并可通过观摩、阅读指导手册等方法教会家属训练技术，再逐步过渡到回家进行训练。应定期检查和评价并调整训练课题及告知注意事项。

二、失语症的康复

失语症是由于脑部损伤使原来已经获得的语言能力受到损伤或丧失的一种语言障碍综合征。表现为语言的表达和理解能力障碍，患者意识清楚，无精神障碍，能听见声音但不能辨别和理解；无感觉缺失和发音肌肉瘫痪，但却不能清楚地说话或者说出的话语不能表达意思，使人难以理解。

(一)治疗目标及时机

1. 治疗目标

(1)轻度失语：其治疗目标是改善言语和心理障碍，以适应职业的需要；

(2)中度失语：其治疗目标是发挥残存能力及改善功能，以适应日常交流需要；

(3)重度失语：治疗目标是尽可能发挥残存能力，以减轻家庭负担。

2. 治疗时机

语言训练开始的时间应是患者意识清楚，病情稳定，能够耐受集中训练大约30分钟。训练前应对患者进行语言评估。尽管发病3~6个月是失语症恢复的高峰期，但对发病2~3年后的患者经过训练也会有不同程度的改善。

(二)治疗方法

1. 口形训练

(1)让患者照镜子检查自己的口腔动作是不是与语言治疗师做的口腔动作一样；

(2)令患者模仿治疗师发音，包括汉语拼音的声母、韵母和四声；

(3)语言治疗师画出口形图，向患者说明舌、唇、齿的位置以及气流的方向和大小。

2. 听力训练

(1)单词的认知和辨别：每次出示一定数量的实物、图片或词卡，治疗师说出一个物品名称后，令患者指出相应的物品图片，语言治疗师说出某词，让患者指认。

(2)语句理解：治疗师每次出示5个常用物品图片，说出其中一个物品的功能(例如"你用什么喝水?")，让患者听后将其指出，也可用情景画进行对话。

3. 口语表达训练

包括单词、句子和短文练习

(1)单词练习：从最简单的日常用词开始，让患者自动地、机械地从嘴里发出声音，如"汽车"。

(2)复述单词：先进行听觉训练，图片与对应文字卡片相配，如"汽车来了"。

(3)复述句子、短文：用以上练习中所用的单词，同其他词汇组合成简单的句子或短文，反复练习。

(4)实用化练习：出示一定数量的实物、图片，发出指令，要求患者完成简单的动作，如"把书放进书包里"。

4. 阅读理解及朗读训练

单词的认知包括视觉认知和听觉认知。

（1）视觉认知：同时摆出 3 张画片，将相对应文字卡片让患者看过后进行组合练习。

（2）听觉认知：将单词的文字卡片每 3 张一组摆出，患者听治疗师读一个词后指出相应的字卡。

（3）朗读单词：出示每张单词卡，反复读给患者听，然后鼓励患者一起朗读，最后让其自己朗读。

（4）句子、短文的理解和朗读：用句子或短文的卡片，让患者指出情景画与相应事物。用"是""不是"回答提问的卡片。

（5）朗读篇章：从报纸的记事、小说、故事中选出患者感兴趣的内容，同声朗读，每日坚持。

5．书写训练

（1）抄写阶段：让患者抄写和听写单词；

（2）随意书写阶段：让患者看动作图片，写叙述短句；

（3）自发书写阶段：采用记日记和给朋友写信的形式。

（三）实用交流能力的训练

1．训练原则

以日常活动的内容为训练课题，选用现实生活中的训练素材（如食物、照片、新闻报道等），通过多种方式（除了口语之外，还可以利用书面语、手势语、图画等），提高综合交流的能力。

2．训练方法

在训练中利用接近于实用交流的对话结构，在治疗师与患者之间交互传递信息，促使患者调动自己潜在的交流能力，以获取实用化的交流技能。

（四）非语言交流方式的利用和训练

1．手势语：在交流活动中，手势语不单是指手的动作，还包括头及四肢的动作，例如，用点头、摇头表示是或不是。

2．画图：对严重言语障碍但具有一定绘画能力的患者，可以利用画图来进行交流。

3．交流板或交流手册：适应于口语及书写交流都很困难，但有一定的认识文字和图画能力的患者。

4．电脑交流装置：包括按发音器，电脑说话器、环境控制系统等。

（五）训练注意事项

1．时间安排：每日的训练时间应根据患者的具体情况决定，患者状况差时应缩短训练时间，状况较好时可适当延长。最初的训练时间应限制在 30 分钟以内。超过 30 分钟可安排为上下午各 1 次。短时间、多频率训练比长时间、少频率的训练效果要好。

2．避免疲劳：要密切观察患者的行为变化，一旦有疲倦迹象应及时调整时间和变换训练项目或缩短训练。

3．训练目标要适当：每次训练开始时从对患者容易的课题入手，并每天训练结束前让患者完成若干估计能正确反应的内容，令其获得成功感从而激励进一步坚持训练。

三、构音障碍的康复

构音障碍是指由于发音器官神经肌肉的器质性病变而引起发音器官的肌肉无力、肌张力异常以及运动不协调等，产生发音、发声、共鸣、韵律等言语运动控制障碍。

患者通常听力正常并能正确地选择词汇以及按语法排列词句，但不能很好地控制重音、音量和音调。

(一)发音训练

1. 发音启动训练

深呼气，用嘴哈气，然后发"a"，或做发摩擦音口形，然后做发元音口形如"s…u"。当喉紧张声音沙哑时，可做局部按摩和放松动作，在颏舌肌和下颌舌骨肌处进行按摩或振动按摩。也可让患者做打哈欠动作，因为打哈欠时可以完全打开声门，停止声带的内收。

2. 持续发音训练

当患者能够正确启动发音后可进行持续发音训练。一口气尽可能长时间地发元音，用秒表记录持续发音时间，最好能够达到15～20秒。由一口气发单元音逐步过渡到发2～3个元音。

3. 音量控制训练

指导患者持续发"m"音，"m"音与元音"a，i，u"等一起发，逐渐缩短"m"音，延长元音；或让患者音量尽量大，也可以由小到大，再由大到小交替改变音量。

4. 音高控制训练

许多构音障碍患者表现为语音单调或者高音异常，如过高、过低或过短。因此，有必要扩大音高范围，帮助患者找到最适音高，在该水平稳固发音。

5. 鼻音控制训练

鼻音过重是指发音时鼻腔共鸣的量过多，这些常见特征通常由软腭、腭咽肌无力或不协调造成。

(二)口面与发音器官训练

1. 唇运动

(1)双唇闭合、尽量向前撅起(发"u"音位置)。

(2)双唇角外展，然后尽量向后收拢(发"i"音位置)。

(3)一侧嘴角提起，维持该动作3秒，然后放松。健侧与患侧交替运动。

(4)双唇闭紧，夹住压舌板，增加唇闭合力量。治疗师向外拉压舌板，患者闭唇，防止压舌板被拉出。

(5)鼓腮数秒，然后突然(排气)用嘴呼气。这有助于发爆破音，患者也可在鼓腮时用手指挤压双颊。

2. 舌的运动

(1)舌尖尽量向外伸出，然后缩回并向上向后卷起，治疗师可将压舌板置于患者唇前，由患者伸舌触压舌板或用压舌板抵抗舌的伸出，以加强舌的伸出力量。

（2）舌尖向外伸出并上翘，重复5次后休息。练习时可用手扶住下颌以防止下颌抬高过多。当舌的运动力量增强时，可用压舌板协助和抵抗舌尖的上翘运动。

（3）舌面抬高至硬腭，舌尖紧贴下齿，舌面抬起。

（4）舌尖伸出由一侧口角向另一侧口角移动。可用压舌板协助和抵抗舌的一侧运动或增加两侧移动的速度。

（5）舌尖沿上下齿龈做环形"清扫"动作。

3．软腭抬高

构音障碍常由于软腭运动无力或软腭的运动不协调造成共鸣异常和鼻音过重。为了提高软腭的运动能力，可以采取以下方法。

（1）用力叹气可促进软腭抬高。

（2）发"a"音，每次发音之后休息3～5秒；重复发爆破音与开元音"pa、ta"。

（3）用冰块快速擦软腭，数秒后休息，可增加肌张力，刺激后立即发元音。

（4）发元音时将镜子，手指或纸巾放在鼻孔下观察是否有漏气。

4．交替运动

主要是唇舌的运动，是早期发音训练的主要部分。开始时不发音，只做发音动作，以后再练习发音。方法如下：

（1）颌的交替运动是做张嘴闭嘴动作。

（2）唇的交替运动需唇前撅，然后缩回。

（3）舌的交替运动如伸出缩回，舌尖于口腔内抬高降低，舌由一侧嘴角向另一侧移动。

（4）尽可能快速和准确地重复上述动作，以提高运动的灵活性和协调性。

（三）语音训练

大部分构音障碍患者表现发音不清，在评价时有些患者能够正确读字、词，但在对话时发音不正确，应把重点放在单音节训练上，然后再逐渐过渡到练习字、词、词组、语句朗读。对前一类患者要求他们在朗读和对话时减慢说话速度，使他们有足够的时间完成每个音的发音动作。可让患者朗读散文、诗歌等，有助于控制言语速度。

为了控制对话时言语速度，可与患者进行简短问答练习。所问的问题应能使患者做出简短的、可控制速度的回答，同时注意发音的准确。当患者发单音困难时，治疗师首先应考虑患者是否已进行足够的发音器官训练和交替运动训练，只有当舌、唇、颌以及软腭的运动范围、运动力量、运动速度、协调性和准确性的训练已完成，才能进行发音训练。

（四）语言节奏训练

语言的节奏是由音色、音量、音高、音长四个要素构成的，其中任何一个要素在一定时间内有规律地交替出现就可形成节奏。由音色造成的节奏主要表现在押韵上，由音量造成的节奏，主要表现在重音上，由音高造成的节奏主要表现在平仄和语调上，由音长造成的节奏，主要表现在速度和停顿上。

1. 重音节奏训练

(1)呼吸控制：可使重音和轻音显示出差异，从而产生语言的节奏特征。因此，进行呼吸训练不但有助于发音，而且为语音的节奏和重音的控制奠定了基础。

(2)诗歌朗读：为了促进节奏的控制，可以让患者朗读诗歌。诗歌有很强的节奏感，治疗师用手或笔敲打节奏点，可以帮助患者控制节奏。

(3)利用生物反馈技术：把声音信号变为视觉信号，可以加强患者对自己语言的调节。

2. 语调训练

语调不仅是声带振动的神经生理变化，而且是说话者表达情绪和感情的方式。疑问句、命令句，或者表示愤怒、紧张、警告、号召的语句需要使用升调。表示惊讶、厌恶、迟疑情绪时使用曲折调，一般陈述句使用平稳的平直调。练习简单陈述句、命令句的语调，这些语句要求在句尾用降调。练习疑问句，要求句尾用升调。

(五)非言语交流方法的训练

语言治疗师可根据每个患者的具体情况和未来交流的实际需要，选择性的制定一些替代言语交流的方法并予以训练。目前国内常用且简单易行的有图画板、词板、句子板等。

训练患者使用替代言语交流的方法，这只能解决重度构音障碍患者的基本交流需求。近年来，有人采用计算机辅助交流系统来，帮助重度构音障碍的患者改善言语交流障碍，取得了良好的效果。

四、吞咽障碍的康复

由于多种原因导致食物不能经口腔进入到胃中的情况称为吞咽障碍(dysphagia)。表现为液体或固体食物在口腔、吞咽过程中发生障碍，或在吞咽时发生呛咳、哽噎。

(一)治疗目的

吞咽障碍的治疗目的是恢复或提高患者的吞咽功能，改善营养状况，减轻心理负担，减少食物误咽误吸的机会，增加进食的安全。

(二)治疗方法

1. 心理疏导

做好心理护理是训练成功的基础和保证。由于吞咽障碍者可能语言不清，表达能力差，容易出现烦躁、易怒和情绪抑郁，有的甚至拒食。因此，在进行饮食训练的同时，针对不同患者的性格特点、文化程度和社会阅历等进行有的放矢的心理疏导，使患者理解吞咽机理，掌握训练方法，自信、积极、主动配合训练。

2. 基础训练

包括感官刺激和面部肌肉训练。

(1)感官刺激

①触觉刺激；

②咽部冷刺激与空吞咽；

③味觉刺激。

（2）口、颜面功能训练：包括唇、舌、颌肌肉训练，屏气—发声运动训练等。

3. 摄食训练

经过基础训练之后，逐渐进入摄食训练。首先选择适合进食的体位，一般选择半坐位或坐位，配合头部运动进行进食，严禁在水平仰卧位及侧卧位下进食。食物的形状应根据吞咽障碍的程度及阶段，本着先易后难的原则来选择，容易吞咽的食物特征为密度均匀，有适当的黏性，不易松散且爽滑，咽下后经过食管时容易变形、不易残留在黏膜上。

要培养良好的进食习惯，最好定时、定量，能坐起来就不要躺着，能在餐桌上就不要在床边进食。

（三）注意事项

1. 下列疾病不适宜进行吞咽训练

运动神经元病、中度至严重老年痴呆症、严重弱智、脑外伤后有严重行为问题或神志错乱者。在以下情况下，病人暂时也不能进食。如昏迷状态或意识尚未清醒对外界的刺激迟钝。认知严重障碍、吞咽反射消失或明显减弱、处理口水的能力低，不断流涎，口部功能严重受损。

2. 治疗与代偿有机结合

吞咽障碍的治疗涉及多学科多专业的通力合作，除积极治疗原发病外，应提倡综合训练，包括肌力训练、指导排痰，上肢进食功能训练、食物的调配、餐具的选择、辅助工具的选择与使用、进食前后口腔卫生的保持、助手与家人照顾监护方法等，凡与摄食有关的细节都应考虑在内。

 思考题

1. 试述言语治疗的形式和原则。
2. 试述失语症治疗的原则。

第四节　康复工程

康复工程是一门为残疾者康复服务的工程技术科学，是生物医学工程的一个分支。其工作内容包括设计、制造和使用各种各样的器具和仪器，用以恢复和代替人体功能，主要是运动和感觉系统的功能。康复工程技术可用于假肢、矫形器、语言交流、视听、居住及工作环境的调节控制，操纵车辆以及学习和职业劳动等领域。

一、矫形器

1. 基本功能

（1）稳定与支持：通过限制肢体或躯干的异常运动来保持关节的稳定性，恢复承重或运动能力。

（2）固定与矫正：对已出现畸形的肢体或躯干，通过固定病变部位来矫正畸形或防止畸形加重。

（3）保护与免负荷：通过固定病变的肢体或关节，限制其异常活动，保持肢体、关节的正常对线关系，对下肢承重关节可以减轻或免除长轴承重。

（4）代偿与助动：通过某些装置如橡皮筋、弹簧等来提供动力或储能，代偿已经失去的肌肉功能，或对肌力较弱部分给予一定的助力来辅助肢体活动或使瘫痪的肢体产生运动。

2. 分类

根据安装部位分为上肢矫形器、下肢矫形器和脊柱矫形器三大类。

上肢矫形器包括：肩肘腕手矫形器、肘腕手矫形器、腕手矫形器、手矫形器。

下肢矫形器包括：髋膝踝足矫形器、膝矫形器、膝踝足矫形器、踝足矫形器、足矫形器、脊柱矫形器、颈矫形器、胸腰骶矫形器、腰骶矫形器。

（1）上肢矫形器：根据功能分为固定性（静止性）和功能性（可动性）两大类。前者没有运动装置，用于固定、支持、制动。后者有运动装置，可允许肢体活动或控制、帮助肢体运动。

（2）下肢矫形器：主要作用是支撑体重，辅助或替代肢体功能，限制下肢关节不必要的活动，保持下肢稳定，改善站立和步行时姿态，预防和矫正畸形。

（3）脊柱矫形器：主要用于固定和保护脊柱，矫正脊柱的异常力学关系，减轻躯干的局部疼痛，保护病变部位免受进一步的损伤，支持麻痹的肌肉，预防、矫正畸形。

3. 使用程序

（1）检查及诊断：包括患者的一般情况、病史、体格检查，拟制作或穿戴矫形器部位的关节活动范围和肌力情况，是否使用过矫形器及其使用情况。

（2）矫形器处方：注明目的、要求、品种、材料、固定范围、体位、作用力的分布、使用时间等。

（3）装配前治疗：主要是增强肌力，改善关节活动范围，提高协调能力，为使用矫形器创造条件。

（4）矫形器制作：包括设计、测量、绘图、取模、制造、装配程序。

（5）训练和使用：矫形器正式使用前，要进行试穿（初检），了解矫形器是否达到处方要求，舒适性及对线是否正确，动力装置是否可靠，并进行相应的调整。然后，教会患者如何穿脱矫形器，如何穿上矫形器进行一些功能活动。训练后，再检查矫形器的装配是否符合生物力学原理，是否达到预期的目的和效果，了解患者使用矫形器后的感觉和反应，这一过程称为终检。终检合格后方可交付患者正式使用。对需长期使用矫形器的患者，应每3个月或半年回访一次，以了解矫形器的使用效果及病情变化，必要时进行修改和调整。

二、助行器

辅助人体支撑体重、保持平衡和行走的器具称为助行器。临床常用的可分为杖类助行器、助行架。

1. 作用

(1)保持身体平衡;

(2)支持体重;

(3)增加肌力;

(4)辅助行走。

2. 选用原则

(1)明确应用助行器的目的;

(2)全面了解患者情况;

(3)应对患者平衡能力等进行全面评估;

(4)符合患者所处环境要求;

(5)患者须具有一定的认知能力;

(6)考虑患者个人生活方式及个人爱好。

(一)杖类助行器

1. 手杖

适用于偏瘫、下肢肌力减退(脊髓灰质炎或下肢神经损伤)、平衡障碍(颅脑外伤或多发性硬化)、下肢骨与关节病变(骨性关节炎、下肢骨折、骨质疏松或半月板切除)、老年人、单侧下肢截肢或佩戴假肢、偏盲或全盲等。

腋杖适用于以下情形。

(1)单侧下肢无力而不能部分或完全负重的情况,如小儿麻痹后遗症、胫腓骨骨折,或骨折后因骨不连而植骨后。

(2)双下肢功能不全、不能用左、右腿交替迈步的情况,如截瘫、双髋用石膏固定或用其他方法制动时。

2. 肘杖

适用于:

(1)双侧下肢无力或不协调,如脊髓损伤、小儿麻痹、某些脊柱裂;

(2)单侧下肢无力且不允许该侧肢体负重时,如踝骨折或半月板切除的早期;

(3)累及全身的双侧严重无力或不协调,或双上肢无使用手杖的足够力量的情况,如进行性肌营养不良或颅外伤后。

(二)助行架

分为:标准型助行架、轮式助行架、助行椅、助行台。

适应证:

1. 单侧下肢无力或截肢,需要比单臂操作助行器更大支持,如老年性骨关节炎或股骨骨折愈合后。

2. 全身或双下肢肌力降低或协调性差,需要独立、稳定站立者,如多发性硬化症或帕金森病。

3. 需要广泛支持,以帮助活动和建立自信心,如用于长期卧床或患病的老年人。

(三)操作方法

1. 检查助行器装置是否完好,轮式助行器固定轮子。操作者提起助行器放在患者正前方，协助患者坐于床边，双足着地，躯干前倾，患者迈步向前，双足落助行器后腿连线水平位置，迈另一条腿，使患者站稳，协助患者双上肢落于助行器扶手上，嘱患者慢慢将重心平稳落至助行器上。协助患者调整助行器位置及高度步行锻炼时，操作者随时陪伴左右。

2．护理要点

(1)迈步时不要过于靠近助行器，否则会有向后跌倒的危险。

(2)步行时不要把助行器放得离患者太远，否则会扰乱平衡，使助行器的底部不能牢固地放在地面负重。

(3)使用轮式助行架时要求路面要平整，上下坡时能灵活运用车闸以保安全。

(4)上、下肢衰弱、不协调或上、下肢均受累而不能通过腕、手负重的患者不宜使用助行器。

三、轮椅

1．轮椅基本结构

轮椅架、轮、制动装置、坐垫和靠背。

2．常用轮椅

(1)普通式轮椅

适用于下肢残疾、偏瘫、胸以下截瘫者及行动不便的老年人。

(2)高靠背可躺式轮椅

适用于高位截瘫者及年老体弱多病者。

(3)座厕轮椅

供不能自行如厕的肢残人和老年人使用。

(4)运动轮椅

供残疾人进行体育活动时使用，分球类和竞速两类。

(5)电动轮椅车

供高位截瘫或偏瘫等但有单手控制能力的人使用。

(6)机动轮椅车(残疾人三轮摩托车)

适用于上肢具有操作能力的肢残者进行中远距离的行驶。

(7)手摇三轮车

适用于下肢截肢者、偏瘫患者及老年人使用(上臂肌力较好)。

(8)单侧推杆轮椅

适合偏瘫病人使用。

3．使用轮椅的目的

(1)改善呼吸，增大肺活量；

(2)有利于增强吞咽反射；

(3)改进信息传递能力；

(4)扩大视野；

(5)改善膀胱控制；

（6）有效预防褥疮；

（7）循环功能的重建；

（8）增强平衡能力；

（9）增强双上肢的功能，增加生活治疗。

4. 轮椅的选择

主要考虑轮椅的尺寸大小，特别是座位宽窄、深浅与靠背的高度以及脚踏板到坐垫的距离是否合适，此外，还要考虑患者的安全性、操作能力、轮椅的重量、使用地点、外观问题。

5. 轮椅的使用及护理要点

无论何时，当患者在轮椅上进行活动或上下轮椅时，必须掌握操纵刹车（制动器）、卸除扶手和搁脚板、在轮椅上将臀部提向前方等基本动作，并能在轮椅上进行地上拾物，将双手移向搁脚板以拴紧足趾护带。患者及家属要学会在平地上推动轮椅，在斜坡上推动轮椅、上下台阶等技术。

6. 具体方法及操作要点

（1）自行使用

①平地上推动轮椅

在平地上推动轮椅时，臀部坐稳，身躯保持平衡，头仰起，向前。双臂向后，肘关节稍屈，手抓轮环后部，双臂向前，伸肘。此时身体略向前倾，多次重复，由于上身产生的前冲力使手臂力量增强。

②轮椅在平地上倒退

双臂在轮把之间绕过椅背伸肘置双手于手动圈上，倾身向后，压低双肩，使手臂能用足够力气将车轮向后推动，对于不能将轮椅推上斜坡者，亦可运用这一方法使轮椅倒上斜坡，偏瘫患者患肢与健侧协调运动推动轮椅行进。

③在斜坡上推动轮椅

上坡：身体前倾，双手分别置于手动圈顶部之后，腕关节背伸，肩关节屈曲并内收向前推动车轮，通过转换车轮方向使之与斜坡相交还能使轮椅在斜坡上立足。

下坡：伸展头部和肩部，并应用手制动，可将双手置于车轮前方或在维持腕关节背伸时将一掌骨顶在手动圈下方进行制动。

④转换轮椅方向

以转向左侧为例：左手置于手动圈后方，左臂略向外侧旋转，从而将身体重量通过左手传递至车轮内侧，以左手将右侧车轮向后转动，同时右手在正常姿势下将右侧车轮转向前方。

（2）辅助者使用

①前进或后退

四轮着地法：轮椅保持水平或四轮着地。

二轮着地法：方向轮是空，大轮着地，轮椅后倾推或拉。

②上台阶

二轮着地法向后拖上台阶；手柄向后下方拉，脚踩后倾杆，方向轮上台阶，提手向前上方，顺势将大轮滚上台阶，推进。

③上下楼梯

一人式：二轮着地法，向后拖，逐级而上。下楼梯反之；

两人式：同一人式，另一人置轮椅前方协助；

四人式：同一人式，轮椅前后方各两人，协调一致。

四、假肢

(一)依部位分类

1. 上肢假肢

肩离断假肢：指截肢部位达到部分肩胛骨者使用的假肢，较常见于电击伤患者，算是很重的伤残。

上臂假肢：指截肢部位达到肘关节以上者使用的假肢。

肘离断假肢：指截肢部位在整个前臂缺失的患者使用的假肢。

前臂假肢：指截肢部位至肘关节以下者使用的假肢。

腕离断假肢：指截肢部位位于腕关节处，整个手掌缺失的患者使用的假肢。

手部假肢：可能是单指，也可能是多指或者部分掌缺失的患者使用的假肢。

2. 下肢假肢

髋离断假肢：适合髋离断截肢术或者大腿极短残肢的患者使用。

大腿假肢：大腿部位截肢且残肢长度合适的患者使用。

膝离断假肢：用于膝关节离断术截肢或者大腿超长残肢或小腿极短残肢使用。

小腿假肢：用于小腿部位截肢并残肢长度合适的患者使用。

足部补缺假肢：用于足部部分或全部缺失的患者使用。

(二)依功能分类

1. 功能假肢

无机关功能性假肢：像虎克船长的钩子，功能就很单纯，许多上肢假肢利用一些模组化套件，在不同状况下换装不同假肢。

有机关功能性假肢：例如大多数下肢假肢都会装有关节及相应的运动辅助装置(液压、气压、弹簧)，甚至有电子动力回馈系统等，上肢假肢则有不同控制源(肌电、索控)的各类功能性假肢。

2. 美容假肢

纯粹为了美观而制作，例如美容假手，对于截肢者建立自信自尊相当有帮助。

 ## 思考题

患者，女，70岁，因外伤致右下肢缺失，既往体健，现双侧肌力、肌张力正常，座位平衡良好，日常生活可自理。

问题：该患者应选择何种康复器具，医务人员应如何指导患者使用？

第五节　心理康复

一、概述

运用系统的心理学理论与方法，研究残疾人的心理和社会问题，从生物—心理—社会的医学模式出发，对残疾人的心理障碍进行诊断、评估、咨询与治疗，以提高残疾患者的心理健康的水平。

二、残疾对心理健康的影响

残疾对心理健康的影响

1. 情绪的影响：最明显的是情绪障碍。

2. 认知活动的影响：

否认、偏见和偏信、依赖、固执、宿命观。

3. 人格的影响

4. 社会因素的影响

——社会对残疾人的态度

——家庭态度

——社会支持系统

——建立心理康复系统

——建立有关人员(同事或家属等)协助支持系统

——建立专家协助支持机制

——建立社区辅助支持系统

——建立个体心理调节机制

三、心理康复

1. 心理治疗的原则

——具有高尚的道德和真挚的同情心

——敏锐的观察力

——接纳性原则

——支持性原则

——保证性原则

——综合治疗的原则

2. 心理治疗目标

——解除病人的症状

——提供心理支持

——重塑人格

3. 常用的心理治疗方法

(1)支持疗法

支持疗法是一般性心理治疗，其主要特点是：

运用与患者之间的良好关系；关心和支持求治者，使其发挥自己的潜力，面对现实处理问题，以度过心理上的危机，避免精神崩溃；支持求治者应付情感上的困难或心理问题。

(2)行为治疗

是指"以行为学习理论为指导，按一定的治疗程序，来消除或纠正人的不良行为的一种心理治疗方法"。行为治疗的理论主要有三个方面：经典条件反射理论、操作性条件反射理论、社会学习理论。

4. 心理康复中常用的行为治疗技术

(1)系统脱敏疗法

①放松训练；

②建立恐怖或焦虑的等级层次；

③在放松的情况下，按某一恐怖或焦虑的等级层次进行脱敏治疗。

强化疗法又称操作条件疗法。治疗技术有：行为塑造、正强化、负强化、代币强化、内隐强化等技术。

(2)认知治疗

认知疗法常用的治疗技术有：

①改变求治者的现实评价

接受疾病的事实，要看到功能障碍可以通过训练而改善使器官重新处于新的动态平衡，更好地执行各种康复措施，积极克服困难，争取达到最佳康复效果。

②治疗抑郁的认知技术

a. 每日活动计划表；

b. M(mastery)和 P(pleasure)治疗；

c. 认知重评；

d. 转换治疗；

e. 角色扮演。

(3)合理情绪疗法(又称认知行为疗法)

ABC 理论：

—A(activating events)是指诱发性事件；

—B(beliefs)是指个体在遇到诱发事件之后相应而生的信念，即他对这一事件的看法、解释和评价；

—C(consequence)，是指特定情景下，个体的情绪及行为的结果。

 思考题

试述心理康复常用的康复方法有哪些。

第六节　文娱疗法

文娱疗法是应用文娱方式帮助患者得到满意康复效果的一种治疗方法。它通过参与较正常的文化娱乐和闲暇活动，帮助他们体现出身体和精神上的完满状态以及良好的社会适应能力，同时提供给他们提高生活质量和享受、实现个人社会价值的机会，让他们更完美地重返家庭和社会。

一、分类

喜剧疗法、音乐疗法、观鱼疗法、集邮疗法、书法疗法、吟诗疗法、呼喊疗法、笔耕疗法、风筝疗法、抚琴疗法、舞蹈疗法、笑话疗法、赏花疗法、动物疗法、幽默疗法、电视疗法、美学疗法、吹笛疗法、赏画疗法、看球疗法、钓鱼疗法、弈棋疗法、旅游疗法。

二、作用

①增强肺的呼吸功能；②清洁呼吸道；③使肌肉放松；④有助于发散多余的精力；⑤有益于抒发健康的情感；⑥消除神经紧张；⑦帮助驱散愁闷；⑧减轻"社会束缚感"；⑨有助于克服羞怯的情绪；⑩有助于乐观地对待现实。

前四项属于生理功能，后六项属于心理功能，这表明娱乐疗法具有较明显的治疗价值。

三、注意事项

1. 应本着自愿参加的原则，如果求治者参加并不感兴趣甚至厌恶的娱乐活动，只会适得其反，也就失去了娱乐疗法本身的意义。

2. 必须因人而异，由于求治者有着不同的经历、不同的个性特点、不同的娱乐爱好和修养，在组织其参加娱乐活动时，必须考虑这些因素，选择比较合适的娱乐方式。

3. 必须遵循自然的原则，娱乐本身是一种轻松、自然的活动，它的疗效主要是在潜移默化中实现的。因此，不应用强硬的、教条的、做作的方式进行，而应使治疗和谐、自然地融合在娱乐之中。

 思考题

患者，男性，61岁，无法顺利适应退休后生活，整日精神不佳，对任何事情都没兴趣，经查身体无任何器质性病变。

问题：该患者应选取何种文娱疗法？

第五章　常用康复护理技术

康复护理技术包括基础护理技术和专科护理技术。基础护理技术是指临床护理工作中最常用、带有普遍性的操作技术，如测量生命体征、给药、标本采集、无菌技术等。专科护理技术是指应用于病人的康复护理中的操作技术，包括体位的摆放及体位转换、呼吸训练与排痰、吞咽训练、肠道训练、膀胱训练、皮肤护理等。目的是使病人最大限度恢复残疾的功能，尽早地回归家庭回归社会。本章主要介绍临床上常用的康复护理专科技术。

第一节　体位的摆放

一、概述

(一)定义

体位是指人的身体所保持的姿势或某种位置。在临床上通常是指病人根据治疗、护理以及康复的需要所采取并能保持的身体姿势和位置。在康复护理中，护士应根据疾病的特点、协助并指导病人摆放正确、舒适的体位。康复护理中常用的体位摆放技术有良肢位和功能位。

良肢位：指躯体、四肢的良好体位、具有防畸形，减轻症状，使躯干和肢体保持在功能状态的作用。

功能位：指当肌肉、关节功能不能或尚未恢复时，必须使肢体处于发挥最佳功能活动的体位。

(二)目的

正确的体位摆放具有预防或减轻痉挛或畸形的出现、使躯干和肢体保持在功能状态的作用，定时地更换体位有助于预防并发症的发生，防止发生压疮，预防肢体挛缩，减轻痉挛，维持良好血液循环。

二、脑损伤病人的良肢位摆放

在急性期时，大部分脑损伤病人的患侧肢体呈迟缓状态。急性期过后，病人逐渐进入痉挛阶段。大部分病人的患肢上肢以屈肌痉挛占优势，患侧下肢以伸肌痉挛占优势。长时间的痉挛会造成关节痉挛、关节半脱位和关节周围软组织损伤等并发症。早期实施良肢位的摆放可有效预防各种并发症的发生，为后期的康复打下良好的基础。脑损伤病人的良肢位摆放包括患侧卧位、健侧卧位、仰卧位、床上坐位等。

(一)患侧卧位

即患侧肢体在下方，健侧肢体在上方的侧卧位。患侧卧位对偏瘫病人的康复来说是最重要的体位，又称第一体位或首选体位。该体位可以伸展患侧肢体、减轻或缓解痉挛，使瘫痪关节韧带受到一定压力，促进本体感觉的输入，同时利于自由活动健侧肢体。

取患侧卧位时，病人的头下给予合适高度(一般为10～12厘米)的软枕，躯干稍向后旋转，后背用枕头支撑。患臂前伸，前臂外旋，将患肩拉出，避免受压和后缩；手指伸展，掌心向上，手中不应放置任何东西。患侧髋关节略后伸，膝关节略屈曲，放置舒适位，患侧踝关节置于屈曲90°位，防止足下垂。健侧上肢放在身上或后边的软枕上，避免放在身前。健侧下肢充分屈髋屈膝，脚下放一软枕支撑。

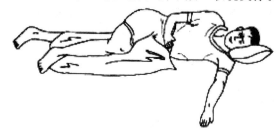

(二)健侧卧位

即健侧肢体在下方，患侧肢体在上方的侧卧位。此体位避免了患侧肩关节的直接受压，减少了患侧肩关节的损伤，但是限制了健侧肢体的主动活动。

取健侧卧位时，病人的头下给予合适的软枕，胸前放一软枕。患肩充分前伸，患侧肘关节伸展，腕、指关节伸展放在枕上，掌心向下。患侧髋关节和膝关节尽量前屈90°，置于体前另一软枕，注意患侧踝关节不能内翻悬在软枕边缘，以防造成足内翻下垂。健侧肢体自然放置。

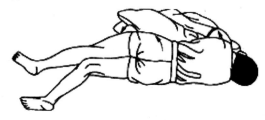

(三)仰卧位

即面朝上的卧位。这种体位容易受紧张性劲发射的影响，极易激发异常反射活动，从而强化了病人上肢的屈肌痉挛，因此，应尽量缩短仰卧位的时间或与其他体位交替使用。仰卧位时，病人使用的软枕不宜太高。患侧肩下垫一厚软垫，使肩部上抬前挺，患侧上臂外旋稍外展，肘、腕关节伸直，掌心朝上，手指伸直并分开，整个患侧上肢放置于枕头上。患侧髋下放一枕头，使髋向内旋，患侧臀部、大腿外侧下放一枕头，其长度要足以支撑整个大腿外侧，膝关节稍垫起使微屈并向内。足底不放任何东西。

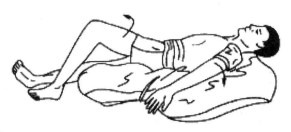

(四)床上坐位

当病情允许，应鼓励病人尽早在床上坐起。取床上坐位时，病人背后给予多个软枕垫实，使脊柱伸展，达到直立坐位的姿势，头部无须支持固定，以利于病人主动控制头的活动。患侧上肢抬高，放置于软枕上，有条件的可给予一个横过床的可调桌子，桌子放一软枕，让病人的上肢放在上面。髋关节屈曲近90°；患侧肘及前臂下垫软枕，将患侧上肢放在软枕上。在坐起之前，如患者卧床时间较长，应先进行适应性训练，首先慢慢将床头摇起30°，并维持15～30分钟，2～3天没有异常反应者即可增加摇起的角度，一般每次增加15°，如此反复，逐渐将床头摇至90°。如患者在坐起时感觉头晕、心跳加快、面色苍白等应立即将床头摇平，以防止体位性低血压。

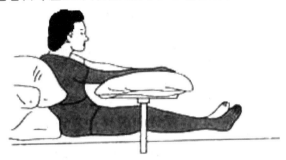

三、骨关节疾病病人的功能位摆放

功能位有利于肢体恢复日常生活活动，例如梳洗、进食、行走等，即使发生痉挛或僵直，只要作出最小的努力即可获得最基本的功能。在临床上，常采用绷带、石膏、矫形支具、系列夹板等将肢体固定于功能位。

(一)上肢功能位

肩关节屈曲45°，外展60°(无内、外旋)；肘关节屈曲90°；前臂中间位(无旋前或旋后)；腕关节背伸30°～45°并稍内收(即稍尺侧屈)；各掌指关节和指间关节稍屈曲，由食指至小指屈曲有规律地递增；拇指在对掌中间位(即在掌平面前方，其掌指关节半屈曲，指间关节轻微屈曲)。

(二)下肢功能位

下肢髋伸直，无内、外旋、膝稍屈曲20°～30°，踝处于90°中间位。

第二节　体位的转移

体位转移是指通过一定的方式改变身体的姿势或位置。定时地变换体位，可以促进血液循环，预防压疮、坠积性肺炎、尿路感染、肌肉挛缩、关节变形等并发症的发生。

一、体位转移的方式

根据体位转移中主动用力的程度，可分为独立体位转移、辅助体位转移和被动体位转移三种。

（一）独立体位转移

指患者不需任何外力帮助，可按照自己的意志和生活活动的需要，或者根据治疗、护理、康复的要求，自己主动变换体位并保持身体的姿势和位置。

（二）辅助体位转移

指患者在外力协助下，通过主动努力而完成体位变换的动作，并保持身体的姿势和位置。

（三）被动体位转移

指患者完全依赖外力变换体位，并利用支撑物保持身体的姿势和位置。

二、偏瘫病人的体位转移技术

（一）床上转移活动

1. 床上翻身

（1）从仰卧位到患侧卧位：病人仰卧，双侧髋、膝屈曲，双上肢 Bobath 握手伸肘，肩上举约 90°，健上肢带动患上肢先摆向健侧，再反方向摆向患侧，以借摆动的惯性翻向患侧。

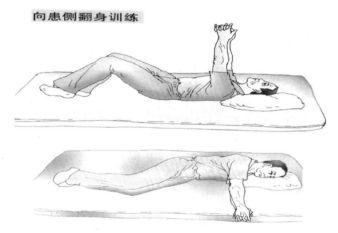

向患侧翻身训练

♥患者仰卧，双手交叉，患手拇指在健侧拇指前方。
♥双上肢伸展并向头的上方上举，下肢屈膝。
♥双上肢伸展，在头上方水平摆动。借助摆动的惯性，带动身体翻向患侧。

(2)从仰卧位到健侧卧位：病人仰卧，健足置于患足下方。双手Bobath握手上举后向左、右两侧摆动，利用躯干的旋转和上肢摆动的惯性向健侧翻身。

向健侧翻身训练

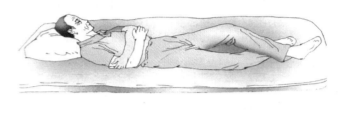

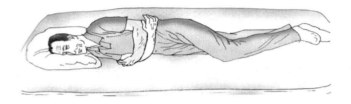

🖤患者仰卧，双上肢屈曲抱胸。
🖤健腿屈曲，用健侧脚钩住患侧腿的下方。
🖤利用健侧伸膝的力量带动患侧身体翻向健侧。

(3)辅助下向健侧翻身：将健侧下肢放于患侧下肢下，翻身时健侧肢带动患肢一起翻转，由健手将患手拉向健侧，护士在患侧辅助肩胛、骨盆部，完成翻身。

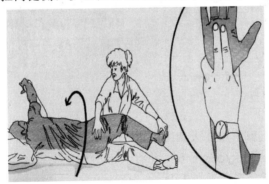

(4)辅助下向患侧翻身：护士先将患侧上肢放置于外展90°的位置，再让病人自行将身体转向患侧，若病人处于昏迷状态或体力较差时，则可采用向健侧翻身的方法帮助病人翻身。

2. 床上卧位移动

病人仰卧，健足置于患足下方；健手将患手固定在胸前，利用健下肢将患下肢抬起向一侧移动；用健足和肩支起臀部，同时将臀部移向同侧；臀部侧方移动完毕后，再将肩、头向同方向移动。

3. 由卧位到床边坐位

(1)独立从健侧坐起：①病人健侧卧位，患腿跨过健腿。②用健侧前臂支撑自己的体重，头、颈和躯干向上方侧屈。③用健腿将患腿移到床缘下。④改用健手支撑，使躯干直立。

（2）独立从患侧坐起：①病人患侧卧位，用健手将患臂置于胸前，提供支撑点。②头、颈和躯干向上方侧屈。③健腿跨过患腿，在健腿帮助下将双腿置于床缘下。④用健侧上肢横过胸前置于床面上支撑，侧屈起身、坐直。

（3）护士辅助下坐起：

①病人侧卧位，两膝屈曲。

②护士先将病人双腿放于床边，然后一手托着位于下方的腋下或肩部，另一手按着病人位于上方的骨盆或两膝后方，嘱病人向上侧屈头部。

③护士抬起下方的肩部，以骨盆为枢纽转移成坐位。

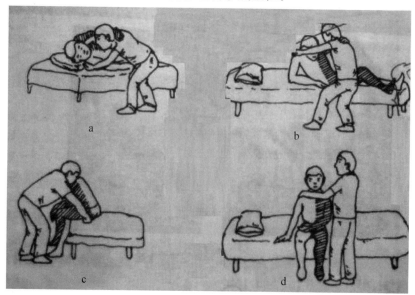

4. 由床边坐位到卧位

（1）独立从患侧躺下：

①病人坐于床边，患手放在大腿上。健手从前方横过身体，置于患侧髋部旁边的床面上。②病人将健腿置于患腿下方，并将其上抬到床上。③当双腿放在床上后，病人逐渐将患侧身体放低，最后躺在床上。

（2）独立从健侧躺下：

病人坐于床边，患手放在大腿上，健腿置于患腿后方。躯干向健侧倾斜，健侧肘部支撑于床上，用健腿帮助患腿上抬到床上。当双腿放在床上后，病人逐渐将身体放低，最后躺在床上，并依靠健足和健肘支撑使臀部向后移动到床的中央。

（3）护士辅助躺下：

①病人坐于床边，患手放在大腿上，患腿置于健腿上。护士站在其患侧（右侧），用左上肢托住病人的颈部和肩部。②护士微屈双膝，将右手置于病人的腿下，当病人从患侧躺下时帮助其双腿抬到床上。③护士转到床的另一侧，将双侧前臂置于病人的腰及大腿下方。病人用左足和左手用力向下支撑床面，同时护士向床的中央拉病人的

髋部。调整好姿势，取舒适的患侧卧位。

(二)坐位与立位之间的转移

1. 独立转移

(1)由坐位到立位：

①病人坐于床边，双足分开与肩同宽，两足跟落后于两膝，患足稍后，以利负重及防止健侧代偿。②双手 Bobath 握手，双臂前伸。③躯干前倾，使重心前移，患侧下肢充分负重。④臀部离开床面，双膝前移，双腿同时用力慢慢站起，立位时双腿同等负重。

(2)由立位到坐位：

①病人背靠床站立，双下肢平均负重，双手 Bobath 握手，双臂前伸。②躯干前倾，同时保持脊柱伸直，两膝前移，屈膝、屈髋。③慢慢向后、向下移动臀部和髋部，坐于床上。

从椅子或轮椅上站起和坐下的方法同上，但应注意以下几点：①椅子应结实、牢固、椅面硬，具有一定的高度。高椅子比矮椅子易于站起，开始训练时，应选择高椅子。②有扶手的椅子比较理想，有利于站起和坐下时的支撑。③轮椅应制动，脚踏板向两侧移开。

2. 辅助转移

(1)由坐位到立位：

①病人坐于床边或椅子上，躯干尽量挺直，两脚平放地上，患足稍偏后。②病人 Bobath 握手伸肘，护士站在病人偏瘫侧，面向病人，指引病人躯干充分前倾，髋关节尽量屈曲，并注意引导病人体重向患腿移动。③护士进一步引导病人将重心向前移到足前掌部，一手放在患膝上，重心转移时帮助把患膝向前拉，另一手放在对侧臀部帮助抬起体重。④病人伸髋伸膝，抬臀离开床面后挺胸直立。⑤起立后病人双下肢应对称负重，护士可继续用膝顶住患膝以防"打软"。

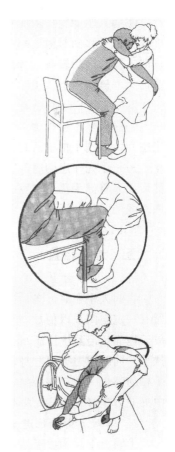

(2)由立位到坐位：与上述顺序相反。

注意：①无论是站起还是坐下，病人必须学会向前倾斜躯干，保持脊柱伸直。病人必须学会两侧臀部和下肢平均承重。②护士向下压病人的患膝(向足跟方向)，鼓励病人站立时两腿充分负重。③护士应教会病人在完全伸膝前将重心充分前移。

(三)床与轮椅之间的转移

1. 独立由床到轮椅的转移

①病人坐在床边，双足平放于地面上。轮椅置于病人健侧，与床成 45°角，制动，卸下近床侧扶手，移开近床

侧脚踏板。②病人健手支撑于轮椅远侧扶手，患手支撑于床上，患足位于健足稍后方。③病人向前倾斜躯干，健手用力支撑，抬起臀部，以双足为支点旋转身体直至背靠轮椅。④确信双腿后侧贴近轮椅后正对轮椅坐下。

2．辅助下由床到轮椅的转移－方法1

①同上①。②护士面向病人站立，双膝微屈，腰背挺直，双足放在患足两边，用自己的膝部在前面抵住患膝，防止患膝倒向外侧。③护士一手从病人腋下穿过置于病人患侧肩胛上，并将患侧前臂放在自己的肩上，抓住肩胛骨的内缘，另一上肢托住病人健上肢，使其躯干向前倾。然后将病人的重心前移至其脚上，直至病人的臀部离开床面。④护士引导病人转身坐于轮椅上。

3．辅助下由床到轮椅的转移－方法2

①同上①。②护士站在病人瘫痪侧，面向病人，用同侧手穿拇握法握住患手，另一手托住患侧肘部。③病人患足位于健足稍后方，健手支撑于轮椅远侧扶手，同时患手拉住护士的手站起。然后以双足为支点转动身体直至背靠轮椅。④护士向前倾斜身体，并半蹲，帮助病人臀部向后、向下移动慢慢坐于轮椅中。

四、轮椅与坐厕之间的转移

1．独立由轮椅到坐厕的转移

①病人驱动轮椅正面接近坐厕，制动，移开脚踏板。双手支撑于轮椅扶手站起。②先将健手移到对侧坐厕旁的对角线上的扶栏上，然后健腿向前迈一步，健侧上下肢同时支撑，向后转身，背向坐厕。③将患手置于轮椅另一边扶手上，然后再移到坐厕旁的另一侧扶栏上。④脱下裤子，然后坐下。

2．辅助下由轮椅到坐厕的转移

①病人坐于轮椅中，正面接近坐厕，制动，移开脚踏板。轮椅与坐厕之间留有一定空间，以利于护士活动。护士站在病人瘫痪侧，面向病人，同侧手穿拇握法握住患手，另一手托住患侧肘部。②病人健手支撑于轮椅扶手，同时患手拉住护士的手站起。然后病人将健手移到坐厕旁的扶栏上。③护士和病人同时移动双足向后转身，直到病人双腿的后侧贴近坐厕。④脱下裤子，护士协助病人臀部向后、向下移动坐于坐厕上。

五、进出浴盆

1．独立的由坐位进出浴盆

①病人坐在靠近浴盆边并与之成45°角的轮椅上，健侧邻近浴盆。轮椅与浴盆之间留有一定空间，以便放置浴板。制动轮椅，卸下近浴盆侧扶手，移开脚踏板，双足平放于地面。浴盆中注满水，然后脱下衣裤。②病人健手支撑于浴板，患手支撑于轮椅扶手，同时用力撑起上身，以下肢为支点转动身体，直至双腿后侧碰到浴板，先将患手移动浴板一端，然后向下坐到浴板上。③病人将两腿先后跨进浴盆，然后移到浴盆中央上方坐好。④病人将身体放入浴盆中。

2．辅助下由坐位进出浴盆

①同上①。②护士站在病人瘫痪侧，面向病人，用同侧手穿拇握住患手，另一手

托住患侧肘部。③病人健手支撑于浴板，同时患手拉住护士的手站起。病人以下肢为支点转动身体，直至双腿后侧碰到浴板，然后向下坐到浴板上。④病人自行将健腿跨进浴盆，护士帮助把患腿放入浴盆。然后移到浴盆中央上方坐好。

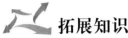 **拓展知识**

患者双手及上肢同时活动时让患者双手掌心相对，十指交叉握手，患侧拇指在上，此形式的握手又叫 Bobath 式握手。

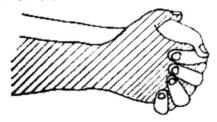

Bobath 握手

第三节 排痰技术

排痰技术又称为气道分泌物去除技术。根据病人的情况采取某些物理的方法，如体位引流、胸壁振动或叩击，并帮助和指导病人进行有效的咳嗽、排痰和深呼吸，借以清除呼吸道分泌物，维持呼吸道通畅、减少反复感染的作用。包括深呼吸，有效咳嗽，叩击，体位引流和振动等方法。

一、呼吸训练

正常人的呼吸分胸式和腹式两种。胸式呼吸一般幅度较浅，省力，但潮气量小，频率较快，这对正常人不会产生影响，但对长期卧床的病人来说，长时间的浅呼吸可能导致部分肺不张，痰液积聚，从而引起肺部感染。腹式呼吸为深呼吸、潮气量大，但较为费力，频率也较慢，但可增强膈肌力量，减少气道阻力或无效腔，增加肺泡通气量，提高潮气量，是预防肺部感染的理想措施之一。

呼吸训练强调主动控制呼吸，通过锻炼达到增强胸廓的活动，协调各种呼吸肌的功能，增加肺活量和吸氧量。此外，呼吸训练还可通过影响神经、循环和消化等系统的功能，改善全身的健康状况。

有效深呼吸训练方法：

1. 缩唇呼吸运动

缩唇呼吸运动可以帮助控制呼吸频率，使更多的气体进入肺部，减少呼吸功耗。具体做法是闭嘴，通过鼻子深吸气，直到无法吸入为止，作屏息1～2秒，然后通过口缓慢呼气，将气体完全呼出。呼气时，将唇缩拢成吹口哨样形状，缩唇的大小以病人感到舒适为宜，速度以能将距离15厘米左右的蜡烛火焰吹倾斜为适度。

2. 随意呵欠运动

随意呵欠运动是最简单的深呼吸运动之一。如果每 5～10 分钟故意呵欠 1 次，持续吸气约 5 秒，就能维持适当的功能残气量水平。

3. 膈肌呼吸

膈肌的上下活动可以增加肺通气量，有利于气体交换，提高动脉血氧饱和度。护士应双手平放于病人腹部肋弓之下，同时指导病人用鼻吸气，吸气时，腹部向外膨起，顶住护士的双手，屏气 1～2 秒，使肺泡完全张开。呼气时，指导病人用口缓慢呼气至完全呼出。

4. 腹式呼吸

腹式呼吸是依靠腹肌和膈肌的收缩来进行的一种方式。病人取仰位，两膝轻轻弯曲，以使腹肌松弛。一手放在病人胸骨柄部，以控制胸部起伏；另一手放在腹部，以感觉腹部隆起的程度。在呼气时，用力向上向内推压，帮助腹肌收缩。通过鼻子深吸气时，腹部徐徐凸隆，直到不能再吸入气体，憋气约 2 秒，然后缩唇慢呼气至腹部凹陷，呼气时间是吸气时间的 2 倍。

5. 吹气球

老人可以采取吹气球等一些趣味性的深呼吸运动。方法如下：选择容量为 800～1000 毫升的汽球。先深吸气，然后含住气球口，尽力把肺内气体吹进气球内，直到吹不出气体为止。每次练习 3～5 分钟，每天 3～4 次。

二、有效的咳嗽

咳嗽时应短促有力，但并不需要剧烈咳嗽，如咳嗽时气体不是突然冲出，或在喉头发出假声，这都不是有效的咳嗽。应避免连续无效的咳嗽，因为这不仅会增加病人的疲劳，消耗体力，而且达不到目的。

有效咳嗽的方法如下：病人应采取坐位，双脚着地，身体稍向前倾，双手环抱一个枕头，进行数次深而缓慢的腹式呼吸，深吸气并屏气，然后缩唇（嘬嘴），缓慢呼气，在深吸气后屏气 3～5 秒，从胸腔进行 2～3 次短促有力的咳嗽，以咳出痰液。咳嗽时应收缩腹肌，或用手按压上腹部，帮助咳嗽。咳嗽训练可以在早晨起床后、晚上睡觉前或餐前半小时进行。

三、辅助咳嗽技术

辅助咳嗽技术适用于腹部肌肉无力，不能进行有效咳嗽的病人。方法：让病人仰卧于硬板床上或坐在有靠背的椅子上，面对护士，护士的手放于病人的肋骨下角，嘱病人深吸气后屏住呼吸，当其准备咳嗽时，护士的手向上向里用力推帮助病人快速呼气，引起咳嗽。

四、叩击排痰法

叩击排痰法是通过叩击背部，促进附着在气管、支气管、肺内的分泌物松动以利其排出。适用于肺炎、痰多的病人、老年人、意识模糊的病人、咳嗽无力的人。

操作步骤：

1. 体位的选择

协助病人取坐位或侧卧位来进行。

2. 时间的选择

应在进食前 30 分钟或进食后 2 小时进行。每次 10～15 分钟。

3. 正确的手势

操作者五指并拢呈弓形，进行胸部叩击时听到碰碰的叩击声。

4. 叩击方向与范围

部位与范围要依据病人的病情而定。从背部下部向上部叩击，从外部向内部叩击，使得粘贴在气管壁上的痰液容易脱落．叩击的相邻部位应重叠 1/3。避开心脏，乳房，骨突如肩胛部，脊柱等处。

5. 叩击的力度

以手腕力量，力度适中，以不引起病人疼痛为宜。

6. 治疗顺序

建议先进行雾化吸入以稀释痰液后再进行叩背治疗，这样痰液更容易被咳出，效果比较好。一般来说，尽量采取雾化吸入—叩背—咳痰—进食顺序进行。若病人咳嗽反应弱，则在吸气后给予刺激——按压及横向滑动胸骨上窝的气管，以使咳嗽。

五、体位引流的方法

体位引流排痰是借助合适的体位，将肺部病灶置于高位，使积聚的痰液引流到大气管，再经口咳出。

(一)操作方法及步骤

1. 根据病变部位采取不同姿势作体位引流。将病人置于正确的引流姿势，并且尽可能让病人舒适放松。应随时观察病人脸色及表情。

2. 引流时，嘱病人间歇做深呼吸后用力咳嗽，护理人员用手(手心屈曲呈凹状)轻拍病人胸或背部，自背下部向上进行，直到痰液排尽，或使用机械震动器，将聚积的分泌物松动，并使其移动，易于咳出或引流。每日 3～4 次，每次 15～30 分钟。

3. 引流治疗结束后让病人缓慢坐起并休息一会。防止出现姿势性低血压的征兆。

(二)注意事项

1. 根据病变部位采取适当体位，原则上是使病变部位处于高位，引流支气管开口向下，借重力使痰液顺体位引流至气管而排出。

2. 痰液较稠时，引流前应先雾化吸入。间歇做深呼吸后用力将痰咳出，同时轻拍患侧背部有利于痰液引出。

3. 引流应在饭前进行，每日 2～4 次，每次 15～30 分钟。引流后应清洁口腔，减少感染机会。

4. 以下情况不宜做体位引流：呼吸功能不全、有明显呼吸困难的发绀者，近 1～2 周内曾有大咯血史，严重心血管疾病或年老体弱而不能耐受者。

六、振动

病人取平卧或侧卧位，治疗者以双手交叉取位于肺底部，随病人呼气做自下而上的按摩振颤动作。通过手的快速振动，使胸壁间断地压缩，利于小气道分泌物的排出。

七、挖痰法

常用于急救。病人突然被稠痰堵住咽喉部并发生呼吸困难时，应立即一手用压舌板，金属小勺或牙刷，筷子等物压住病人的舌头，用手帕或小毛巾包住另一手指伸向咽喉部将痰掏出以挽救生命。

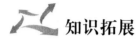 **知识拓展**

排痰机

振动排痰机综合叩击、震颤和定向挤推三种功能，促使肺部及呼吸道的黏液和代谢物松弛和液化，并帮助已液化的黏液按照选择的方向排出体外，由于振动排痰机的深穿透性，产生的定向力可穿透皮层、肌肉、组织和体液，对于深度的痰液排出效果明显。在叩击、震颤或定向挤推工作期间，作用力变化缓和，病人有舒适感，尤其是耐受力较差的病人。

第四节　吞咽训练

吞咽训练主要应用于有吞咽障碍的病人。吞咽障碍是指各种原因所致食物不能由口腔到胃的过程。常发生于脑卒中，颅脑外伤，帕金森病等人群。吞咽障碍除影响病人的正常摄入，造成全身营养不良外，还可发生呛咳、误吸，从而引起肺感染。

吞咽训练的原则：

综合评估：确定患者的吞咽障碍程度和吞咽障碍类型；

个体化：针对不同的患者，制定不同的吞咽训练方法；

循序渐进：根据患者的功能障碍情况进行治疗和训练，并逐步增加进食量；

治疗和训练相结合：在训练的基础上，通过合理的刺激，促进吞咽障碍的功能恢复。

吞咽训练方法包括基础训练、摄食训练及电刺激。

一、基础训练

基础训练是针对摄食—吞咽活动相关器官进行功能训练，也称直接训练。

(一)头颈控制训练

身体朝前坐正，头部从正中开始，分别向前后、左右各方向做旋转运动和提肩、沉肩运动，每个动作持续5秒再回至正中位。

(二)口唇运动

利用单音单字进行训练，要求病人尽最大能力张口发"a-u-i"音。也可练习吹蜡烛、吹口哨、缩唇、微笑等动作促进唇的运动。

(三)颊肌运动

要求病人轻张口后闭上，然后做鼓腮动作，随后轻呼气；也可让病人做吸吮手指的动作。每日 2 次，每次重复 5 遍。

(四)下颌运动及咀嚼训练

辅助病人完成下颌的张闭运动，同时做适度的侧方运动。当咬肌张力低下时，可对其进行振动和轻拍刺激；而张力过高时可进行冷刺激按摩和牵伸疗法，使咬肌放松，并利用咀嚼动作促进下颌的放松。

(五)舌体运动训练

舌体无任何运动时，治疗者用压舌板或勺子的凸面轻压舌背，促进舌体前伸；或用纱布包裹病人舌体轻轻向前牵拉及左右摆动。若舌体可自主运动时，应指导病人面对矫正镜用舌尖尽量触及两侧唇角、弹舌、沿唇做环转运动等方法均可增加病人舌体灵活性。

(六)软腭训练

指导病人发"ge-ge-ge"音；或让病人深吸气后，屏气 10 秒钟，接着从口中将气体呼出。

(七)门德尔松手法

1. 喉部可上抬病人：先嘱病人做干吞咽动作数个，再指导病人吞咽时舌抵硬腭，屏住呼吸，将甲状软骨抬起数秒。

2. 喉上抬无力病人：按摩病人颈部，轻捏上推喉部固定 5 秒，以促进吞咽。

(八)冰刺激

用头端呈球状的不锈钢棒醮冰水或用冰棉签棒刺激软腭、腭弓、舌根及咽后壁，左右相同部位交替刺激，然后嘱病人做空吞咽动作。

(九)呼吸训练和有效咳嗽训练

指导病人采用腹式呼吸、缩唇呼吸训练，并强化训练病人进行有效咳嗽训练，以提高呼吸系统的反应性，达到排出分泌物、预防误吸的目的。

二、摄食训练

又称间接训练。是实际进食活动的训练。

(一)常用的几种吞咽方法

1. 颈部前屈：防止误咽、易诱发吞咽反射，靠背坐位用枕使颈部前屈。

2. 反复吞咽：除去咽部残留物，一口食物多次吞咽。

3. 轮换吞咽：不同形态的食物交替吞咽，有利于除去咽部残留物，固体食物和液体食物交替吞咽。

4. 健侧吞咽：将食物放于健侧吞咽。

5. 点头样吞咽：头后仰，随后头向前，同时做吞咽动作，有利于清除残留食物。

6. 转头吞咽：左右转头吞咽，有利于清除两侧梨状隐窝残留食物。

(二)进食训练

1. 进食体位

对卧床病人，一般取躯干呈 30°仰卧位，头部前屈，偏瘫侧肩部以枕垫起，护士位于病人健侧，食物不易从口中漏出，利于食物向舌部运送，减少逆流和误咽。对尚能下床者，取坐直头稍前屈位，身体亦可倾向健侧 30°，使舌骨肌的张力增高，喉上抬，食物容易进入食道。如果头部能转向瘫痪侧 80°，此时健侧咽部扩大，便于食物进入，以防止误咽。进食结束后体位应保持半小时，以防诱发流性食管炎。

2. 食物的选择

应根据病人吞咽困难程度选取食物形态。糜烂食物最易吞咽，固体食物最难吞咽，糊状食物不易误吸，液状食物易误吸。合适的食物密度均匀；适当黏性而不易松散；易变形，以利于通过口腔和咽部；不易在黏膜上残留；以偏凉食物为宜。如果冻、香蕉、蛋羹、豆腐等。

3. 喂食方法

开始选择小而浅的勺子。每次进食前：先用冰棉棒刺激，诱发吞咽动作，确定有吞咽功能后才开始进食。从健侧喂食，尽量把食物放在舌根以利于吞咽。在训练中防止食物残留造成误咽，吞咽和空吞咽交互进行，每次证实完全咽下后再喂第 2 口，速度不应过快，进食时间持续 30 分钟为宜。成人每次进食量不宜超过 300 毫升。进食后30 分钟内不宜翻身、扣背、吸痰等操作(抢救等特殊情况除外)。

(三)注意事项

创造一个良好的进食环境；开始训练时时间不宜过长；指导家属掌握吞咽训练的方法、喂食的方法、食物的选择以及并发症的监测等。初期进食首用胶冻状食物，不宜饮水或流质，以免呛咳。

当病人发生呛咳时，应停止喂食，让病人至少休息半小时后再试。必要时应立即将食物排出，以手挖出，拍背，或用吸痰管吸出。

三、电刺激

护士可在治疗师的协助下为病人进行吞咽障碍的电刺激。神经肌肉电刺激、功能性电刺激、经皮神经电刺激等。

第五节　膀胱护理技术

膀胱护理是对因神经性原因所致的膀胱功能失调而实施的重要护理，是以保护肾脏和膀胱功能，预防泌尿系统并发症为主要目的。

膀胱护理技术包括各种膀胱管理方法、膀胱功能训练及电刺激等。

一、膀胱管理方法

膀胱管理方法包括间歇导尿术、经尿道留置导尿术、耻骨上膀胱造瘘等。经尿道留置导尿术见《基础护理学》。这里主要讲间歇导尿术，耻骨上膀胱造瘘。

(一)间歇导尿术

1. 定义

间歇导尿术指不将导尿管留置于膀胱内，仅在需要时插入膀胱，排空后即拔除的技术。分为无菌性间歇导尿和清洁间歇导尿。

无菌性间歇导尿是用无菌技术实施的导尿。方法同经尿道留置导尿术。

2. 清洁间歇导尿

是在清洁条件下，定时将尿管经尿道插入膀胱，规律排空尿液的方法称为清洁间歇导尿。清洁的定义是所用的导尿物品清洁干净，会阴部及尿道口用清水清洗干净，无须消毒，插管前使用肥皂或洗手液洗净双手即可，不需要无菌操作。

3. 男性病人间歇导尿步骤

(1)用物准备

①专用间歇导尿管(成人通常用 No.10－12)；②洗手液；③洗必泰消毒液(或中性肥皂及清水)；④纱布；⑤开水；⑥量杯或有刻度尿壶；⑦污物袋。

(2)操作步骤

①准备环境，保护私隐，调整充足之光线。②用流水及洗手液清洁双手并抹干。③适当体位，通常为半坐卧或坐卧，除下裤子，将两腿分开将量杯放于两腿之间。④打开导尿管胶套，往胶套内加满温开水，贴在床边。⑤再用一块纱布蘸满洗必泰清洁尿道口及其周围之皮肤(或用中性肥皂及清水将阴茎清洗干净)。⑥以左手持阴茎露出尿道口，用右手拿起导尿管用拇指及食指将导尿管轻轻插入尿道内。见有尿液流出时，再插入少许。男病人插入长度 7.5～10 厘米。⑦以左手固定并压住导尿管，预防导尿管滑脱及尿液流出，取盛尿的量杯或有刻度尿壶置尿管口下，使尿液流出。⑧当尿液流停止时，可用手轻按膀胱，确定是否仍有尿液流出。⑨如无尿液再流出时，将导尿管完全拉出。⑩记录自排尿量和残余尿量。

4. 女性病人间歇导尿步骤

(1)用物准备：直立式的镜子，其余同男性病人。

①准备环境，保护私隐，调整充足之光线。②用流水及洗手液清洁双手并抹干。③适当体位采屈膝坐卧，如无法屈膝，则将双脚摆成菱形。除下裤子，将盛尿容器及镜子放在阴部的前方，如镜子会挡到视线，则可左右适当地调整。④打开导尿管胶套，往胶套内加满温开水，贴在床边。⑤再用一块纱布蘸满洗必泰清洁尿道口及其周围之皮肤(或用中性肥皂及清水将会阴清洗干净)。⑥以左手撑开阴唇，露出尿道口。用右手拿起导尿管，看着前方的镜子，对准尿道口轻轻地将导尿管插入尿道 5～7 厘米(必要时配合手腕向上微屈，使尿管易对准尿道口)。其余步骤同男性病人。

由于病人的饮水量或进食量会直接影响其排尿液的次数及容量，甚至影响肾功能等，所以正确的饮水计划至关重要。

(1)膀胱训练期间饮水量应限制在1500～2000毫升之间，并平均分配于早上6时到晚上8时之间进行，每次不超过400毫升，入睡前3小时尽量避免饮水。可将饮水计划表放置于床边，以便于病人及家属沟通。

(2)在限水的同时应特别注意病人有无出现脱水或意识不清的现象，脱水会使尿液浓缩，加重对膀胱黏膜的刺激，导致尿频或尿急等现象。

(3)交代病人尽量避免饮用茶、咖啡、酒精等利尿性饮料，同时尽量避免摄入刺激性、酸辣食物等。

(4)病人口服抑制膀胱痉挛的药物时会有口干的副作用，交代病人不要因此而大量进水，只需间断少量饮水湿润口腔即可。

(5)进食或进饮后，请及时准确地记录用量，每天的进出量须保持平衡，如未能达到目标，需根据情况做出适当的调节。

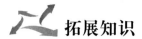 **拓展知识**

饮水及排尿日记记录表

日期 时间	年 月 日					年 月 日				
	进水量	漏尿	自排	导尿	其他	进水量	漏尿	自排	导尿	其他

说明：

1. 进水量包括水、汤、果汁、粥、麦片、其他饮品，每日总量不超过2000毫升。

2. 临睡前3小时不饮水。

3. 自主排尿量请在"自排"栏上填上容量。

4. "漏尿"：尿湿裤子、尿湿床单、尿湿尿片，请在"漏尿"栏上填上＋、＋＋、＋＋＋。

5. "其他"：如尿中带血(▼)、尿有臭味(※)、混浊(●)、有沉淀物(◆)、插尿管有困难(⊙)、发热(×)等，请在"其他"栏上填上症状符号。

注意事项：

1. 间歇导尿期间应指导病人严格遵守饮水计划；2. 指导病人学会记录、观察自排尿液和导出尿液的性状；3. 理想情况下，导尿的尿量应控制在400毫升以下；4. 插入导尿管动作必须轻柔，不可有暴力，以避免尿道损伤。如插入有阻力或困难应稍候；5分钟再尝试，如情况无好转，应到医院诊治；5. 如有发热、尿中有血、混浊、有异味，下腹或背部疼痛，尿管插入时异常疼痛等应报告医护人员。

(二)耻骨上膀胱造瘘

1. 概念

因尿道梗阻,在耻骨上膀胱作造瘘术,使尿液引流到体外,用以暂时性或永久性尿流改道。

2. 适应证

神经源性膀胱功能障碍,不能长期留置导尿管,或留置导尿管后反复出现睾丸炎或附睾炎者。下尿路梗阻伴尿潴留,因年老体弱及重要脏器有严重疾病不能耐受手术者。尿道肿瘤行全尿路切除术后。

3. 术后护理要点

(1)每日安尔碘消毒造瘘口并清除分泌物,清毒面积以造瘘口为圆心,自内向外15厘米。同时,安尔碘消毒引流管,方向自造瘘口向远端消毒10厘米。

(2)观察造瘘口有无红肿、粘连,分泌物的量、颜色、气味。消毒后用无菌敷料覆盖、固定。引流管外接头固定在无菌敷料外,位置低于造瘘口。

(3)保持膀胱造瘘管引流通畅:防止扭曲、折叠、堵塞。

(4)根据尿管材料定期更换尿管一般在1个月左右更换1次,更换过程中要严格执行无菌操作。保持个人卫生,每日温水清洁造瘘口周围皮肤,范围25厘米。

(5)每日更换引流袋,更换时用安尔碘由内向外螺旋式消毒接口。保持引流袋位置低于造瘘口,防止尿液倒流。

(6)每日清洗会阴部。保持床单及衣服的清洁,有污染及时更换。

(7)适量增加饮水量,保证饮水>2000毫升。随时观察尿液的颜色、性质、气味。

(8)造瘘管不宜持续放尿,一般2~3小时放尿一次,以维持膀胱的容量。

二、膀胱功能训练

膀胱功能训练是根据学习理论和条件反射原理,通过病人的主观意识活动或功能锻炼来改善膀胱的储尿和排尿功能。主要包括:行为技巧、反射性排尿训练、代偿性排尿训练(Valsalva 屏气法和 Crede 手法)、肛门牵张训练及盆底肌训练。

(一)行为技巧

1. 习惯训练

习惯训练是基于排尿规律安排病人如厕的时间的方法。每天规定特定的排尿时间,如餐前30分钟、晨起或睡前等。鼓励病人如厕排尿,对年老体弱或无法如厕者,为其提供便器。白天每3小时一次,夜间2次,也可结合病人具体情况调整,以帮助病人建立规律性排尿习惯。

2. 排尿意识训练

适用于留置导尿的病人,每次放尿前5分钟,病人卧于床上,指导其全身放松,想象自己在一个安静、宽敞的卫生间,听着潺潺的流水声,准备排尿,并试图自己排尿,然后由陪同人员缓缓放尿,强调病人利用全部感觉,开始时可由护士指导,当病人掌握正确方法后，可由病人自己训练，护士每天督促、询问训练情况。

(二)反射性排尿训练

在导尿前半小时，通过寻找刺激点，如轻轻叩击耻骨上或大腿上三分之一内侧，牵拉阴毛或挤压阴蒂(阴茎、龟头)或用手刺激肛门诱发膀胱反射性收缩，产生排尿。

(三)代偿性排尿训练

1.Crede按压法：用拳头于脐下3厘米深按压，并向耻骨方向滚动，动作缓慢柔和，同时嘱病人增加腹压帮助排尿。

2.Valsalva屏气法：病人取坐位，身体前倾，屏气呼吸，增加腹压，向下用力做排便动作帮助排出尿液。

适应证：用于逼尿肌和括约肌均活动不足的患者。

禁忌证：括约肌反射亢进；逼尿肌括约肌失调；膀胱出口梗阻；膀胱—输尿管反流；颅内高压；尿道异常；患心律失常或心功能不全不适合行屏气动作者。

(四)肛门牵张训练

肛门牵张导致尿道括约肌活动的断续现象类似于正常的自主排尿方式。方法是先缓慢牵张肛门使盆底肌放松，再采用Valsalva屏气法排空膀胱。

(五)盆底肌训练

指病人有意识地反复收缩盆底肌群，增强支持尿道、膀胱、直肠和子宫的盆地肌肉力量，以增强控尿能力。适用于盆底肌尚有收缩功能的尿失禁病人。慎用于心律失常或心功能不全患者、膀胱出血(血尿)、尿路感染急性期和肌张力过高者。

训练方法：

(1)病人在不收缩下肢、腹部、臀部肌肉的情况下自主收缩盆底肌肉(会阴及肛门括约肌)，每次收缩5~10秒，重复10~20次/组，每日3组。

(2)在指导病人呼吸训练时，嘱病人吸气时收缩肛门周围肌肉，维持5~10秒，呼气时放松。

(3)病人可在桥式运动下做收缩肛门的动作，这时可用一些引导式的话语帮助病人维持收缩肛门的动作(约5~10秒)，如让病人想象自己尿急，但还找不到卫生间，要先憋住尿(想象方法)。

拓展知识

"桥式运动"就是选择性髋伸展运动，是早期床上体位变换训练的重要内容之一，因姿势像"桥"而得名。具体方法是病人取仰卧位，膝关节屈曲，双足底平踏在床面上，用力使臀部始离开床面。助者可用下述方法帮助病人完成该动作：用一只手掌放于患侧膝关节的稍上方，在向下按压膝部的同时向足前方牵拉大腿；另一只手帮助臀部抬起。随着病人的进步，助者可在逐渐减少帮助的同时，要求病人学会自己控制活动，不能让患侧膝关节伸展或向侧方倾倒。桥式运动能帮助病人增加躯干的运动，一旦病人能熟练地完成，就可以随意地抬起臀部而使其处于舒适的位置，进而减少褥疮的发生，增加髋关节的控制能力，为以后的坐和站打下基础，防止以后步行时伸髋困难而引起的行走不便。急性期也可用此姿势放置便盆和更换衣服。

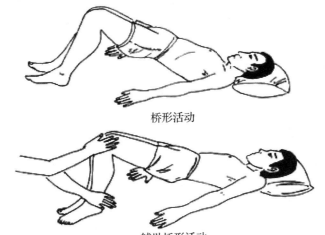

桥形活动

辅助桥形活动

(4)病人坐在椅子上,由后向前缓慢地把肛门、阴道、尿道周围等盆底肌收缩上提,感觉想阻止肛门排气,从1数到10,然后缓慢放松。

(5)病人可以坐在马桶上,两腿分开,开始排尿,中途有意识地收缩盆底肌肉,使尿流中断,如此反复排尿、止尿、重复多次使盆底肌得到锻炼。

(六)注意事项

(1)训练前必须做好评估,以判断是否可以进行训练。

(2)训练前告知病人或其陪护训练的目的,提高病人配合的积极性。

(3)训练要以病人不疲劳为宜。

(4)训练时要密切观察病人的反应及变化,有问题要停止训练。

(5)训练过程中要定时做好动态评估和相关记录。

三、电刺激

护士可在治疗师协助下为病人进行电刺激。目前常用的电刺激有盆底肌电刺激、骶神经根电刺激等。

 知识拓展

清洁间歇自家导尿术的由来及历史

1972年,美国的Lapides教授首次提倡采用清洁间歇自家导尿术(Clean Intermittent Self-catheterization,CIC)治疗脊髓损伤等神经源性膀胱病人,从此神经膀胱尿道功能障碍的治疗有了根本的改变。清洁间歇自家导尿术的出现最初是为治疗一位多发硬化的女性病人。该病人既有逼尿肌反射亢进所致的急迫性尿失禁,同时存在逼尿肌排空障碍。Lapides教授采用抗胆碱能药物抑制了病人的逼尿肌反射,同时采用无菌间歇导尿。该病人不但尿控良好,也无明显感染。后来随访发现病人并未一直采用无菌导尿管,而是反复使用清洗干净的导尿管,随访结果并无明显的感染发生。该现象引起了 Lapides 教授的极大重视。经长期的临床研究，Lapides 教授提出了 CIC 不易造成感染的可能机制：① 膀胱本身有抵抗细菌的能力；② 定时导尿，缓解膀胱过度充盈和降低膀胱压力，膀胱壁的血运得以恢复，抗感染能力明显提高；③ 定时导尿可防止细菌繁殖到侵害膀胱壁的程度。

CIC 的普及有两个重要的临床意义，一是对那些排空障碍的病人来说解决了尿液安全排出的问题，有效地保护了肾功能，这也是脊髓损伤后生存期明显缩短的重要原因之一；二是只有清洁间断导尿，病人不需要消毒操作，也不需要消毒尿管，这样病人才可能自己真正掌握和随时随地进行导尿，才能自己护理自己，才能为回归社会创造条件。

第六节　肠道护理

神经源性肠道功能障碍是指控制直肠的中枢或周围神经损伤导致的排便障碍。如脑、脊髓、周围神经病变，导致的排便障碍。

肠道护理技术主要应用于各种原因导致的神经源性大肠，应根据不同的神经源性大肠采取相应的肠道护理技术。

肠道护理技术的目的是帮助病人建立排便规律，消除或减少由于失禁造成的难堪，预防因便秘、腹泻与大便失禁导致的并发症，从而提高病人的生活质量。

一、反射性大肠的护理

反射性大肠（上运动神经源性肠道）临床表现为便秘。是 S2-4 以上脊髓损伤，反射弧，低级中枢良好，排便反射存在，痉挛性肛门张力。

特点：局部刺激能排便，通过训练可定时排便。康复护理技术：包括指力刺激、腹部按摩、肠道功能训练等。

1. 指力刺激

可协助病人左侧卧位，食指或中指戴指套，涂润滑油，缓缓插入肛门 3～4 厘米，用指腹一侧沿着直肠壁顺时针 360°转动。每次指力刺激可持续 15～20 秒（一般少于 1 分钟），直到感到肠壁放松、排气、有粪便流出。如果发现病人肛门处有粪块阻塞，应先用手指挖便方法将直肠的粪块挖净，再进行指力刺激。注意自主神经反射异常。

2. 腹部按摩

让病人屈膝，放松腹部，护士用手掌自右向左沿着病人的结肠解剖位置（升结肠、横结肠、降结肠、乙状结肠）方向，即自右下腹、右上腹、左上腹、左下腹做顺时针环状按摩。

3. 肠道功能训练

盆底肌训练、腹肌训练、模拟排便训练。

盆底肌训练：病人取仰卧位或坐位，双膝屈曲稍分开，轻抬臀部，缩肛提肛，维持 10 秒，连续 10 次，每天练习 3 次，促进盆底肌功能恢复。

腹肌训练：常用方法有仰卧举腿训练、仰卧起坐训练等。

仰卧举腿训练：身体仰卧，手臂要紧紧贴着身体两侧，下腹要缩紧。把双腿举到与地面尽量垂直，要保持状态 5 秒钟。对于不能举腿者，要指导或协助老人尽量做举腿的动作。两腿要尽可能并拢伸直并要有意识地收紧下腹。尽量地用腹部发力，膝关节可以稍微地弯曲。

仰卧起坐训练：

(1)仰卧位。两脚伸直并拢，两手手指交叉放置颈后。

(2)腹部肌肉收缩，抬头、抬胸至坐位，再慢慢躺下复原。

(3)重复次数根据个人的情况而定。

(4)仰卧起坐有困难者，可用双手向上摆动帮助起坐。

(5)如不能起坐者，抬头也可以，以后逐渐抬胸起坐。

模拟排便训练：根据病人以往排便习惯安排排便时间和环境，选取适当的排便姿势，最好坐位，嘱病人深吸气，往下腹部用力，模拟排便。应每日定时训练，有助于养成定时排便习惯。

4. 药物使用

药物可使用通便剂，如开塞露、甘油等，软化粪便，润滑肠壁，刺激肠蠕动而促进排便。在通便药效不佳时，可用小量不保留灌肠促进排便。虽然灌肠可以较快地出现肠蠕动而引起排便，但是长期的灌肠增加痔的发生率、并可产生灌肠依赖、电解质紊乱等。一般只用于其他措施失败以后。

5. 饮食与运动

多纤维的食物可以增加和软化大便。还需要保证每天摄入适量的液体，每日的饮水量以 2000 毫升左右为宜。某些水果汁如橘子汁、柠檬汁等可以刺激肠道蠕动，从而促进排便。指导病人适当运动，增强身体耐力，进行增强腹肌和盆底肌的训练。

二、弛缓性大肠的护理

弛缓性大肠(下运动神经源性肠道)临床表现为大便失禁和便秘。是 S2－4 及以下脊髓损伤。反射弧被破坏，无排便反射。特点：局部刺激不能排便，两次排便间有失禁。肛门张力乏力。康复护理的目标是保持成形大便，减少大便失禁的次数，养成规律排便习惯。康复护理技术包括手指协助排便、肠道功能训练等。

1. 手指协助排便：护士的食指或中指戴指套，涂润滑油，缓缓插入肛门由外向内将直肠内的粪便挖清。

2. 肠道功能训练：同上。

3. 皮肤护理：

保持床单、被服干净，保证肛周、臀部皮肤清洁干燥，防破损。如出现肛周发红，可涂氧化锌软膏。

4. 饮食指导：对于大便失禁的应清淡、规律饮食，禁烟、酒，避免导致大便松散的食物，如辛辣食品等。

肠道护理注意事项：

无论是何种类型的神经源性大肠病变，在进行规律的肠道护理之前，应先将肠道中积存的粪便排净。肠道训练的时间要符合病人的生活规律，并根据病人的情况进行调整和评价。当病人出现严重腹泻时，注意对肛周皮肤保护，防止肠液刺激皮肤发生破溃。室内应及时开窗通风，保持空气清新，去除不良气味。便秘也是导致脊髓损伤病人自主神经反射异常的主要原因之一，因此应监测脊髓损伤病人的自主神经反射异常的临床表现，并及时排除肠道原因。

由于排便训练需要有耐心和毅力，坚持几周甚至数月，指导病人不要因暂时效果不佳而停止。在训练过程中，注意心理疏导，尊重病人人格，鼓励病人树立信心，减轻病人由于排便障碍带来的精神紧张和心理压力。

第七节　压疮护理

压疮是机体某一部位因长期过度受压，由压力、剪切力或摩擦力而导致的皮肤和深部组织的溃疡。在长期卧床、全身营养不良、老年人特别是瘫痪病人中比较常见。

一、压疮的预防措施

使用压疮危险评估工具（诺顿评分等），确定危险因素，采取充分预防措施。

避免局部组织长时间受压

（1）经常变换体位，间歇性解除局部组织承受的压力：一般每2小时翻身一次，必要时每30分钟翻身一次，翻身时避免拖、拉、推、拽等动作，并根据力学原理合理摆放体位。长期坐轮椅的病人至少每15分钟改变重力支撑点，以缓解坐骨结节处压力。可使用柔软的海绵垫或气垫床，保持好发部位。坐位时每30分钟左右用双手支撑使臀部抬离床面2～3分钟。

（2）保护骨隆突处和支持身体空隙处：可采用软枕或支撑性产品（泡沫垫、凝胶垫、水垫等）垫于身体空隙处，保护骨隆突处皮肤。

（3）正确使用石膏、绷带及夹板固定：衬垫应平整、柔软；夹板应松紧适度，随时观察颜色、温度及血运情况。

（4）应用减压敷料：根据情况选择减压敷料（如泡沫类敷料或水胶体类敷料）敷于压疮好发部位以局部减压。

（5）应用减压床垫：根据病人具体情况及减压床垫的适用范围，及时恰当地使用气垫床、水床等全身减压设备以分散压力，预防压疮发生。

（6）避免和减少摩擦力及剪切力的作用：为病人安排合适的卧位，防止身体下滑，应尽量使床头抬高的角度减小（床头抬高≤30°），并尽量缩短床头抬高的时间。长期坐轮椅的病人，尽量坐直并紧靠椅背，必要时垫软枕，双膝关节屈曲90°，适当约束防止下滑。保持床铺清洁干燥、平整无碎屑，被服污染要及时更换，不可使用破损的便盆，以防擦伤皮肤。协助病人进行体位转移时要有足够人手，避免拖拉病人而产生摩擦；避免独自搬动危重病人，必要时使用翻身床。

（7）保护病人皮肤，避免局部不良刺激：加强基础护理，用清水或中性溶液清洁皮肤。避免频繁热水擦洗和使用有刺激的洗液，保持皮肤自然屏蔽，避免皮肤过于干燥。失禁病人要局部使用防御性的药膏保护皮肤，如氧化锌等。

(8)促进皮肤血液循环：长期卧床病人，每日做主动或被动的关节运动，促进肢体血液循环。改变体位后对受压部位进行适当按摩，改善局部血液循环。促进局部血液循环——全背按摩。不要按摩发红的部位或发红的周边部位。避免拿捏按摩骨隆突部位。

(9)改善机体营养状况：病情允许情况下，给予压疮高危病人高热量、高蛋白及高维生素饮食。

(10)鼓励病人活动：病情允许情况下，协助病人进行肢体训练，鼓励病人尽早离床活动，预防压疮发生。

(11)实施健康教育：指导病人和家属掌握预防压疮的知识和技能，有效参与预防压疮。

二、压疮的治疗与护理

(一)全身治疗

积极治疗原发病，增加营养和全身抗感染治疗等。良好的营养是创面愈合的重要条件，因此应给予平衡饮食，增加蛋白质、维生素的摄入。同时加强心理护理。

(二)局部治疗与护理

评估、测量并记录压疮的部位、大小(长、宽、深)、创面组织形态、渗出液、有无潜行或窦道、伤口边缘及周围皮肤状况等，对压疮的发生发展进行动态监测，根据压疮分期的不同和伤口情况采取针对性的治疗和护理措施。

1. 淤血红润期

此期护理的重点是去除病因，防止压疮继续发展，除加强压疮预防措施外，局部可使用半透膜敷料或水交体敷料加以保护。由于此时皮肤已破损，故不提倡局部皮肤按摩，防止造成进一步伤害。

2. 炎性浸润期

此期护理重点是保护皮肤，预防感染，除继续加强上述措施以避免损伤继续发展外，应注意对出现的水泡进行护理。未破的小水泡应覆盖透明贴减少摩擦，防止水泡破裂、感染，使其自行吸收；大水泡局部消毒后再用无菌注射器抽出泡内液体，需消毒创面及创周皮肤，并根据创面类型选择合适的伤口敷料。

3. 浅度溃疡期

此期护理的重点为清洁伤口，清除坏死组织，促进组织生长，并预防和控制感染。根据伤口类型选择伤口清洗液。创面无感染时多采用对健康组织无刺激的生理盐水进行冲洗；创面有感染时，需根据创面细菌培养及药物敏感试验结果选择消毒液或抗菌液以达到抑菌或杀菌目的，从而控制感染和促进伤口愈合。对于溃疡较深、引流不畅者，可用3%过氧化氢溶液冲洗，抑制厌氧菌生长。或采用具有清热解毒、活血化瘀、去腐生肌的中草药治疗。

4. 坏死溃疡期

此期除继续加强浅度溃疡期的治疗和护理措施外，采取清创术清除焦痂和腐肉，并保护暴露的骨骼、肌腱和肌肉。

对深达骨面、保守治疗不佳或久治不愈的压疮可采取外科手术治疗，如手术修刮引流、植皮修补缺损或皮瓣移植术等。护士需加强围术期护理，如术后体位减压，密切观察皮瓣的血供情况和引流物的性状，加强皮肤护理，减少局部刺激等。

(三)物理治疗

不同时期的压疮可根据创面的情况适当选用红外线、紫外线或超短波等物理治疗方法。

第八节　放松训练技术

放松训练技术又称肌肉松弛训练或自我调整疗法，是一种通过一定方式的训练，使患者学会身体上和躯体上的一组行为治疗方法。肌肉松弛训练可使患者肌肉放松，具有减轻痉挛的肌群，降低肌张力，消除工作及运动带来的紧张和疲劳，缓解疼痛，镇静，催眠，降血压等作用，让患者处于休息，轻松状态，利于患者全面康复。松弛训练可以在任何体位上进行。

一、肌肉放松的方法

进行肌肉放松训练时，可以把训练方法教给患者及其家属，让家属帮助患者完成或患者自己完成肌肉的放松训练，也可以在治疗师的帮助下通过自行抗阻主动运动来完成。常用的方法包括以下几个方面：

1. 渐进性放松法

渐进性放松法要求患者想象最令人松弛和愉快的情景，依靠自我暗示有意识地反复练习肌肉的紧张和放松，然后使全身逐渐进入放松状态。首先让患者在肌肉紧张时，充分感到所产生的紧张感。然后让患者去领会肌肉完全放松的感觉。在进行肌肉放松前，先让患者在既安静又不被他人打扰的房间里进行训练。患者穿宽松衣物，将腰带，领带和腰围放松，取下身上的物品。肌肉放松顺序可以自上而下或自下而上。

患者开始的姿势：取仰卧位，双下肢稍分开，双上肢掌心向下内旋位伸直，并稍与身体分离。注意手足勿交叉。用较好的枕头垫于头部，肘、腕、指、膝各个关节稍取屈曲位，用棉垫将双膝垫起。先让患者在上述姿势下闭目休息 3~5 分钟，然后进行下列提高肌肉紧张感的训练：

①腕关节伸肌训练：让患者腕关节背屈位数分钟，前臂伸侧有紧张感，接着腕关节停止背屈，然后手掌自然下落，让患者感到紧张感消失。再次强烈背屈腕关节，反复进行，放松。

②腕关节屈肌训练：让患者强烈屈曲腕关节数分钟，产生紧张感后，腕关节停止屈曲，使患者的紧张感消失，肌肉放松。再次强烈屈曲腕关节，然后反复进行放松。

③肘关节屈肌训练：让患者强烈屈曲肘关节，数分钟后，上臂屈侧有紧张感，肘关节停止屈曲，前臂自然下落，紧张感消失，肌肉放松，反复练习。

④肘关节伸肌：将手放在事先准备好的两册书上，伸展肘关节，数分钟后，上臂伸侧产生紧张感。然后前臂自然下落，患者紧张感消失，肌肉放松，反复练习。

⑤踝关节背屈肌：让患者踝关节强烈背屈，数分钟后，小腿伸直有紧张感。然后踝关节停止背屈，足自然下落，紧张感消失，反复练习。

⑥踝关节拓屈肌：让患者踝关节强烈拓屈，数分钟后，小腿屈侧有紧张感。然后踝关节停止拓屈，紧张感消失，小腿屈侧肌肉放松，反复练习。

⑦膝关节伸肌：让患者仰卧于治疗台上，膝关节以下伸出治疗台的边沿，并使之伸展，数分钟后，大腿伸侧有紧张感，然后膝关节停止伸展，大腿肌肉伸侧放松，反复练习。

⑧膝关节屈肌：让患者仰卧于治疗台上，膝关节以下从台沿下垂开始屈曲，数分钟后，大腿屈侧肌肉有紧张感，膝关节停止屈膝，大腿肌肉屈侧放松，反复练习。

⑨髋关节屈肌：让患者仰卧于治疗台上，一侧小腿下垂，稍屈曲髋关节，使腹部肌肉放松，反复练习。

⑩髋关节伸肌：让患者仰卧于治疗台上，将两册书垫于左侧膝关节下，使臀部感到肌肉紧张，数分钟后将书取下，使左膝关节伸展，使左臀部肌肉放松。以上动作反复多次练习，在放松状态下放松30分钟，每日一小时，一般练习3天。

2.钟摆样摆动法

将上肢或下肢置于下垂位，前后放松摆动，直到肢端出现明显的麻木感为止，也可增加0.5～1千克重量的物体于肢端，然后再做摆动，以提高肌肉放松的程度。此法主要适用于帕金森综合征患者，以减轻肢体的强值和震颤，从而使肢体达到肌肉放松训练的目的。也可用此方法来活动关节，主要适用于肩、髋、膝关节活动训练。

3.肌肉放松体操

用于肌张力严重增高而无法放松的患者。主要用于颈部、肩部、胸部、背部肌肉的放松训练。做肌放松体操前在相应的部位进行热敷和按摩，以轻按为主效果更佳。可在仰卧位，椅子坐位，立位，步行及各种姿势下进行。多数配合呼吸运动，让患者吸气时收缩，呼气时放松。具体方法有以下几个方面：

(1)仰卧位

①让患者在安静，轻松的仰卧位下充分放松，闭眼5分钟。

②让患者双上肢放松，侧放于身体两侧，由一侧开始，交替进行，然后双侧同时进行以下动作：轻握拳—握拳—握紧拳—放松；

③将患者双上肢放松，侧放于身体的两侧，双手手指伸展，再将手握紧抬起，然后放松放下；

④抬起双侧前臂，然后放松放下；

⑤伸展上肢抬起，然后放松放下，可一侧进行，亦可双侧同时进行或双侧交替进行；

⑥头稍抬起，然后放下；

⑦抬起上半身，然后放松躺下。

（2）坐位

①上肢向上伸展，然后放松落下，可以单侧进行，也可双侧同时进行或双侧同时进行；

②将腰挺起呈端坐位，再恢复日常习惯坐位，然后放松，将背向后弓起坐位，再恢复日常习惯坐位，然后放松；

③将腰挺起，伸展上肢，然后上举，再恢复坐起，放松上肢，再落下，可单侧，双侧交替或双侧同时进行，宜与呼吸同时进行，全身重力向下—呼气—放松，端坐—伸展上肢—吸气—收缩；

④将腰挺起，端坐，抬头，放松，全身重力向下，向前垂头；

⑤将腰挺起，伸展上肢抬高，然后上举，放松全身，重力向下，向前下垂头和上肢，可单侧或双侧交替进行，也可双侧同时进行；

⑥坐于椅前部，手放于坐处，然后伸展下肢，以足跟为轴做内旋，外旋运动。

（3）立位

①将身体呈直立位，然后抬头，再向前垂头；

②伸展上肢，再上举，然后放松落下。可单侧或双侧交替进行，也可双侧同时进行；

③放松上半身，然后前倾，再重新直立；

④将双上肢抬起，伸展，然后放松上半身和双上肢，再自然落下；

⑤双上肢放松，使其随意摆动2～3次。

（4）步行位

①伸展双上肢，再正步行走，然后抬起落下摆动，可单侧或双侧交替进行，也可双侧同时进行；

②正步行走，抬起上肢，然后伸展不动，足尖站立，行走；上肢放松落下，如平时行走，可单侧进行，亦可两侧交替进行或双侧进行；

③正步行走，抬上肢，再伸展上肢，上半身放松，下落，双臂自由摆动，与呼吸一致进行。

4. 伸呼吸放松训练

深呼吸放松训练方法简单，常可以起到很好的放松效果。具体做法：让接受放松训练者站位或坐位，双肩下垂，闭上双眼，慢慢做深呼吸。指导语是：一呼一吸……一呼……一吸，或深深地吸进来，慢慢地呼出去；在呼吸变慢，变得越来越轻松的同时，想象自己的心跳也在渐渐地变慢，变得越来越有力。呼吸变深，越来越轻松。整个身体变平静，心里安静极了，周围好像没有任何东西，自己感到轻松自在，静默数分钟结束。

5. 其他放松措施

听音乐或放松指导语，按摩式地数数字，施以热疗，光疗，热水浴。1977年，美国的霍夫曼（Hoffman）提出，各种松弛肌肉法能降低耗氧量和血压，减慢呼吸速度，减少心率和肌肉紧张。他建议使用的松弛肌肉法如下：

①选择清静的环境，采取自然放松的姿势，使全身肌肉放松；

②闭上双目，做一次深呼吸；

③头脑里想着一幅宁静的图画或景色，每次呼气时重复说一个对自己有特殊意义的字或词；

④在进行上述活动过程中，放松全身肌肉；

⑤反复进行 15 分钟。

(二)放松训练的注意事项

1. 选择适合放松训练的环境。

2. 向患者介绍放松训练的意义、目的、方法、持续时间。

3. 选择患者最易放松的体位，训练时要使受训的肌肉完全放松。

4. 训练时要选择准确的练习姿势和准备姿势。认真观察动作完成的情况，避免出现错误动作和跌倒。

思考题

1. 掌握常用的体位摆放的方法。

2. 熟悉偏瘫病人的体位转移技术。

3. 了解体位引流的方法。

4. 掌握叩击排痰的方法。

5. 了解吞咽障碍病人的吞咽训练方法。

6. 掌握摄食训练时食物的选择。

7. 掌握间歇导尿的技术操作。

8. 掌握神经源性大肠的护理。

9. 掌握压疮的预防措施。

第六章　老年期常见的心理与精神问题的康复护理

随着社会的进步与发展，寿命的延长，人口老龄化已成为世界各国面临的社会问题。我国 60 岁以上的老年人有一亿多，这标志着我国已进入老龄化。老年期是实现人生价值的最后时期，在这时期更容易患多种心理和精神问题，因此，做好老年人的心理和精神问题的康复护理，使老年人身心愉快地安度晚年也成为当今老年康复护理的重要内容之一。

第一节　老年人常见的心理问题

步入老年后，身体的各个器官会逐渐发生器质性的病变，生理机能也随之衰退影响正常的生活。退休、丧偶、患各种慢性病也影响着老年人的身心健康，了解老年人的心理变化，对老年人心理问题的康复护理尤为重要。

一、老年人心理变化的特点及影响因素

人的心理变化与自身的生理条件、生活环境、社会变化、生活方式等多种因素有关。

（一）老年人的心理特点

1. 心理老化与生理老化不同步。老年人的身体衰老，生理功能逐渐衰退。有的老年人奋进，在老年仍有建树，而有的老年人则比较颓废。

2. 老年人的心理变化与老年人个体的心理特点有密切联系。勤于用脑智力衰退的速度比懒于用脑慢，情绪稳定开朗乐观的老人智力衰退速度比较慢；反之则快。

3. 心理变化个体差异较大。遗传、社会环境、个人生活经历的不同使老年人心理变化有较大的差异。

4. 心理发展的潜能和可塑性。老年人心理变化受环境因素影响较大。正确引导可对其产生一定的正面作用。

（二）老年人心理变化的影响因素

1. 生理功能的衰退。人体各个系统的生理变化和衰退使老年人听觉视觉衰退、感觉运动迟缓、记忆力下降、精力和体力的不足都会对日常生活产生影响，导致老年人悲观、孤独、消极情绪。

2. 经济状况。老年人的经济主要靠自己劳动的收入和儿女的供给，对于经济收入不多社会地位不高和无子女的老人容易产生自卑心理。

3. 角色转变。这是老年人离退休后的心理不适应的重要影响因素。离退休是一种

正常的角色变化，有些老年人从以前的忙忙碌碌转变为平淡，加之离退休后社会地位的改变难以适应，使老年人产生了失落、抑郁、无用感等心理变化。

4. 疾病的损害。老年人长期患病或身体有伤残的，治疗过程漫长，效果缓慢造成部分老年人经济困难并感到治愈希望渺茫，产生消极情绪使老年人疾病加重而影响心理健康。

5. 死亡临近的影响。主要有理智型、积极应对型、接受型、恐惧型、解脱型、无所谓型6种心理表现。

二、老年人常见的心理问题康复护理

(一)离退休综合征

指老年人由于离退休后不能适应新的社会角色、生活环境和生活方式的变化而出现的焦虑、抑郁、悲观、恐惧等消极情绪，或因此产生偏离常态的行为的一种适应性的心理障碍。

1. 发生离退休综合征的原因

发生离退休综合征有多种方面的原因，心理原因主要有以下几个方面：

(1)失落感。老年人在离退休后失去工作，也失去了权力地位、金钱、人际关系，说话不管用了，求人办事难了而发出老而无用的失落感，而这种失落感会使老人觉得年老就意味着丧失。

(2)孤独感。由于退休老人的社会活动减少了，活动范围变狭窄，特别是儿女在外地、丧偶老年人容易产生孤独感，而对自身价值和生命存在表示怀疑甚至是绝望。

(3)空虚感。老年人在离退休前有事业、有追求、有精神寄托，不会有空虚感；而离退休后空闲时间多了，感兴趣的活动少，就会无所事事，百无聊赖产生消极情绪，加速老年人的衰老，如果这种空虚感持续时间过长，会引起老年人失眠，对周围事物缺乏兴趣，悲观绝望，甚至自杀等严重影响老年人的身心健康。

(4)焦虑感。焦虑感是指个体在面临现实存在的或预计会出现的对自身会产生某种威胁的客观事物所引起的一种心理体验。产生的消极作用大于积极作用，会加重老年人的心理压力，引发老年人离退休综合征，严重影响老年人的身心健康。

(5)怀旧感。怀旧感是指个体面对老年期的处境而产生的对年轻时代的故人故物怀念留恋的一种心理体验，绝大多数是老年人有这种心理状态。有些老年人通过回忆使自己忘却现实的烦恼，使自己身心愉快，有些老年人习惯用老眼光看新问题，难以从现实中解脱出来；还有些老年人过分怀旧，尤其是丧偶老人沉浸在对已故亲人的思念之中，影响老年人身心健康。

2. 与离退休综合征密切相关的因素

主要与老年人的个性特点、有无思想准备、个人爱好、人际关系、职业性质、性别、文化程度、年龄大小等多种因素密切相关。

3. 离退休综合征的护理措施

(1)调整心态，顺应规律。衰老是人体发展的自然规律，离退休也是社会新陈代谢的一种手段，老年人在心理上要认识和接受这个事实。因此老年人在离退休后要消除"老而无用""人老珠黄"的悲观思想和消极情绪，重新安排自己的生活工作和学习，做到老有所为、老有所用、老有所学、老有所乐。

（2）发挥余热，重归社会。如果离退休后身体健康，精力充沛有一技之长的老年人可以做一些力所能及的工作，一方面可以实现自我价值；另一方面可以使自己精神上有所寄托，充实离退休后的生活以增进身心健康。

（3）善于学习，勤于思考。一方面学习能促进大脑的灵活运用，延缓智力衰退；另一方面老年人通过学习，树立新观念，跟上时代的步伐。

（4）培养兴趣，寄托精神。

（5）扩大社交，排解寂寞。

（6）生活规律，做好保健。

（7）药物和心理治疗。当老年人出现身体不适、心情不佳时切忌讳疾忌医。对患失眠，焦虑不安的离退休老人可在医生指导下适当地服用药物，接受心理治疗。

（二）空巢综合征

空巢是指无子女或子女长大后相继分离出去，只剩下老年人独自生活，这些空巢老人、老夫妇或两代老人居住的家庭就形成"空巢家庭"。随着社会的发展，空巢老人已成为当今社会最重要的老龄化问题之一。

空巢综合征是指老年人生活在空巢环境下，由于人际关系疏远而产生被分离舍弃的感觉，常出现孤独、空虚寂寞、伤感、精神萎靡、情绪低落等一系列心理失调症状。

1. 原因

老年人独居时间增多，儿女不在身边，易产生孤苦伶仃、可怜、可悲的消极情绪。传统观念受冲击，有些老人有养儿防老的传统思想，对儿女的依赖性强。养老体制不健全，许多老人无法到养老机构安度晚年。老人离退休后生活变化不适应，寂寞等。

2. 症状表现

（1）精神空虚，无所事事。

（2）孤独悲观，社会交往少。

（3）躯体症状：受空巢应激产生的不良情绪可导致一系列躯体症状和疾病，如失眠、消化不良、高血压、冠心病等。

3. 康复护理措施

（1）首先要鼓励老人的老伴尽可能地关心体贴对方。

（2）子女应理解老人，常回家探望老人，常与父母进行思想感情交流，为父母解决实际问题。

（3）鼓励老人发挥余热，积极参加社区活动。

（4）支持丧偶老人再婚，能相互照应。

（5）必要时接受心理医生指导和心理治疗。

（6）在社区建立专业的老年人心理咨询站和服务热线，全社会建立完善的老人服务网，解决老年人担心遇到突发事件的后顾之忧。

(三)高楼住宅综合征

长期居住在高层闭合式住宅内，与外界联系少，很少到户外活动，从而引起一系列生理心理的异常反应，多见于离退休的老年人，冬春季多见。

主要表现在：体质虚弱，面色苍白，四肢无力，不爱活动，难以适应天气变化，性格孤僻，难以与人相处等。可导致老年人高血压，糖尿病，冠心病，老年肥胖症等多种老年慢性病，也导致老人与子女关系紧张等。

高楼住宅综合征预防和护理：

主要鼓励居住高楼的老人参加社会活动，增加人际交往，加强体育锻炼，根据自身体力、兴趣选择，如散步、打太极拳、做体操等项目。要每天下楼到户外活动一两次，并持之以恒。

思考题

1. 掌握离退休综合症、空巢综合征的概念。

2. 掌握离退休综合征的护理措施。

3. 熟悉老年人的心理特点和心理变化的影响因素。

4. 了解高楼住宅综合征。

三、老年人心理健康的促进与维护

第三届国际心理卫生大会将心理健康(mental health)定义为"所谓心理健康是指个体在身体、智能及情感上与他人的心理健康不相矛盾的范围内，将人心境发展成最佳状态"。

1. 老年人的心理健康的标准

目前，国内外尚无心理健康的统一标准，综合国内外心理学家对老年人心理健康标准的研究，结合我国老年人的实际情况，国内的心理学家认为老年人的心理健康标准体现在以下6个方面：

(1)认知正常。这是判断心理健康的首要标准。老年人认知正常体现在感知觉正常、记忆正常、思维正常等。

(2)情绪愉快而稳定。具有健康的情绪体验是心理健康的重要标志，能正确判断，客观地评价，消极的情绪要适度地宣泄。

(3)人际关系的和谐。有正常的社会活动，言行举止符合自己的年龄和身份。

(4)适应环境。以正确态度面对现实，接受现实，能积极应对老年人常见的心理问题和慢性躯体疾病。

(5)心理行为符合年龄特征和角色特征。人的心理和行为表现随年龄而变化发展的，有年龄阶段性。处于同一年龄阶段的人的心理和行为具有一些共同的特征，一个心理健康的人，应具有同年龄大多数人相符的心理行为特征。

(6)人格完整，行为正常。心理健康的老人行为的外在表现和内在反应是一致的；前后行为是统一的；行为反应的强度和刺激的强度是一致的。

2. 老年人心理健康的促进与维护

(1)帮助老年人尽快地适应离退休后的生活。丰富生活，明确生活的意义，树立老有所为，老有所乐的新观念。

(2)指导老年人培养良好的生活习惯。起居规律，要有良好的作息，戒烟戒酒，饮食清淡易消化，合理运动，居住环境光线柔和，温度适宜。

(3)弘扬中华民族的传统美德，创造尊老、爱老、敬老的社会氛围。

(4)建立广泛的社会支持系统，为老年人提供优质的心理卫生服务。

第二节　老年期常见的精神障碍

随着人口的逐渐老龄化，老年期精神障碍的发病率逐年增加，人们的重视程度也在逐步加深。对于老年期精神障碍的康复护理也就更为重要。

一、老年期精神障碍的特点

老年期精神障碍多由脑器质性疾病导致，它的发作有其年龄特征，在诊断和治疗方面应与一般的精神障碍有所区别。

1. 多数表现出神经衰弱、失眠、抑郁、猜疑、幻觉、妄想、意识障碍，有的则表现出兴奋、烦躁、干扰家人等。

2. 当疾病进展，会有记忆减退、焦虑不安、注意力不集中等情况。重者理解判断力低下、计算力不好、生活处理差、情感迟钝等。

3. 当记忆力明显减退时，应首先考虑脑的器质性疾病，最多见的是脑动脉硬化和阿尔茨海默病(即老年痴呆症)。脑动脉硬化者一般有长期高血压病史，对于后者，应去医院检查明确诊断。

4. 老年期抑郁症的老人一般表现情绪低落、沮丧、不愿与人交往，并伴有睡眠障碍、食欲减退、易疲劳等，但是老年期抑郁症患者记忆力减退不明显，主要是情绪抑郁，要与脑器质性疾病鉴别。

思考题

掌握老年期精神障碍的特点。

二、老年人常见精神障碍与康复护理

(一)老年期抑郁症

抑郁症是一种以持久(至少 2 周)的情绪低落或抑郁心境为主要临床表现的精神障碍，又称情感障碍。老年期抑郁症是指发生于老年期(大于等于 60 岁)这一特定人群的抑郁症，包括原发性抑郁(含青年或成年期发病、老年期复发)和见于老年期的各种继发性抑郁。它以持久的抑郁心境为主要临床特征，其主要表现为情绪低落、焦虑、迟滞和躯体不适等，且不能归于躯体疾病和脑器质性病变。是老年人最常见的精神疾病之一。

1. 康复护理评估

(1) 健康史

多数病人具有数月的躯体症状，如头晕、头痛、乏力、全身不确定性不适感，失眠、便秘等。有些病人患有慢性疾病，如高血压、冠心病、糖尿病等，或有躯体功能障碍。老年期抑郁症的发病与下列因素有关：遗传因素、生化异常、神经内分泌功能失调、心理社会因素、具有突出的回避和依赖的人格特征。

(2) 临床表现

老年抑郁症病人的症状与年轻病人的症状基本相似，有"三低"症状，但也有某些特点。①疑病性。②激越性。③隐匿性。④迟滞性。⑤妄想性。⑥自杀倾向：自杀是抑郁症最危险的症状。自杀行为在老年期抑郁症病人中很常见，很坚决。⑦抑郁症性假性痴呆。⑧季节性。

(3) 辅助检查

采用标准化评定量表对抑郁的严重程度来评估，如老年抑郁量表(GDS)、流调中心用抑郁量表(CES-D)、汉密尔顿抑郁量表(HAMD)、Zung 抑郁自评量表、Beck 抑郁问卷(BDI)，GSD 较常用。CT、MRI 显示脑室扩大和皮质萎缩。

(4) 心理—社会状况

老年期遇到的生活事件如退休、丧偶、家庭纠纷、经济窘迫、躯体疾病等对老年人构成心理刺激，影响其情绪，当达到一定程度时，会引起心因性抑郁。

2. 康复护理诊断

(1) 个人应对无效。与记忆力丧失和(或)判断力丧失有关。

(2) 记忆受损。与阿尔茨海默病记忆细胞丧失和变性有关。

(3) 思维过程紊乱。与认知障碍或丧失有关。

(4) 语言沟通障碍。与大脑语言中枢功能受损或认知障碍或丧失有关。

(5) 生活自理缺陷。与认知障碍或丧失有关。

3. 康复护理措施

老年期抑郁症的治疗以药物为主。

(1) 心理护理

①非语言疗法：由于老年患者认知能力下降，语言交流受限制，可采用拉拉老人的手、抚摸老人、陪老人坐坐等，能有效地改善老年抑郁患者无力感和自卑感。

②呼吸疗法：护士应指导患者腹式呼吸、吹哨式呼吸、慢节律呼吸可使身心放松。

③音乐疗法。

(2) 日常生活护理

①日常生活能力(ADL)训练，督促一般患者做好晨晚间护理，能自己吃饭，让患者重复练习穿脱衣服的能力。

②放松训练 可采用坐位和卧位，从头部逐步放松，两肩放松，胸部放松，腹部放松。这种放松疗法可降低血压，减慢心率，减少肌肉的紧张。

（3）安全护理

严格执行护理查房制度，尤其是对于有自杀倾向者，评估自杀原因和可能的方式，提供安全的环境。

（4）注意观察药物的不良反应

使用抗抑郁药物，密切观察药效和不良反应。抗胆碱能副作用是最常见的副作用，主要表现口干、便秘、视物模糊等，服药期间避免驾驶和从事危险性运动，忌饮酒等要严格掌握适应证和禁忌证。

（5）健康指导

介绍有关抑郁症的知识；指导家庭应对技巧；进行日常生活指导。

 思考题

掌握老年抑郁症的护理措施。

（二）老年性焦虑症

焦虑症原称焦虑性神经症，以广泛和持久性的焦虑或以反复发作的惊恐不安为主要特征的神经症障碍，往往伴有头晕、胸闷、心悸、呼吸困难、口干、尿频、出汗等自主神经系统症状和运动性不安等症状。老年焦虑症的识别率较低，是导致老年人精神障碍、自杀等威胁老人健康的一大杀手。

1. 康复护理评估

（1）健康史

遗传因素在家族中在焦虑症的发生中起重要作用，其血缘亲属中同病率为15%，远高于正常居民；双卵双生子的同病率为25%，而单卵双生子为50%。有人认为焦虑症是环境因素通过易感素质共同作用的结果，易感素质是由遗传决定的。焦虑反应的生理学基础是交感神经系统和副交感神经系统活动的普遍亢进，常有肾上腺素和去甲肾上腺素的过度释放。躯体变化的表现形式决定于患者的交感、副交感神经功能平衡的特征。

（2）临床表现

老年焦虑症往往表现为心烦意乱、注意力不集中、焦虑紧张、脾气暴躁等。因其症状特点与其他精神类疾病有类似之处，所以极易混淆。

一般而言，焦虑可分为三大类：

①客观性焦虑。如爷爷奶奶渴望孙子考上好大学，在考试前爷爷奶奶显得非常焦虑和烦躁。

②神经过敏性焦虑。即不仅对特殊的事物或情境发生焦虑性反应，而且对任何情况都可能发生焦虑反应。它是由心理—社会因素诱发的忧心忡忡、挫折感、失败感和自尊心的严重损伤而引起的。

③道德性焦虑。即由于违背社会道德标准，在社会要求和自我表现发生冲突时，引起的内疚感所产生的情绪反应。有的老年人怕自己的行为不符合自我理想的标准而受到良心的谴责。

（3）辅助检查

采用标准化评定量表对焦虑的严重程度来评估。

（4）心理—社会状况

老年人遇到的生活事件如退休、丧偶、家庭纠纷、经济窘迫、躯体疾病等对老年人的构成心理刺激，影响其情绪，当达到一定程度时，会引起老年人焦虑症。

2．康复护理诊断

（1）营养失调：低于机体需要量与摄入营养物质不足、不能满足身体需要有关。

（2）个人应对无效：与记忆力下降有关。

（3）生活自理缺陷：与记忆力下降有关。

（4）潜在并发症：自杀

3．康复护理措施

（1）预防措施

要有一个良好的心态。首先，要乐天知命，知足常乐。古人云："事能知足心常惬。"老年对自己的一生所走过的道路要有满足感，对退休后的生活要有适应感。不要老是追悔过去。其次，要保持心理稳定，不可大喜大悲。要心宽，凡事想得开，要使自己的主观思想不断适应客观发展的现实。最后是要注意"制怒"，不要轻易发脾气，要学会自我疏导、自我放松。

（2）药物治疗

一种是苯二氮类药物，这是目前临床应用较为广泛的一类药物，品种很多。还有一种非苯二氮类药物，属于新一代抗焦虑药，根据症状还可以用一些抗抑郁药，但这些药物使用都有严格要求，必须由专科医师进行。

（3）心理治疗

常用的有认知疗法、放松疗法、行为疗法和支持疗法等。值得注意的是，在很多老年人身上也存在着焦虑过多的现象，这常称为老年焦虑症，但人们往往忽略这种心理疾病，而把原因归结到一些器质性疾病，比如心脏病、糖尿病，认为是这些疾病的症状。

（4）认知疗法

是目前心理治疗中最常用的治疗方法。因为患者对焦虑症不了解或有不正确的认识，对患者的情感体验和躯体感受应给予合理的解释，消除或减少其对疾病的过度担心和紧张，从而调动患者的能动作用。若同时联合药物治疗，更会提高疗效。

（5）放松疗法

是按照从上到下一定的顺序，依次进行收缩和放松头面部、上肢、胸腹部和下肢各组肌肉的训练，达到减轻焦虑的效应。冥想也有类似作用。

（6）行为疗法

多用于恐惧症和强迫症的治疗，治疗方法有系统脱敏法和暴露法等。

（7）"迪普音"音乐疗法

迪普音是一种对频率、相位都进行过特殊处理的声音，它的频率与人耳固有频率相同，能够在耳蜗、耳前庭狭窄的空域内引起共振，并通过共振对中耳、内耳进行按摩理疗，对耳神经能起到调剂的作用，减轻耳前庭功能紊乱状态，反馈到人的大脑、中枢神经和脑垂体，帮助内啡肽生成，降低、平复焦虑不安的情绪。

（8）支持疗法

老年患者大多伴有某些心理问题，需要有人来帮助和支持解决，尤其是亲属的参与更为重要。

上面介绍的几种心理疗法，应由受过专门训练的心理治疗师来实施。通过合理的药物治疗和恰当的心理治疗，老年焦虑症会得到明显改善，并可争取到良好的预期。

（9）体育治疗

体育治疗和心理治疗中的松弛疗法很相似，但是锻炼疗法让老人有种自我做主的自由感，而不是被人强迫着去治疗。大家都知道不管在怎样的情况下，适度的锻炼对人体是有益无害的。而且研究也发现，如果老人每天都能够在早晨或者是下午时刻坚持1个小时左右的适度锻炼，比如慢跑，太极拳，瑜伽等，在锻炼的时候尽情地去发泄自己所有的烦闷和不满，不要去想那些不值得自己去担心，自己不必要去担心的事情，老人的病情会得到很好的缓解和控制。

4. 康复护理评价

通过治疗和护理，使得老人的焦虑有所缓解，生活基本能自理，延缓患者病情的发展，提高生活质量。

 思考题

了解老年人焦虑症。

（三）老年性痴呆

老年性痴呆又称为阿尔茨海默病，常起病于老年或老年前期，是一种原因未明的中枢神经系统原发性退行性变疾病。病程缓慢且不可逆，主要临床症状为痴呆性综合征。记忆障碍为本病的首发症状。发病率随着年龄增长而升高，随教育程度提高而下降，女性明显高于男性。

1. 康复护理评估

（1）健康史

家族史是该病的危险因素。遗传学研究证实该病常因染色体显性基因所致。

（2）躯体症状

发病缓慢隐匿，病人及家属常说不清何时起病，多见于70岁以上的老人，主要表现为认知功能下降，精神症状和行为障碍、日常生活能力的逐渐下降。根据认知能力和身体机能恶化程度分成三个时期。

第一期：（1～3年）轻度痴呆期。表现为记忆减退，对近事遗忘突出；判断力下降；不能对事件分析判断，难以处理复杂问题；情感淡漠，易激怒；出现空间定向障碍易迷路等。

表 6-1　良性老年记忆减退与痴呆的鉴别要点

	良性记忆减退	痴　　呆
原因	主要是再现过程出现问题，即不能自如地从记忆库中提出已有的信息（如记不得熟悉人的姓名，经提示能回忆起来）	主要是大脑记忆库中信息不断丢失，新的信息又不能储存，以至于大脑的储存信息越来越少
记忆减退程度	较轻，次要信息会忘记，重要的个人资料不会忘记	进行性加重，早期近事遗忘，晚期远期记忆也受影响，最后记忆库中资料全部丢失
进展速度	缓慢	记忆减退速度明显加快，后期可发展到全面痴呆
伴随症状	无	出现其他智能障碍和精神症状，如幻觉、人格改变、失语、失写、失用等

第二期：（2～10 年）中度痴呆期。表现为远近记忆严重受损，时空定向障碍；在处理问题、辨别事物的相似点和差异点方面有严重损害；不能独立室外活动，不讲卫生，不修边幅，不能计算，并出现失语、失用、失认等神经症状；烦躁不安生活能力下降，需要别人协助才能进食、穿衣、大小便等。

第三期：（8～12 年）重度痴呆期。患者完全依赖家人照顾，大小便失禁，呈现缄默，躯体僵直，查体锥体束征阳性，有握持、吸吮等原始反射，一般死于感染的并发症。

2. 康复护理诊断

（1）心理—社会因素

认知功能低下、教育水平低或文盲、无职业、不参加集体活动、缺少阅读及必要的娱乐活动、自我评价健康状况差的老人，患该病的几率比较高。

（2）辅助检查

①影像学检查。计算机断层摄像（CT）核磁共振成像（MRI）可见脑皮质萎缩明显，脑室扩大，脑沟变深。

②心理学检查。简易精神量表（MMSE），长谷川痴呆量表，日常能力评估量表，记忆和智能量表等。

③血液检测和脑脊液检测。

3. 康复护理措施

评估功能及康复护理。老年性痴呆患者在记忆、言语、吞咽等功能上都表现出明显的退化。评估功能主要从语言、认知、心理状况、吞咽、排泄、听觉、视觉等方面进行。评估后可以通过保持规律的生活作息，熟悉的生活环境，保证充足的睡眠时间帮助改善记忆力；以读书看报交谈等方式培养患者的好奇心，来恢复患者的语言功能并保持大脑的灵活；对视觉障碍的患者，佩戴辅助用具指导患者使用；对吞咽困难呛水的患者可进行吞咽训练。

①饮食睡眠的护理。保持科学的饮食结构，食物多样化，以高蛋白易消化的饮食为主，对于吞咽困难的应用鼻饲，预防吸入性肺炎；对睡眠时间颠倒的老年痴呆患者

白天可安排适度的体育活动或益智游戏，对失眠患者可适当用镇静药。

②安全管理。创造安全的环境，穿合适的裤子和防滑鞋，使用保护性防护用具使用床挡，必要时进行约束。做好发生意外的准备。密切观察患者的举止，加强药品物品的管理，让患者远离电源、煤气、化学物品、尖锐器皿等。

③预防压疮的发生。长期卧床的病人要 2 小时翻身叩背一次，经常按摩受压部位一般每天 4~6 次，每次 10 分钟，保持清洁干燥，勤换洗。

④心理护理。采用合适的语言与非语言交流技巧，医护人员细心观察患者的病情发展，及时发现并解决现存的或潜在的护理问题，关心理解老人，观察老人思想和内心活动，采用有效的诱导方法使老人心情愉悦，情绪稳定。

⑤健康指导。全社会普及老年痴呆的预防知识，做到早发现、早诊断、早治疗。积极合理用脑，生活规律，充足的睡眠，保持心情舒畅等预防早期痴呆的发生。

4. 康复护理评价

通过治疗和护理，使老人的认知能力有所提高，生活基本能自理，延缓患者病情的发展，提高了生活质量。

(四)血管性痴呆

血管性痴呆是指脑血管病变导致的智能及认知功能障碍综合征，是老年性痴呆的常见病因之一。血管性痴呆可由缺血性卒中、出血性卒中及全脑性缺血缺氧所引起，由于卒中病灶的部位、大小、数量不同，认知功能的损害也不同。

导致血管性痴呆的因素尚不清楚，可能与年龄、文化程度低、高血压、糖尿病、高血脂、脑卒中史有关。

1. 护理评估

(1)健康史

发病前有高血压史、脑血栓、脑血管意外发作史等。

(2)症状和体征

同时具备痴呆症状(遗忘及认知障碍)和局灶性神经系统体征(有偏瘫、感觉障碍、同向性偏盲、中枢性面瘫、构音障碍和病理症等表现及影像学证据)，临床表现依据病变部位不同而不同。

(3)社会—心理状况

同阿尔茨海默病。

(4)辅助检查

CT 和 MRI 所示与脑血管病变表现一致。

2. 康复护理诊断

(1)个人应对无效。与记忆力丧失和(或)判断力丧失有关。

(2)记忆受损。与记忆细胞丧失和变性有关。

(3)思维过程紊乱。与认知障碍或丧失有关。

(4)语言沟通障碍。与大脑语言中枢功能受损或认知障碍或丧失有关。

(5)生活自理缺陷。与认知障碍或丧失有关。

3. 康复护理计划与实施

（1）用药的护理

积极治疗原发病，尼莫地平是国际公认的药，既有能选择性地扩张血管的作用又能改善智力；应用改善认知和促进脑细胞代谢的药物，如吡拉西坦等；应用抗精神病药物对症治疗。

（2）多动脑

耐心训练患者语言，知道多用脑，用记忆、计算、读书刺激大脑，制订详细护理计划，定期组织病人读书，看报等活动。

（3）饮食多样化

少食多餐清淡为主，多选择易咀嚼、易吞咽、易消化的食物。与家属密切合作，共同制订康复方案。

（4）心理护理

由于痴呆病人出现智力衰退，也常发生情绪变化，除必要的药物治疗、护理、补充营养、智力训练和康复运动外，心理护理和治疗也非常重要。

（5）健康指导

及早发现并避免脑卒中的危险因素，戒烟戒酒，合理饮食，有家族史的进行遗传学检查。

表 6-2 阿尔茨海默病与血管性痴呆的鉴别

	阿尔茨海默病	血管性痴呆
起因	渐进	较急、发作性的，高血压史
病因	进行性缓慢发展	波动或阶梯恶化
早期症状	近记忆障碍	脑衰弱综合征
精神症状	全面痴呆性痴呆 判断力、自知力丧失 早期有人格改变 情感淡漠或欣快	以记忆障碍为主的局限 判断力、自知力较好 人格改变不明显 情感脆弱
神经系统	早期无局限性体征	存在自限行症状和体征
影像学检查	弥漫性脑皮质萎缩化灶	多发性梗死、腔隙或软

第七章　老年期常见疾病康复护理

老年人相关的疾病和常见的问题很多，包括老年骨质疏松症、老年骨折、退行性骨关节病、老年人工髋膝关节置换、颈腰椎病、老年慢性阻塞性肺疾病、老年肺炎、老年高血压、老年冠心病、老年肥胖症、老年糖尿病、肿瘤、老年性脑卒中、帕金森病、肩周关节炎、老年慢性前列腺肥大、老年性白内障、老年性耳聋等。这些疾病都严重困扰着老年人，对老年人的生活、工作构成威胁。熟悉这些病的机理和知识，掌握其护理技能，有利于更好地为老年人服务。

第一节　骨质疏松症

骨质疏松症(OP)是一种以骨量减少、骨强度降低、骨微细结构破坏，导致骨脆性增加，易发生骨折为特征的全身性骨代谢疾病。根据骨质疏松症的发病机制可分为原发性和继发性两大类。妇女绝经后骨质疏松症和老年性骨质疏松症，属于原发性骨质疏松。它是老年人常见的疾病，极易引起骨折。骨质疏松性骨折的高卧床率和致残率严重影响了老年人的身心健康和生活质量。

一、康复护理评估

1. 健康史

(1)年龄、性别、遗传因素：60～69 岁妇女发病率高达 50％～70％；80 岁以上的老年人发病率高达 50％以上。家族中有患此病的，本人患此病的危险性将增加。

(2)内分泌影响：绝经后的女性，雌激素水平下降。

(3)营养：饮食中钙或维生素 D 缺乏，或吸收不良。

(4)活动：户外活动减少，光照时间短，导致骨质缺钙。

(5)生活方式：不良生活方式的影响，如吸烟、饮酒、咖啡等都会影响钙的吸收。

(6)药物因素：长期使用影响钙吸收的药物，如类固醇激素、甲状腺素等。

2. 身体状况

评估是否有腰背部、膝关节及其他部位疼痛现象；有无身高变矮、驼背；是否发生脆性骨折(是指轻度外伤或日常活动后发生的骨折)等。

3. 心理社会状况

由于机体的不适，如疼痛、骨折等造成了活动不便，不愿进行锻炼。身体外形的变化也增加了心理负担。

4. 辅助检查

(1)血生化检查：如血钙、血磷、碱性磷酸酶、性激素等。

（2）X线检查：对骨质疏松的早期诊断意义不大，只有骨量下降30％时X线片才能显示。但此检查对骨质疏松症所致的骨折能够进行定性定位诊断。

（3）骨密度（BMD）检查：是目前诊断骨质疏松症、预测骨质疏松性骨折风险、监测自然病程及评价药物干预疗效的最佳定量指标。WHO推荐的诊断标准采用双能X线吸收法（DXA），降低程度等于和大于2.5个标准差，即可诊断为骨质疏松症。

二、常见康复护理诊断

1. 疼痛：与骨质疏松、骨折、肌肉疲劳有关。

2. 躯体活动障碍：与疼痛、骨折活动受限有关。

3. 潜在并发症：骨折与骨质疏松有关。

4. 情境性自尊低下：与脊柱变形、身高缩短有关。

三、康复护理计划与实施

老年骨质疏松症的处理原则：积极对症治疗，养成健康的生活方式和饮食习惯。适当地进行户外锻炼，预防不恰当的用力和跌倒。对骨折要进行及时的处理。

康复护理的总体目标：能够运用有效的方法减轻不适；能够通过合理的饮食和适当的运动来维持躯体的功能；降低骨折的发生率；骨折病人减少并发症，降低病死率，提高康复水平；老年人能够正视自己形象的变化，减少焦虑，提高生活质量。

具体康复护理措施如下：

1. 休息与活动

运动是防治骨质疏松症最有效的方法。能活动的老人坚持适当的室外运动可以增加和保持骨密度。握力锻炼、上肢外展等收缩，可预防肱、桡骨的骨质疏松；下肢后伸等运动，可预防股骨近端的骨质疏松；每日步行2000～5000米，预防下肢及脊柱的骨质疏松。活动受限的老年人应保持关节的功能位，每日进行锻炼，同时进行肌肉的等长、等张收缩训练，防止关节僵硬和肌肉的失用性萎缩。对因骨折而固定或牵引的老年人，每小时应活动身体数分钟，做上下甩动臂膀、扭动足趾、足背屈、跖屈等活动。运动要量力而行，并持之以恒。

2. 营养与饮食

指导老人合理膳食，需摄入富含钙质及维生素D类的食品，如乳制品、豆制品、海产类、鱼肝油、燕麦片、坚果等；进食富含维生素C的水果、蔬菜等；改变不良的生活习惯：避免喝浓茶、咖啡、碳酸饮料，戒烟限酒。

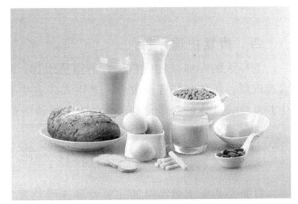

3. 缓解疼痛

卧床休息、按摩、应用物理治

疗，如低频、中频电疗、脉冲超短波等有助于缓解疼痛。对于疼痛严重者可遵医嘱给予止痛剂。

4. 预防并发症

跌倒是引起老年人骨折的主要因素。应为老年人提供安全的生活环境，如保持光线充足、地面避免湿滑、通道无障碍物等，尽量避免台阶，必要时配备合适的助行器。尽量避免弯腰、负重等危险动作。为老年人提供合适的服装，避免裤子过长，尽量穿不系鞋带的鞋，大小要合适，防止将老人绊倒。

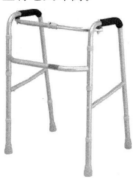

5. 用药护理

(1)钙制剂：如葡萄糖酸钙、碳酸钙等，不能与绿叶蔬菜同时服用，以免因形成钙螯合物而影响吸收。服用期间应多饮水，防止形成泌尿系结石、便秘。

(2)钙调节剂：包括降钙素、维生素 D 和雌激素。使用降钙素时，要注意观察有无低血钙和甲亢的表现。服用维生素 D 的过程中要观察血清钙和肌酐的变化，对使用雌激素的老年妇女，应严密监测子宫内膜的变化，有无阴道出血情况，定期检查乳房，防止肿瘤、心血管病的发生。教会老年人观察各种药物的不良反应。

(3)二磷酸盐：如依替磷酸二钠、帕米磷酸钠、阿仑磷酸钠等，此类药易引起消化道反应，应晨起空腹服用，同时饮水 300ml，30 分钟内不能进食、避免平卧。以免加重消化道刺激。

6. 心理护理

多与老人谈心，鼓励其表达内心的感受，指导老人合理穿衣改变人的视觉效果。增强信心、保持心情舒畅，适应自我形象的改变。

四、康复护理评价

老年人的疼痛减轻或消失，舒适感增加；每日能够坚持运动、能够按照营养原则合理进餐，躯体功能有所改善；老年人未发生骨折，已发生骨折的骨愈合良好，未发生并发症，肢体的功能得到最大的恢复；情绪稳定，能够正视自己形象的改变。

第二节　老年骨折

骨折是指骨或骨小梁的完整性和连续性发生断离。老年人骨质疏松，容易发生脆性骨折。脆性骨折是指轻度外伤或日常活动后发生的骨折。脊柱压缩性骨折多见于绝经后的老年妇女。髋部骨折，常发生于跌倒后。胸、腰椎骨折常导致胸廓畸形，出现胸闷、呼吸困难、紫绀等症状，易导致肺部感染。老年人骨折的致残率和致死率较高，严重影响了老年人的身心健康和生活质量，给家庭和社会带来了很大的负担。

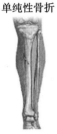
单纯性骨折

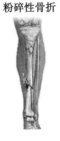
粉碎性骨折

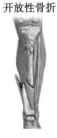
开放性骨折

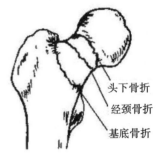
头下骨折
经颈骨折
基底骨折

一、康复护理评估

1. 健康史

外伤、骨质疏松多见。

2. 身体状况

疼痛、肿胀、畸形、反常活动。

3. 关节活动度

观察非固定关节有无活动受限。

4. 肢体长度

评估肢体长度的改变。

5. 肌力

评估受累关节周边肌肉的肌力。

6. 生活活动能力

评估日常生活活动能力。

7. 心理社会状况

患者由于骨折的影响，生活自理能力受限，出现烦躁、自卑、厌世的不良情绪。

8. 辅助检查

X线摄片：用于骨折的定性定位诊断。

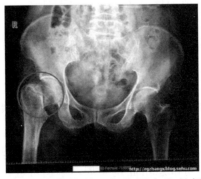

CT：可以诊断骨折的类型、移位情况、复位固定和骨折愈合情况。

MRI：可以判定是新鲜骨折还是陈旧性骨折及骨折愈合情况。

二、常见康复护理诊断

1. 疼痛

与外伤性炎症、损伤局部缺血有关。

2. 肿胀与淤斑

与出血、水肿有关。

3. 畸形

与骨折、骨复位不良有关。

4. 潜在并发症

骨筋膜室综合征。

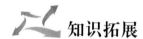 **知识拓展**

骨筋膜室综合征

骨筋膜室内压力增高，使软组织血循环障碍，肌肉、神经急性缺血而出现一系列早期综合征，常见于前臂和小腿骨折，主要表现为：肢体剧痛、肿胀、指（趾）呈屈曲状活动受限、局部肤色苍白或发绀，常由于骨折血肿、组织水肿或石膏管过紧引起。

三、康复护理计划与实施

老年骨折处理原则：复位、固定、功能锻炼。

康复护理的总体目标：减轻患者的疼痛、肿胀，增加舒适感。通过有效康复锻炼，恢复日常生活能力，防止并发症的发生。具体康复护理措施如下：

1. 休息与活动：患者骨折后应进行复位、固定。术后应先卧床休息。根据骨折的愈合程度制订适当的康复锻炼计划。

骨折早期康复锻炼（骨折后1～2周）：

（1）被动运动：可进行局部按摩和关节的被动活动。①肌力训练：固定部位的肌肉进行等长收缩练习；②关节活动度训练：如关节的外展、外旋、屈伸训练，可有效地防止关节粘连。

（2）主动运动：病人可进行自主的活动，做增强肌力的练习。

骨折后期的康复锻炼：（1）主动运动：恢复关节活动度。（2）肌力训练：增强肌力练习可采用沙袋、哑铃等。

2. 老年人常见的骨折的功能锻炼：肱骨外科颈骨折和股骨颈骨折是老年人常见的骨折。在此重点介绍这两种骨折的康复锻炼。

（1）肱骨外科颈骨折：肱骨外科颈骨折常因间接暴力所致，分为外展型和内收型。外展型多是稳定型，可用三角巾悬吊固定4周，早期可进行握拳、腕、肘关节屈伸训练，限制肩关节的外展活动。解除固定后进行肩关节及肩胛带的各个方向活动度训练及肌力训练。内收型复位后三角巾制动 4～6 周，限制肩关节内收肌力训练。

（2）股骨颈骨折：老年人股骨颈骨折后不容易愈合，常引起股骨头坏死及塌陷。

①内固定术后患者，原则上术后第 1 天做患肢各肌群的等长收缩练习，第 2～3 天即可进行床上锻炼。1 周以后进行髋部肌群的等张练习、髋及膝关节的屈伸运动，幅度应逐步增大，以免引起疼痛。8～12 周患侧股骨头的不负重休息，可扶双拐早期下地不负重行走。

②牵引治疗的患者，早期可进行床上锻炼，4 周后去除牵引，可进行床边坐—站立—患肢不负重行走练习，3 个月后逐渐增加肌力和关节活动度训练，然后进行负重行走训练。

3. 饮食护理：摄入含钙质丰富的食物。如牛奶、豆制品，同时补充维生素 D，以促进钙的吸收。多吃新鲜水果与蔬菜，以促进骨痂生长和伤口愈合。

4. 疼痛护理：必要时遵医嘱使用镇静剂。常用物理治疗：如红外线、超短波等可以减轻疼痛，促进骨愈合。

5. 心理护理：向患者介绍骨折康复的案例，鼓励其积极锻炼，增强自信心。

6. 康复健康指导：（1）预防骨折发生：为老人提供安全舒适的生活环境。饮食多摄入钙质；（2）康复锻炼指导：因人而异制订康复计划，并长期坚持，防止并发症。

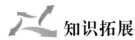 **知识拓展**

成人常见骨折临床愈合时间

上肢	时间	下肢	时间
锁骨骨折	1～2 个月	股骨颈骨折	3～6 个月
肱骨外科颈骨折	1～1.5 个月	股骨转子间骨折	2～3 个月
肱骨干骨折	1～2 个月	股骨干骨折	3～3.5 个月
肱骨髁上骨折	1～1.5 个月	胫腓骨骨折	2.5～3 个月
尺桡骨干骨折	2～3 个月	踝部骨折	1.5～2.5 个月
桡骨下端骨折	1～1.5 个月	距部骨折	1～1.5 个月
掌指骨骨折	3～4 周	脊柱椎体压缩性骨折	1.5～2.5 个月

四、康复护理评价

疼痛感减轻或消除，肿胀、淤斑消失，舒适感增加，骨愈合良好，未发生并发症。

第三节　退行性骨关节病

退行性骨关节病又称老年性骨性关节炎，是由于关节软骨发生退行性病变，引起关节软骨完整性破坏、关节边缘软骨下骨板病变、导致关节症状和体征的一组慢性退行性关节疾病。此病好发于髋、膝、脊椎等负重关节以及肩、手指关节等。本病的发病率随年龄的增长而升高。根据发病原因的不同可分为原发性和继发性。老年性退行性骨关节病大部分属于原发性的。其中髋、膝骨关节炎较严重者可进行全髋、全膝关节置换。

一、康复护理评估

1. 健康史

原发性关节炎的发病原因可能与易感因素和机械因素有关。易感因素包括遗传、老龄、性激素、肥胖、吸烟等。机械因素包括不良姿势导致的关节形态异常、从事需长期反复使用关节的职业或剧烈的活动对关节的磨损等。继发性的骨关节炎发病原因为关节先天性畸形、关节创伤、关节面的后天性不平衡及其他疾病。

2. 身体状况

(1)关节疼痛：疼痛是本病最常见的症状，早期疼痛较轻，多发生于活动后，休息可使症状缓解。后期症状较重表现为钝痛或刺痛，甚至静息痛。病变在膝关节表现为上下楼梯时疼痛较重，久坐或下蹲后突然起身可出现关节剧痛；病变在髋关节表现为疼痛自腹股沟向膝关节内侧、臀部及股骨大转子处传导，也可在大腿后外侧出现放射痛。

(2)关节僵硬：久坐或清晨起床后关节有僵硬感，一般不超过 30 分钟。到疾病后期关节活动将出现严重障碍且不可逆。

(3)关节肿胀、畸形：膝关节肿胀较多见，严重者可出现关节畸形、半脱位等。

(4)关节卡压现象：关节内有游离小骨片，表现为关节疼痛、活动时有响声、不能进行屈伸等活动。膝关节卡压容易使老人跌倒。

(5)功能受限：受累关节可因关节变形、关节破坏而导致活动受限。脊柱关节病变时可出现脊髓、神经根受压或刺激症状。

3. 心理社会状况

由于反复或持续的关节疼痛、活动障碍和关节变形，给老年人的身心健康带来了很大的危害。老年人的社交活动也因此减少，自卑心理也由此增加。病情的反复使老年人失去治疗的信心，产生了消极情绪。

4. 辅助检查

放射学检查能发现特征性的改变。

(1)X 线检查：表现为受累关节间隙狭窄，软骨下骨板硬化和骨赘形成。关节内有游离骨片。

(2)CT 和 MRI：CT 能显示椎间盘的病变，效果优于 X 线。MRI 能发现软骨病变、半月板、韧带等关节结构的异常。

5. 康复评估

(1)疼痛的评估：可根据患者对其程度的描述进行评估：如轻度、中度、重度。

(2)肌力的评定：采用徒手肌力评定肌力降低。

(3)关节活动度的评估：常用量角器进行评定，将量角器的轴心准确放到一定的骨性标志表面，两尺臂分开放到或指向关节两端肢体上的骨性标志或与肢体纵轴相平行。

髋、膝、踝关节活动度的测量方法详见表 7-1。

表 7-1　髋、膝、踝关节活动度测量方法

关节	运动	体位	量角器放置方法			正常值
			轴心	固定臂	移动臂	
髋关节	屈	仰卧或侧卧，对侧下肢伸直	股骨大转子	与身体纵轴平行	与股骨纵轴平行	0°～125°
	伸	侧卧，被测下肢在上	同上	同上	同上	0°～15°
	内收、外展	仰卧，避免大腿旋转	髂前上棘	左右髂前上棘连线的垂直线	髂前上棘至髌骨中心的连线	各 0°～45°
	内旋、外旋	仰卧，两小腿于床缘外下垂	髌骨下端	与地面垂直	与胫骨纵轴平行	各 0°～45°
膝关节	屈、伸	俯卧、侧卧或坐在椅子边缘	股骨外髁	与股骨纵轴平行	与胫骨纵轴平行	屈：0°～150° 伸：0°
踝关节	背屈、跖屈	仰卧，踝关节中立位	腓骨纵轴线与足外缘交叉处	与腓骨纵轴平行	与第五跖骨纵轴平行	背屈：0°～20° 跖屈：0°～45°

（4）畸形分析：膝内翻最常见。

（5）日常生活能力的评估：详见日常生活活动能力测试量表 3-10 改良 Barthel 指数评定量表，评分结果＜20 分：生活完全依赖；20～40 分：生活需要很大帮助；40～60 分：生活需要帮助；＞60 分：生活基本自理。

二、常见康复护理诊断

1．疼痛

与关节软骨软化、剥脱，软骨下骨质暴露、增生有关。

2．躯体活动障碍

与关节疼痛、僵硬、畸形或脊髓压迫所引起的关节或肢体活动受限有关。

3．无能为力感

与活动受限及自卑心理有关。

4．有自理能力缺陷的危险

与疾病引起的活动障碍有关。

三、康复护理计划与实施

退行性骨关节病的处理原则：减轻患者的疼痛，改善关节活动度，降低致残率。

康复护理的总体目标：通过有效的康复护理方法能使疼痛减轻、关节活动功能得到改善。能够提高患者的自理能力、增强信心。具体康复护理措施如下：

1. 休息与活动

根据患者的病情制订合理的休息与活动计划，急性期限制关节的活动，多休息，尽可能不负重。能活动的老人可以进行以下的康复功能锻炼：

(1)脊柱体操：颈屈伸运动，低头(下颌尽量向后)→还原；转体运动：坐位(屈臂平举，双手交叉握于胸前)。转体向左(注视左肘)→还原→转体向右(注视右肘)→还原；躯体侧屈运动：站立位。举右臂，垂左臂，上体向左侧屈→还原。举左臂，垂右臂，上体向右侧屈→还原。

(2)髋关节体操：仰卧，两腿交替屈髋屈膝→伸直；仰卧(腿伸直)，髋关节内收→外展；仰卧(膝伸直)，髋关节内旋→外旋；立位(膝保持伸直)，直腿前踢(屈髋)→直腿后伸(伸髋)。

(3)膝关节体操：侧卧位，屈膝关节，使足跟尽量靠近臀部；坐位(膝屈位)，伸展膝关节至最大范围，然后放下。

(4)踝关节体操：坐位或仰卧位，足背屈起(背伸)→屈向下(跖曲)；坐位或仰卧位，足向内摆(内收)→向外摆(外展)；足踝绕环运动。

2. 减轻患者的疼痛

采用减轻关节负重的方法，如使用拐杖、助行器、轮椅等，可以缓解关节疼痛。严重者可遵医嘱用药。膝关节疼痛的老人可采用在上下楼梯时扶扶手的方法，坐位站起时可用拐杖支撑的方法来缓解。局部的理疗与按摩也可以减轻患者的疼痛，如低频、中频、短波、微波等。在使用过程中一定要加强巡视，老年人的机体敏感性较差，防止温度过高而烫伤。

3. 用药的护理

(1)非甾体抗炎药：推荐使用双氯芬酸、吡罗昔康、舒磷酸硫化物等镇痛药，这些药副作用较小。应尽量避免使用阿司匹林、水杨酸、吲哚美辛等副作用大且对关节有损害的药物。

(2)软骨保护药：硫酸氨基葡萄糖、氨糖美辛片等具有减少软骨磨损、修复损伤软骨，改善关节功能的作用。硫酸氨基葡萄糖最好与饭同时服用，氨糖美辛片最好是饭后即服或临睡前服用。

(3)抗风湿药：通常进行关节内注射，此类药物对关节有润滑、减震功能，对残存软骨有一定的保护作用。

4. 心理社会状况

首先为老年人提供安全、舒适的生活环境，例如卫生间安装扶手、室内阳光充足等，以防止跌倒；其次，鼓励老年人做力所能及的事情，增强其自信心。最后，帮助老年人分析导致无能为力的原因，鼓励其学会自我控制不良情绪，使其保持心情舒畅。

5. 康复健康指导

(1)保护关节：指导老人动作幅度不要过大，减少关节的负担和劳损，对病变关节进行热敷，天凉时用热水泡洗，室内避免潮湿，注意保暖。

(2)康复训练指导：指导老人进行各关节的功能锻炼，通过被动或主动的运动保持关节的活动度，运动强度以中、低度为宜。

(3)用药指导：指导患者定时、定量准确服药，并告知药物的副作用，服药后如有异常及时就诊。

(4)保证安全：防止跌倒发生。

四、康复护理评价

老年人的疼痛减轻或消失；关节功能有所改善；手术患者未发生并发症，日常生活自理能力增强；情绪稳定，能够主动融入社会。

第四节 老年人工髋、膝关节置换

关节置换术是指用一些生物材料或非生物材料制成关节假体，用以替代和置换病损或损伤的关节。对于老年人来说人工髋、膝关节置换比较常见。本节重点介绍老年人全髋置换术和全膝置换术的康复护理。

一、康复护理评估

1. 健康史

患有影响髋关节功能的疾病如：髋骨关节炎、股骨头坏死、股骨颈骨折等；患有膝关节疼痛、不稳、畸形和功能障碍等。

2. 身体状况

疼痛、关节屈曲挛缩、感染等。

3. 人工全髋关节置换术后髋关节功能评估

Harris 评分：满分为 100 分，90～100 分为优，80～89 分为良，70～79 分为可，70 分以下为差(见表 7-2)。

表 7-2　人工髋关节置换术 Harris 评分表

程度		表　　现	评分
疼痛(44 分)			
无		无疼痛或可忽略	44
弱		偶痛或稍痛，不影响功能	40
轻度		一般活动后不受影响，过量活动后偶有中度疼痛	30
中度		可忍受，日常活动稍受限，但能正常工作，偶服比阿司匹林强的止痛剂	20
剧烈		有时剧痛，但不必卧床，活动严重受限，经常使用比阿司匹林强的止痛剂	10
病废		因疼痛被迫卧床，卧床也有剧痛，因疼痛跛行，完全病残	0
功能(47 分)			
步态		无跛行	11
		稍有跛行	8
		中等跛行	5
		严重跛行	0
行走辅助器平稳舒适行走		不需	11
		单手杖长距离	7
		多数时间单手杖	5
		单拐	3
		双手杖	2
		双拐	0
		完全不能走(必须说明原因)	0
行走距离		不受限	11
		行走 1000 米以上	8
		行走 500 米左右	5
		室内活动	2
		卧床或坐椅(轮椅)	0
功能(47 分)			
日常活动	上楼梯(4 分)	一步一阶，不用扶手	4
		一步一阶，用扶手	2
		用某种方法能上楼	1
		不能上楼	0
	交通(1 分)	有能力使用公共交通工具	1

程度		表 现	评分
	坐(5分)	在任何椅子上坐而无不适	5
		在高椅子上坐半小时而无不适	3
		在任何椅子上坐均不舒服	0
	鞋袜(4分)	穿袜、系鞋带方便	4
		穿袜、系鞋带困难	2
		不能穿袜、系鞋带	0
功能(47分)			
畸形(4分)	无下列畸形得4分		4
	固定屈曲挛缩小于30°		
	固定内收畸形小于10°		
	伸直位固定内旋畸形小于10°		
	肢体短缩小于3.2厘米		
活动范围(5分)(指数值由各活动弧度与相应的指数相乘而得分)			
屈曲	$0°\sim45°\times1.0$		5
	$45°\sim90°\times0.6$		
	$90°\sim110°\times0.3$		
外展	$0°\sim15°\times0.8$		
	$15°\sim20°\times0.3$		
	$>20°\times0$		
伸直位外旋	$0°\sim15°\times0.4$		
	$>15°\times0$		
伸直位内旋	任何范围均0		
内收	$0°\sim15°\times0.2$		
活动范围的总得分=各指标分值的总和×0.05			

4. 人工全膝关节置换术后膝关节功能评估

膝关节 HSS 评分标准(百分制)系统，较为常用，如表 7-3 所示。

表 7-3　膝关节 HSS 评分标准系统

项　目	评分
疼痛(30 分)	
任何时候均无疼痛	30
行走时无疼痛	15
行走时轻度疼痛	10
行走时中度疼痛	5
行走时重度疼痛	0
休息时疼痛	15
休息时轻度疼痛	10
休息时中度疼痛	5
休息时重度疼痛	0
功能(22 分)	
行走和站立无限制	22
行走距离 5～10 个街区和间断站立(小于 30 分钟)	10
行走距离 1～5 个街区和站立超过 30 分钟	8
行走距离少于 1 个街区	4
不能行走	0
能上楼梯	5
能上楼但需支撑	2
能自由移动	5
能移动但需支撑	2
活动范围(18 分)	
每活动 8°得 1 分	
最多 18 分	18
肌力(10 分)	
优:完全对抗阻力	10
良:部分对抗阻力	8
可:能带动关节活动	4
差:不能带动关节活动	0
固定畸形(10 分)	
无畸形	10
小于 5°	8
5°～10°	5
大于 10°	0
稳定性(10 分)	

续表

项　　目	评分
无	10
轻度：0°～5°	8
中度：5°～15°	5
重度：大于 15°	0
减分	
单手杖	−1
单拐	−2
双拐	−3
伸直滞缺 5°	−2
伸直滞缺 10°	−3
伸直滞缺 15°	−5
每内翻 5°	−1
每外翻 5°	−1
膝评分	得分

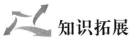 知识拓展

【人工髋关节假体材料】

1. 钴合金头；

2. 超高分子聚乙烯白杯；

3. 生物陶瓷白杯。

【假体分型】

骨水泥固定型；非骨水泥固定型；混合固定型。

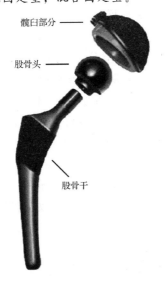

髋臼部分 ——

股骨头 ——

股骨干

二、常见康复护理诊断

1. 疼痛

与手术有关。

2. 关节挛缩

与体位不当或未行早期关节活动有关。

3. 感染

与术中污染、术后伤口引流不畅、无菌操作不严格有关。

4. 焦虑与恐惧

与担心手术效果有关。

5. 日常生活能力受限

与疼痛关节活动度减小有关。

6. 潜在并发症

深静脉血栓、关节脱位。

三、康复护理计划与实施

1. 人工全髋置换术的康复护理

对于严重髋骨关节炎患者，髋关节活动度减小，髋关节活动功能严重受限的，可进行人工全髋置换。

（1）术前康复护理：教会老年人下肢锻炼的方法，如股四头肌舒缩训练；踝关节训练；训练床上抬臀法：病人仰卧位，用头、双肘及健足跟着床，臀部离床。此方法不仅有利于训练肌力、防止压疮，还为老年人臀下放便盆提供方便；训练老人床上大小便方法；戒烟，指导其腹式呼吸和有效咳嗽，防止肺部感染。

（2）术后康复护理：

①严密观察生命体征，伤口渗血及引流情况。

②术后康复护理：a. 术后第一天，行踝关节屈伸锻炼，股四头肌和臀肌的等长收缩训练。体位：保持髋关节外展 45°中立位，两腿间放置梯形枕。b. 拔除引流管后，可行空气压力波治疗，促进血液循环，防止静脉血栓。c. 术后 1～2 天可进行从仰卧位，逐步过渡到坐位训练，髋关节屈曲避免超过 90°。坐位时间不能大于 1 小时。d. 术后 5 天可进行由坐位—站立—行走的练习。e. 进行肌强化和平衡训练，进行股四头肌、腓肠肌、腘绳肌的牵张训练。训练臀中肌、伸髋肌以纠正步态。f. 用器械进行抗阻性训练。

③穿鞋袜的练习：术后 3 周让患者坐在高椅子上，伸直健侧下肢、屈膝屈髋将患肢小腿放于健侧膝上，一手握住患肢足底，一手放于患膝内侧轻轻向下按压并逐渐屈曲健侧膝关节。

2. 人工全膝置换术的康复护理

对于严重膝关节疼痛、不稳、功能障碍的患者给予人工全膝置换术。

（1）术前康复护理：同人工全髋置换。

（2）术后康复护理：

①术后平卧位，抬高患肢，膝关节屈曲 $15°\sim30°$。术后第一天可行股四头肌、臀肌、腘绳肌的等长收缩训练、踝关节的训练。术后 $1\sim2$ 天拔除引流管后，可使用 CPM 机帮助患者被动活动膝关节。

②伸膝训练：每天进行 $4\sim6$ 次，每次约 $10\sim15$ 分钟，使膝关节保持被动伸直位。

③逐步进行卧位—坐位—站立—行走，训练。

④物理治疗：冷冻疗法，减轻水肿、疼痛。

⑤术后 $2\sim8$ 周主要进行关节活动度训练。

3. 康复护理指导

（1）训练要适宜，防止过度劳累。

（2）保证安全：防止发生跌倒。

（3）髋关节置换术后的健康指导：术后 8 周内禁止髋关节屈曲大于 $90°$，内收超过中线，内旋超过中立位，以免引起脱位。禁止做盘腿、跷二郎腿等危险动作。

（4）膝关节置换术后的健康指导：避免长时间、长距离的行走，上楼梯时健腿先上，患侧腿后上，拐杖最后上。下楼梯时拐杖先下，身体重心移到健侧，然后患腿下，健腿最后下。

四、康复护理评价

患者疼痛减轻；未发生术后并发症；日常生活自理能力增强；对生活充满信心。

第五节　颈、腰椎病

颈、腰椎病是颈、腰椎椎间盘组织退行性改变及其继发病理改变累及周围组织结构，并出现相应的临床表现。老年人发病率较高，其中 60% 会产生颈、腰椎病变。颈椎病可分为以下四型：神经根型颈椎病、脊髓型颈椎病、交感型颈椎病、椎动脉型颈椎病。老年的腰椎主要有以躯干肌无力、脊椎骨关节炎、骨质疏松症等退行性变为主。

一、康复护理评估

1. 健康史

与机体劳损、衰老、不适当运动、不良的生活习惯有关。

2. 身体状况

（1）颈椎病：神经根型表现为上肢、手部麻木、无力等上肢功能障碍；脊髓型表现为四肢麻木、无力、步态异常；椎动脉型，头晕严重；交感型不影响四肢功能。（2）腰椎病：表现为腰痛、腰部活动受限。

3. 评估

颈椎病的评估可以从疼痛程度、颈椎活动范围进行评定。腰椎病变可从疼痛程度、肌力、腰椎活动度等方面进行评估。

4. 心理社会状况

由于疼痛、头晕、活动受限等原因，老年人常常产生烦躁、悲观的心理。

5. 辅助检查

CT 检查。

二、常见康复护理诊断

1. 疼痛：与颈、腰椎体病变有关。

2. 躯体活动障碍：与颈、腰部活动受限有关。

3. 舒适的改变：与头晕、恶心有关。

4. 有跌倒的危险：与头晕、活动受限有关。

三、康复护理计划与实施

老年人颈、腰椎病的处理原则：非手术治疗方法如卧床休息、持续牵引、推拿按摩、理疗及硬膜外注射皮质激素等。手术治疗适合于诊断明确、经非手术治疗无效、反复发作或脊髓压迫症状进行性加重者。

康复护理的总体目标：通过制订合理的康复训练计划进行锻炼，使老年人不舒适的症状减轻或得到控制，能独立或部分独立进行躯体活动。具体康复护理措施如下：

1. 休息与活动

颈椎病老人休息时应使头部保持自然仰伸位、胸、腰部保持自然屈度、双髋及双膝屈曲。睡眠应以仰卧为主，头枕于枕头中央，侧卧为辅，要左右交替，侧卧时左右膝关节微屈对置。

腰椎病老人应卧硬板床，抬高床头 20°，侧卧位时屈髋屈膝，双腿分开，上腿下垫枕。仰卧位时可在膝、腿下垫枕，避免头前倾、胸部凹陷等不良姿势；俯卧位时可在腹部及踝部垫枕，以放松脊柱肌肉。

颈椎操的训练可加强颈部肌力，改善关节活动度，方法如下：

(1)仙鹤点头：先做预备姿势(立正姿势，两脚稍分开，两手撑腰)。练习时：低头看地，以下颌能触及胸骨柄为佳；还原至预备姿势；动作宜缓慢进行，以呼吸一次做一个动作为宜。

(2)犀牛望月：预备姿势同上，练习时：缓慢抬头，双目仰望天空；还原至预备姿势；呼吸一次做一个动作。

(3)金龟摆头：预备姿势同上，练习时：头颈向左侧弯，左耳尽力靠向左肩，还原至预备姿势；头颈向右侧弯，右耳尽力靠向右肩，还原。动作要配合呼吸，缓慢进行。

(4)金龙回首：预备姿势同上，练习时：头左右旋转，先用头部旋转，再以颏部尽力接触肩峰，还原。

以上动作按节律反复进行，每天练习 1~2 次。

腰椎病老年人可采用体位疗法如下图。

开始可能只维持数分钟，逐步增加 1～2 小时，上升至第 2 式。

升级标准为维持此姿势 1～2 小时无不适，1～2 日后，可升 1 级。

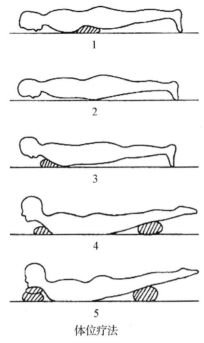

体位疗法

腰背肌练习：（1）五点支撑法：病人仰卧位，用头、双肘及双足跟着床，臀部离床，腹部前凸，稍倾放下，重复进行；（2）飞燕式：病人俯卧位，双手后伸至臀部，以腹部为支撑点，胸部和双下肢同时抬离床面，然后放松。

2. 制动与保护

颈、腰椎病可用颈围、颈托、腰围等器具进行制动和保护。

3. 牵引的护理

对于牵引的病人要保证安全，掌握好牵引的角度、牵引的时间、牵引的重量。并注意观察患者的生命体征。

4. 物理治疗的康复护理

较常用的方法如：红外线、磁疗、超短波等。物理治疗可以达到镇痛、消肿、改善血液循环、减轻组织粘连的作用。

5. 用药护理

常用镇痛药非甾体抗炎药如吲哚美辛、双氯芬酸等，可以减轻疼痛，增加舒适感。

6. 心理护理

倾听老年人的感受，帮助其解决思想上的疑虑，使其保持乐观的心态。

7. 康复护理指导

（1）饮食指导：多摄入营养价值高的食物如瘦肉、豆制品、牛奶、海带等。

（2）康复锻炼指导：根据病情制订康复计划，循序渐进、持之以恒。

（3）保健指导：纠正不良姿势和体位。

四、康复护理评价

老人疼痛减轻、舒适感增加。通过康复锻炼躯体活动度有所改善，心态良好，未发生并发症。

第六节 老年慢性阻塞性肺疾病

慢性阻塞性肺疾病（COPD），是指由于慢性气道阻塞引起通气功能障碍的一组疾病。气流受限不完全可逆，呈进行性发展。临床表现为慢性咳嗽、咳痰和进行性加重的呼吸困难。主要包括慢性支气管炎和阻塞性肺气肿，是老年人常见疾病。患病率和病死率均高。

一、康复护理评估

1. 健康史

慢性阻塞性肺病病因复杂，是内因、外因共同作用的结果。内因包括呼吸系统器官组织的老化、自主神经功能失调等。外因包括吸烟、感染、过敏、及其他理化刺激。其中吸烟是重要的危险因素。

2. 身体状况

表现为咳嗽、咳痰、气促，呼吸困难更加突出，症状不典型；反复感染、并发症多。

3. 心理社会状况

由于病程较长，且易反复。老年人心理压力大，易出现失眠、焦虑、压抑等心理症状，对治疗失去信心。

4. 辅助检查

（1）血细胞分析：伴细菌性感染时白细胞及中性粒细胞增多。

（2）血气分析：表现为动脉血氧分压（PaO_2）下降，二氧化碳分压（$PaCO_2$）升高，pH 值降低等。

（3）痰涂片检查：并发感染时可见大量中性粒细胞。

（4）痰培养：可检出病原菌。

（5）胸部 X 线：检查早期可无明显变化，以后肺纹理增多，肺透明度增强，外周肺纹理稀，膈肌下降，心脏垂直位。

5. 肺能检查

是判断气流受阻的主要客观指标。第一秒用力呼气容积（FEV_1）和一般用力肺活量（FVC）分别为评价气流受阻的敏感指标和评估 COPD 严重程度的良好指标。吸入舒张剂后，$FEV_1 < 80\%$预计值及 $FEV_1/FVC < 70\%$时，可确定为气流受阻不能完全可逆。

6. 运动能力评估

（1）运动负荷试验：在运动仪（活动平板、功率自行车）上进行运动。评估最大吸氧量、最大心率、运动时间等。

（2）定量行走评估：评估 6 分钟或 12 分钟的计时步行距离。

7. COPD 严重程度评估

根据呼吸短促程度进行评估：

1 级：无气短气急；

2 级：稍感气短气急；

3 级：轻度气短气急；

4 级：明显气短气急；

5 级：气短气急严重，不能耐受。

8. 日常生活能力的评估

根据日常生活能力进行评估：

0 级：虽存在不同程度的肺气肿，但活动如常人，对日常生活无影响，活动时无气短；

1 级：一般劳动时出现气短；

2 级：平地步行无气短，较快行走、上坡或上下楼梯时气短；

3 级：慢走不到百步即有气短；

4 级：讲话或穿衣等轻微动作时即有气短；

5 级：安静时出现气短、无法平卧。

二、常见康复护理诊断

1. 气体交换受损

与气道阻塞、通气功能障碍、呼吸面积减少有关。

2. 清理呼吸道无效

与分泌物多而黏稠及咳嗽无力有关。

3. 活动无耐力

与呼吸困难、活动时供氧不足有关。

4. 焦虑

与健康状况的改变、病情危重有关。

5. 潜在并发症

肺部感染、呼吸衰竭。

三、康复护理计划与实施

老年慢性阻塞性肺疾病的处理原则：保持和改善呼吸道通畅，通过有效的咳嗽能顺利地排出痰液，能学会有效的呼吸技术，改善缺氧，通过康复训练增加活动耐力。

康复与护理的总体目标：开展积极的呼吸和运动训练，提高肺功能和机体免疫力，改善全身状况。具体康复护理措施如下：

1. 休息与活动

COPD 急性期应卧床休息，可采取坐位或半卧位减少呼吸困难。稳定期根据病情可进行提高活动能力的有氧训练，如户外步行(走平路)、呼吸训练、气功等。也可有针对性地选择作业活动以提高全身耐力，改善心肺功能。

2．氧疗的护理

一般给予鼻导管持续低流量吸氧(氧流量1～2升/分钟)，每日湿化吸氧15小时或以上。

3．改善呼吸道的通畅

(1)指导患者进行有效咳嗽

患者可采取舒适和放松的体位，指导患者在咳嗽前先缓慢深吸气，吸气后稍屏气片刻，快速打开声门，用力收腹将气体迅速排出，引起咳嗽。咳嗽训练可在早晨起床后、晚上睡觉前或餐前半小时进行。

(2)体位引流

依靠重力作用促使各肺叶或肺段气道分泌物的引流排出。适应于神志清楚、体力较好、不能有效咳出肺内分泌物的老年人。每种体位维持5～10分钟，每天做2～3次，总治疗时间不超过30～45分钟。体位引流部位与体位详见下图。

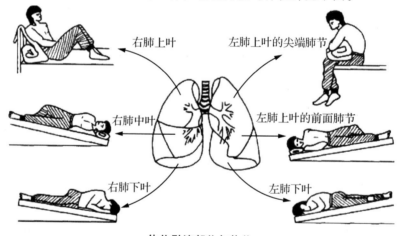

体位引流部位与体位

(3)胸部叩击

将手指并拢，掌心呈杯状，运用腕部力量在引流部位胸壁上双手轮流叩击；叩击时间1～5分钟，患者可自由呼吸。叩击应用薄毛巾或其他保护物盖在叩拍部位以保护皮肤；观察老人的表情和生命体征。

4．呼吸训练

(1)放松练习

选择一个安静的环境，老年人可采取放松的体位，使全身肌肉放松。对肌肉不易松弛的患者可以教其放松技术，让患者先充分收缩待放松的肌肉，然后再松弛紧张的肌肉，达到放松的目的。

(2)腹式呼吸

通过增加膈肌活动度来提高通气功能，降低呼吸肌耗氧量。可采用腹部加压暗示呼吸法。患者取仰卧位、半卧位或坐位。一只手按压在上腹部，另一只手放在胸部以感知胸廓的活动。首先闭嘴，经鼻腔进行深吸气，上腹部对抗该手的压力而隆起，而放在胸部的手使胸廓的运动保持最小。呼气时，患者的腹部下沉，此时该手再稍加压力，使腹内压进一步增高，迫使膈肌上抬。也可以在腹部放一个小重物来进行抗阻力呼吸训练。每日进行 2～3 次，每次持续 10～15 分钟。

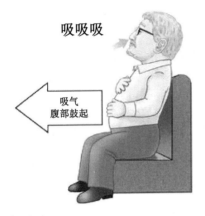
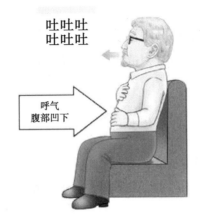

（3）缩唇呼吸

患者闭嘴经鼻吸气后，将口唇收拢为吹口哨状，让气体缓慢地通过缩窄的口形，徐徐吹出。一般吸气 2 秒钟，呼气 4～6 秒钟，呼吸频率<20 次/分钟。呼气流量以能使距口唇 15～20 厘米处的蜡烛火焰倾斜而不熄灭为度，以后可逐渐延长距离至 90 厘米，并逐渐延长时间。

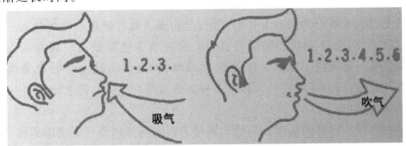

第 1 步：从鼻孔吸入　　　　　　　第 2 步：撅起嘴唇，慢
空气，嘴唇紧闭　　　　　　　　　慢呼气，如同吹口哨

5. 用药护理

遵医嘱给予抗生素、支气管扩张药、祛痰药。应根据药敏试验选择合适的抗生素，肾功能减退的老年人应慎用氨基糖苷类药物，用药过程中应密切观察各种药物的不良反应。

6. 心理护理

关心体贴老年人，鼓励老人参加各种团体活动，列举一些成功的典型病例鼓励患者，帮助老年人建立战胜疾病的信心。

7. 康复健康指导

（1）疾病预防指导：劝导老人戒烟，避免吸入有害的粉尘气体，注意保暖，多饮水，防止呼吸道感染；

（2）康复锻炼指导：根据老人心肺功能和体力情况，制订个体化的训练计划，并鼓励患者长期坚持；

（3）饮食指导：进食高营养易消化的食物，多吃新鲜的蔬菜和水果，应少食多餐，避免加重喘憋。

四、康复护理评价

咳嗽、咳痰、痰液能顺利排出；呼吸困难减轻；活动时耐力增强；焦虑程度减轻；无并发症的发生。

第七节 老年肺炎

老年肺炎是指发生于老年人终末气道、肺泡和间质的炎症。老年人机体防御功能低下、症状不典型，易漏诊、病死率增高。

一、康复护理评估

1. 健康史

老年肺炎大部分由感染所致，细菌感染的比例较高。肺炎链球菌、铜绿假单胞菌及肺炎克雷白杆菌最多见，金色葡萄球菌、肺炎链球菌和厌氧菌也较常见。

2. 身体状况

老年肺炎的临床特点大多不太典型：（1）起病慢，常有低热、呼吸气短、喘憋、心动过速等症状；（2）全身症状较肺部更突出：常表现为食欲减退、周身无力、精神不振、意识模糊等，而胸闷、咳嗽、咳痰症状相对较轻；（3）易发生呼吸衰竭、心力衰竭、休克等并发症；（4）病程较长：常为多种病原菌混合感染，常有耐药情况。

3. 心理社会状况

病人会因病程长而感到烦躁、抑郁，同时老人对病情和预后表现出担忧。

4. 辅助检查

（1）血细胞分析：观察有无白细胞、中性粒细胞、淋巴细胞升高的现象。

（2）胸部 X 线检查：观察有无肺纹理增粗、炎性浸润等现象。

（3）痰培养：观察有无细菌生长，药敏试验结果。

二、常见康复护理诊断

1. 清理呼吸道无效

与痰液黏稠、咳嗽无力有关。

2. 气体交换损伤

与肺炎所引起的有效呼吸面积减少有关。

3. 潜在并发症

呼吸衰竭、心力衰竭、感染性休克。

三、康复护理计划与实施

老年肺炎的处理原则：抗生素的使用原则为早期、足量、根据药敏试验选择敏感性抗生素。症状较重者可联合用药。

康复与护理的总体目标是：指导病人进行有效呼吸，掌握排痰的方法，使呼吸功能有所改善，通过康复锻炼使机体抵抗力增强，减少并发症的发生。

具体措施如下：

1. 休息与活动

室内勤通风，室温宜保持在 18℃～25℃。急性期应卧床休息，遵医嘱给予吸氧。指导老人有效呼吸，定时翻身、叩背。痰液多而黏稠堵塞呼吸道，不能自行咳出者给予吸痰。

2. 饮食护理

给予清淡易消化饮食，多吃新鲜水果、蔬菜，多饮水。

3. 用药护理

遵医嘱使用抗生素，观察药物的效果和不良反应，如有异常应及时处理。

4. 病情观察

密切观察老人的生命体征，警惕发生呼吸衰竭、心力衰竭、休克等并发症。

5. 心理护理

关心、安慰老人，帮助其建立战胜疾病的信心。

6. 健康指导

(1)疾病预防指导：避免上呼吸道感染、疲劳等诱发因素。注意保暖，适当锻炼，合理休息。

(2)生活指导：饮食营养均衡，多吃水果、蔬菜。戒烟忌酒，保持口腔卫生。

四、康复护理评价

老人学会了有效咳嗽和呼吸的方法，呼吸功能得到改善；机体抵抗力有所增强；无或少有并发症发生。

第八节　老年高血压

老年高血压指老年人在未使用降压药物的情况下，血压持续或非同日三次以上收缩压(SBP)≥140mmHg(18.7kPa)和(或)舒张压(DBP)≥90mmHg(12.0kPa)，且排除假性或继发性高血压的全身性疾病。老年人血压升高，常伴有心、脑、肾的损害，是导致脑卒中、冠心病、心衰、肾衰的主要危险因素。

一、康复护理评估

1. 健康史

大动脉粥样硬化、总外周阻力升高、压力感受器敏感性减退等。各种不健康的生活方式，如缺乏锻炼、饮酒、肥胖、高盐饮食等。

2. 身体状况

单纯收缩期高血压多见；收缩压波动范围较大；症状少而并发症多，常有心、脑、肾的损害；常有高血脂、糖尿病、动脉粥样硬化等多种疾病同时存在。

3. 心理社会状况

评估老人对疾病发展是否存在焦虑；对终身服药是否存在担心和忧虑；靶器官受损的程度是否影响到老年人的正常生活；老人的家庭和社会支持度如何。

4. 辅助检查

老年高血压老人常存在高血脂、高血糖；老年高血压多为低肾素型，表现为血浆肾素活性低、醛固酮水平低。

二、常见康复护理诊断

1. 疼痛

与血压升高所致的脑供血不足、脑血管痉挛有关。

2. 活动无耐力

与血压升高所致的心、脑、肾循环障碍有关。

3. 有外伤的危险

与视物模糊、头晕、意识障碍有关。

4. 潜在并发症

脑卒中、心力衰竭、肾功能衰竭。

三、康复护理计划与实施

老年高血压的处理原则：老年人能正确使用药物，将血压控制在适当的水平，减轻或消除疼痛；最大限度地降低心脑血管病的死亡率和致残率。

康复与护理的总体目标：血压控制较平稳，心、脑、肾供血有所改善，活动耐力有所提高；头晕、头痛等不适症状有所减少，靶器官的损害减轻。并发症减少，生活质量有所提高。具体护理措施如下：

1. 活动与休息

根据老年高血压病人危险性分层确定活动量。极高危组需绝对卧床休息；高危组以休息为主，可根据身体状况做适当康复运动，这样有利于血压下降，提高心肺功能。适当运动包括四方面：适当运动形式、运动强度、运动时间、运动目标。中危及低危组应选择适合自己的运动方式，并长期坚持。合适的运动表现为：自我感觉良好、无不适症状。适合老年人的运动应选择中小强度、较长时间、大肌群的动力性有氧运动，如步行、慢节奏的交谊舞、太极拳等。

2. 饮食护理

限制钠盐摄入，每人每天食盐量不超过 6 克，减少油脂类食物摄入，补充适量蛋白质，多吃蔬菜、水果等，戒烟限酒等。

3．用药护理

根据老年人的病情选择合适的降压药物，并注意观察药物的副作用。长期使用利尿剂者须注意有无低血钾的表现；用药时观察有无哮喘、心动过缓等情况；最好使用降压作用能持续 24 小时的药物，防止脑卒中的发生。

4．病情监测

老年人血压波动范围较大，所以应每日定时、多次测量血压。

5．心理护理

老年人的血压受情绪波动的影响，应鼓励其多与家人、朋友谈心，创造良好的氛围，获得情感支持，使情绪稳定，心情舒畅。

6．康复健康指导

(1)用药指导：向老人讲解高血压的保健知识，告知其定期监测血压的重要性。药物要遵医嘱服用，不得随意调整用药量。

(2)生活指导：指导老人保持充足的休息和睡眠，避免过度劳累。摄入含钾多、含钙高的食物，减少钠量高的调味品，多吃蔬菜和水果，防止便秘，戒烟限酒，保持乐观情绪，避免激动、发怒。可进行慢跑、快走、太极拳等有氧锻炼。

(3)定期检测：指导家属定期为老人检测血压并进行记录，尤其当患者出现头晕、头痛等不适症状时，应及时测量，如有异常及时就诊。

四、康复护理评价

老人血压能控制平稳；疼痛症状有所缓解或消除；心、脑、肾供血得到改善，活动耐力增加；没发生外伤；未发生并发症。

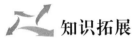 知识拓展

血压参考值

类别	收缩压(mmHg)	舒张压(mmHg)
正常血压	<120	<80
正常高值	120～139	80～89
高血压	≥140	≥90
Ⅰ级高血压(轻度)	140～159	90～99
Ⅱ级高血压(中度)	160～179	100～109
Ⅲ级高血压(重度)	≥180	≥110
单纯收缩高血压	≥140	<90

高血压危险分级

危险程度	Ⅰ级高血压	Ⅱ级高血压	Ⅲ级高血压
Ⅰ（无其他危险因素）	低危	中危	高危
Ⅱ（1~2个危险因素）	中危	中危	极高危
Ⅲ（≥3个危险因素）	高危	高危	极高危
Ⅳ（靶器官损害或糖尿病并存的临床情况）	极高危	极高危	极高危

第九节　老年冠心病

冠状动脉粥样硬化性心脏病（CHD）指冠状动脉粥样硬化，使血管腔狭窄或阻塞和（或）因冠状动脉功能性改变（痉挛）导致心肌缺血、缺氧或坏死而引起的心脏病。其患病率随年龄的增长而升高，70岁以上的老年人几乎都患有不同程度的冠心病。冠心病可分为以下5种：无症状性心肌缺血、心绞痛、心肌梗死、缺血性心肌病、猝死。

一、康复护理评价

1. 健康史

评估老人的年龄、性别、体重等。评估有无冠心病家族史，是否存在吸烟、高血压、糖尿病、高脂血症等危险因素。是否存在心绞痛、心肌梗死的诱发因素，如劳累、情绪激动、饱餐等。

2. 身体状况

(1)老人以不稳定型心绞痛多见，疼痛部位可在牙部与上腹部之间的任何部位。疼痛表现较轻，常有气促、疲倦、喉咙发紧、左上肢酸胀、胃灼热等症状。

(2)老年人急性心肌梗死：胸痛不典型，可表现为牙、肩、腹部等部位疼痛、胸闷，且并发症多，死亡率高。

3. 心理社会状况

老年人常常因为发病急，病情重而产生强烈的恐惧感。

4. 辅助检查

(1)心电图：老年心绞痛的病人心电图常是非特异性ST-T改变；老年心梗病人的心电图除特征性、动态的心电图的改变外，可仅有ST-T改变，而无病理性Q波。

(2)心肌酶：老年急性心肌梗死病人肌酸激酶（CK）、天门冬酸氨基转移酶（AST）及乳酸脱氢酶（LDH）峰值延迟出现，CK和AST峰值持续时间长、CK峰值降低。

(3)冠状动脉造影：对疾病的诊断具有重要意义。

5. 心电运动试验

心电运动试验（ECG）是指通过逐步增加运动负荷，以心电图为主要检测手段，并通过试验前、中、后心电和症状以及体征的反应来判断心肺功能的试验方式。一般采用分级症状限制型心电运动试验来制定运动处方。出院前评估采用6分钟步行，或低水平运动试验。

6. 超声心电图运动试验

超声心电图可以直接反映心肌活动的情况，从而揭示心肌收缩和舒张功能，还可以反映心脏内血流变化情况。

7. 心功能分级标准

Ⅰ级，无症状；Ⅱ级，中等用力后出现心悸、气短等症状；Ⅲ级，略微用力后出现心悸、气短等症状；Ⅳ级，休息时有心悸、气促等症状，体力活动后加重。

二、常见康复护理诊断

1. 疼痛

与心肌缺血、缺氧、坏死有关。

2. 活动无耐力

与心排量减少、供氧不足有关。

3. 恐惧

与病情危急有关。

4. 潜在并发症

心源性休克、心力衰竭、心律失常等。

三、康复护理计划与实施

老年冠心病的处理原则：对冠心病的危险因素进行积极干预，避免各种诱发因素，预防心绞痛、心肌梗死的发生；缓解并控制疼痛；逐步恢复一般日常生活活动能力。

康复与护理的总体目标：改变不良的生活习惯、控制危险因素；进行主动或被动的锻炼，改善心血管功能；稳定情绪；促进患者身心的全面发展。具体康复护理措施如下。

1. 休息与活动

心绞痛发作时立即原地休息，急性心梗病人绝对卧床休息。

根据冠心病的康复治疗特征将康复分为三期：Ⅰ期（住院期康复），适用于生命体征平稳、无心绞痛、心力衰竭、严重心律失常、心源性休克、血压基本正常、体温正常的老年人；Ⅱ期（门诊或家庭康复），适用于病情稳定，家务活动时无明显症状和体征者；Ⅲ期（长期社区或家庭康复），适用于病情稳定者。

（1）老年冠心病Ⅰ、Ⅱ期康复：通过适当活动，逐步恢复一般日常生活能力。

①活动：一般从床上运动开始，先活动远端肢体的小关节；做抗阻活动可以采用捏皮球、拉皮筋等；早期可进行吃饭、洗脸、刷牙、穿衣等日常生活活动。制订合理的日常活动计划，既要保持一定的活动量又不能体力消耗太大。

②坐位耐力训练：从第1天开始进行坐位耐力训练，可先将床头抬高，用枕头或被子支持后背，然后逐步过渡到无靠背的独立坐位。

③步行耐力训练：先进行床边站立练习，防止体位性低血压。如果站立后无头晕

或其他不适症状即可进行床边步行训练。练习过程中应加强监护。如有不适立即上床休息。上肢超过心脏平面时,会增加心脏负荷,容易发生意外,应避免患者自己举输液瓶去厕所。

④上下楼训练:上下楼时,上楼时速度宜慢,必要时可以休息。

⑤ 可以进行轻微的体力活动,如室内外散步、太极拳、气功(以静功为主)等。

(2)老年冠心病Ⅲ期康复:改善或提高体力活动能力和心血管功能。制订个体化的康复锻炼方案。遵循循序渐进,持之以恒的原则。

①有氧运动:如步行、慢跑、太极拳等。

②运动方式:分为间断性和连续性运动。

③运动量:运动量达到一定的阈值才能产生训练效应。运动量的基本要素包括运动强度、运动时间、训练频率。合适运动量表现为:运动时稍出汗,轻度呼吸加快但不影响对话,早晨起床时无持续的疲劳感和其他不适感。

④训练实施:第一步(准备活动):活动全身主要关节和肌肉;第二步(训练活动):达到靶训练强度的活动,中低度训练的主要机制是外周适应作用;第三步(结束活动):让高度兴奋的心血管应激逐步降低,适应运动停止后血流动力学改变。

老年冠心病患者在训练时要做好充分的准备与结束活动,有助于防止运动损伤和训练意外。

2.用药护理

硝酸酯类,是缓解心绞痛最常用的药物,首次服用取平卧位,防止体位性低血压。老年人唾液腺分泌功能下降,口腔干燥,服用硝酸甘油前应先用水湿润口腔,再将药物嚼碎置于舌下,这样有利于药物快速溶化生效。对于急性心梗患者使用溶栓药物时,要注意观察鼻黏膜、牙龈有无出血。使用吗啡、哌替啶止痛者,注意观察有无呼吸抑制。

3.病情监测

严密监测生命体征,如有异常及时处理。

4.心理护理

鼓励、安慰患者,稳定情绪,使其配合治疗,消除恐惧、烦躁感。

5.康复健康指导

(1)生活指导:①合理膳食:给予低脂、低盐饮食,多食新鲜蔬菜、水果和富含纤维的食物,应少量多餐,避免暴饮暴食;②戒烟、限酒;③合理安排活动,避免过度劳累;④自我心理调适:保持乐观心态;⑤避免诱发因素:如过度劳累、情绪激动、饱餐、寒冷刺激、用力排便。如有便秘,应使用通便剂,提倡坐便。

(2)用药指导:指导老人遵医嘱服药,自我监测药物的不良反应。随身携带硝酸甘油。硝酸甘油应避光保存,放于棕色瓶内存于干燥处。注意观察药物的有效期。

(3)病情监测指导:教会老人及家属心绞痛发作时的缓解方法,应立即停止活动或舌下含服硝酸甘油。若含服3次仍不缓解,应及时就诊,警惕心肌梗死的发生。

(4)康复训练指导:根据个人情况制订合理的康复计划,并定期检查和及时修正,避免过度训练。

四、康复护理评价

老人掌握了减轻疼痛的方法及急救措施；通过康复锻炼活动耐力有所提高，情绪稳定，未发生并发症。

第十节　老年肥胖症

肥胖症指人体代谢异常，体内脂肪堆积过多和(或)分布异常，体重超过标准体重的 20％。肥胖症是由遗传、环境等多种因素共同作用的结果。

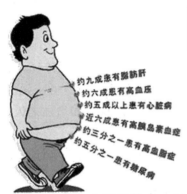
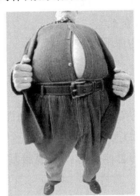

老年人的肥胖症康复是综合运用饮食、运动、行为治疗方法改善不良生活习惯，促进脂肪和糖代谢，增强老人的运动和运动耐力，促进康复，提高生活质量。

一、康复护理评估

1. 健康史

(1)询问老人是否有家族遗传史、手术史、用药史和过敏史等；

(2)了解老人的饮食结构、量、进食方式、运动情况等；

(3)老人自理能力和社会适应能力评估。

2. 身体情况

(1)体形异常、体重超标。

(2)心血管系统、呼吸系统、代谢内分泌系统及消化系统症状群。①心血管功能减退，血压增高，左心室肥大和心室舒张功能异常导致，心力衰竭。②呼吸系统：肥胖导致上呼吸道狭窄，引起二氧化碳潴留，导致机体缺氧，活动耐力下降，动辄疲乏、气短。③代谢功能障碍：肥胖易引起一系列激素及代谢紊乱，使 2 型糖尿病、痛风症等的发病率显著增高。④身体长期负荷过重引起骨、关节的损伤，所以肥胖症的老人易出现腰椎及关节疼痛。

3. 心理社会情况

肥胖症的老人容易因体型异常产生焦虑、抑郁等心理问题。

4. 辅助检查

(1)BMI 是国际卫生组织推荐使用的肥胖分型标准，是最简单、易操作、可靠的方法。BMI＝体重(kg)/身高(m^2)，正常值为18～24，当 BMI≥23 为超重，23～24.9 为轻度肥胖，25～29.9 为中度肥胖，≥30 为重度肥胖。(2)腰臀围比值：是判断中心性肥胖的重要指标，当男性腰臀围比值＞0.9，女性＞0.8 可以认为肥胖。(3)准体重(理想体重，IBW)标准体重(kg)＝身高(厘米)－105(厘米)实测体重超过标准体重的 10％为超重，实测体重超过标准体重的 20％为肥胖。

二、常见康复护理诊断

1. 营养失调

高于机体需要量，与遗传、体内代谢紊乱、饮食习惯不良、活动减少等有关。

2. 自我形象紊乱

与肥胖引起的体形改变有关。

三、康复护理计划与实施

肥胖症老人的处理原则：以控制肥胖症老人的饮食和增加老人的体力活动为主，必要时增加药物治疗。

康复与护理的总体目标：通过康复锻炼去除多余脂肪，实现减轻体重的目的。

1. 饮食护理

根据老人的身高、体重算出老人的标准体重，再算出老人每天所需的总热量，后制定食谱，要求膳食全面合理营养均衡，根据老人的具体情况，结合减肥目标制定饮食处方。以每周减轻体重 0.5～1.0kg，每天减少热量 2092～2510kJ 为宜。

具体方法：

①饮食限制疗法：适用于超重或轻度肥胖者，适当限制热量的摄入。

②低热量饮食疗法：适用于中度肥胖者，每天热量摄入 42～84kJ/kg，补充足够的维生素。

③极低热量饮食疗法：适用于重度肥胖的老人，除人体必需的营养物质外，每天热量摄入≤42kJ/kg，这是一种快速减肥方法，必须住院接受治疗，因为易发生不良反应，当体重下降到一定程度后，应逐渐过渡到低热量饮食。

2. 运动疗法及护理

根据老人的个体情况制订合理的运动计划，并长期坚持实施。

(1)运动方式：选择以提高心肺功能的有氧全身运动为主如散步、慢跑、游泳等。

(2)运动强度：心率是确定治疗强度的可靠指标，应注明最高心率和应到达的适宜心率，同时以训练后第二天不感到疼痛和疲劳为宜。

(3)运动时间：每次运动 20～30 分钟，每天 1～2 次，可以分组练习，中间休息 2～3 分钟，每周 3～5 次。

(4)有并发症的老人应进行心肺功能检查，应在医生护士的监护指导下进行。

(5)运动量适中，做好老人的心率监测工作，并以运动中出汗适中，运动后有快感，睡眠佳为宜。

（6）运动是一个长期而又漫长的过程，应制订计划并坚持实施，强调运动疗法和饮食疗平衡进行，同时给老人树立信心，循序渐进，持之以恒。

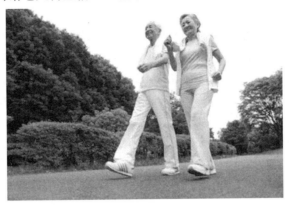

3. 行为治疗的护理

采取健康的生活方式，改变饮食和运动习惯，纠正错误行为，自觉地长期坚持，达到减轻体重的目的。可采用自我控制疗法、刺激疗法、厌恶疗法等减轻体重，同时鼓励老人多与家人和朋友交往，建立正常的社交。

4. 药物治疗的护理

当饮食和运动治疗半年以上治疗无效时，或有严重糖尿病并发症时，可选择短期的药物辅助治疗。

（1）食欲抑制剂，作用于中枢神经系统，以抑制食欲和增加饱腹感，加速能量消耗。因其有心血管不良反应而少用。

（2）减少肠道脂肪吸收的药物，如脂肪吸收阻滞剂奥利司他、西布曲明等。主要不良反应有肠胀气、大便次数增加等危险。

5. 康复健康指导

（1）知识宣传：向老人宣传肥胖症的危害，让其提高认识，自觉坚持执行运动计划和饮食控制，最终达到减轻体重的目的。

（2）饮食指导：①改变进食行为：应增加咀嚼次数，进食宜慢，饭前喝一碗汤，既增加饱腹感，又减少进食量。

②调整饮食结构：采用低盐、低脂、低蛋白、低热量、高维生素的饮食。限制高脂食物的摄入，如肥肉、动物肝脏等。少食高热量食物，如甜食、糖果等。

四、康复护理评价

老人能认识到肥胖的危险，能坚持并配合制定的饮食及运动治疗，积极参加社交活动。老人体重减轻。

第十一节　老年糖尿病

糖尿病是体内胰岛素相对或绝对不足而引起的以血糖升高为主，伴随脂肪、蛋白质、水与电解质等紊乱的慢性全身性疾病。60岁以上的糖尿病患者为老年糖尿病。随着年龄的增长，糖尿病的发病率逐渐增高，其中95%以上的糖尿病为2型糖尿病。老年糖尿病并发症多，致残率、致死率高，使老年人的生活质量和寿命受到了严重影响。

老年人的糖尿病康复是综合运用饮食、运动、药物等方法提高靶细胞对胰岛素敏感性，降低血糖，缓解症状，提高生活质量。

一、康复护理评估

1. 健康史

评估老人是否有家族遗传病史，是否有"三多一少"的症状；询问老人的饮食习惯，饮食结构，生活方式等；评估老人是否有高血压，高脂血症、肥胖等疾病，有无过敏史、用药史。

2. 身体状况

(1)症状：老年人糖尿病大多发病隐匿，仅有20%～25%的老年人出现明显的"三多一少"症状；发病多样化，可表现为：皮肤麻木、瘙痒、多饮多尿、全身乏力、视物不清等。老年人发病隐匿，有很大一部分是由体检时发现的。

(2)体征：老年人糖尿病的特有表现：①反复感染引起的皮肤瘙痒多见于老年女性外阴瘙痒。②足部皮肤水疱。③腰部痛和发热。④糖尿病性肌萎缩引起的全身乏力和肌肉疼痛。⑤周围神经病变引起的四肢麻木、视力障碍等。⑥其他：肩关节疼痛、认知能力下降等。

(3)主要功能障碍

①视力障碍

由于血糖升高引起视网膜、血管病变导致视力减退同时并发青光眼、屈光改变、虹膜睫状体病变引起视力减退。

②肾功能障碍

由于肾小球硬化引起高血压、蛋白尿、慢性肾功能衰竭等。

③行走功能障碍

糖尿病患者因周围神经病变与外周血管疾病合并过高的机械压力，引起足部软组织及骨关节系统的破坏与畸形，加上下肢感染、溃疡和(或)深部组织破坏，形成糖尿病病足。

④日常生活障碍

糖尿病神经病变累及中枢神经和周围神经，出现肢端感觉异常，后期累及运动神经，可有肌力减弱乃至萎缩和瘫痪，出现尿失禁、尿潴留、阳痿等。日常生活能力降低(可用生存质量量表进行评估，见表7-4)。

表 7-4 Barthel 指数评定表

姓名		性别		年龄		临床诊断			住院号		
项目		完成情况及评分							得分/日期		
各项目凡完全不能完成者评为 0 分											
Ⅰ 进餐	10 分　食物放在盘子或桌上,在正常时间内能独立完成进餐 5 分　需要帮助或较长时间才能完成										
Ⅱ 床—轮椅转移	15 分　独立完成床—轮椅转移的全过程 10 分　需要提醒,监督或给予一定帮助才能安全完成整个过程 5 分　能在床上坐起,但转移到轮椅或在使用轮椅时要较多的帮助										
Ⅲ 修饰	5 分　独立完成各项(洗脸、刷牙、刮脸、梳头)										
Ⅳ 进出厕所	10 分　独立进出厕所,脱穿裤子,使用卫生纸;如用便盆,用后能自己倒掉并清洗 5 分　在下列情况下需要帮助:穿脱裤子,保持平衡,便后清洁										
Ⅴ 洗澡(在浴池、盆池或用淋浴)	5 分　独立完成所有步骤										
Ⅵ 平地行走	15 分　独立走至少 50 米;可以穿戴假肢或用矫形器、腋杖、手杖,但不能用带轮的助行器;如用矫形器,在站立或坐下时能锁住或打开 10 分　在较少帮助下走至少 50 米,或在监督或帮助下完成上述活动 5 分　只能使用轮椅,但必须能向各个方向移动以及进出厕所										
Ⅶ 上下楼梯	10 分　独立上下一层楼,可握扶手或用腋杖、手杖 5 分　在帮助或监督下上下一层楼										
Ⅷ 穿脱衣服	10 分　独自穿脱所有衣服,系鞋带。当戴矫形器或围腰时,能独立穿脱 5 分　需要帮助,但能在正常时间内完成至少一半的过程										
Ⅸ 大便控制	10 分　能控制,没有失禁 5 分　需要在帮助下用栓剂或灌肠,偶有大便失禁										
Ⅹ 小便控制	10 分　能控制,脊髓损伤患者用尿袋或其他用具时应能使用并清洗 5 分　偶有尿失禁										
总　　分											
检　查　者											

注:完全正常为 100 分,60 分是能否独立的分界点;>60 分为虽有轻残疾但尚能独立;60~41 分为中度残疾,需大量帮助;40~20 分为重度残疾;<20 分为完全残疾。

⑤感觉功能障碍

周围神经病变引起的肢端麻木、手套或袜套样感觉、烧灼、针刺感等。

⑥心血管功能障碍

动脉粥样硬化及微血管病变引起的高血压、冠心病及血管功能减退。

3. 心理社会状况

评估老人对糖尿病知识的了解程度，是否有焦虑、怀疑、悲观等不良情绪，评估家属对老人的照顾支持程度，评估家庭的经济状况等。

4. 辅助检查

(1)血糖测定

主要为空腹血糖和餐后 2 小时血糖为主要依据。空腹血糖≥7.0mmol/L；餐后 2 小时≥11.1mmol/L。

(2)糖化血红蛋白测定

可反映糖尿病患者近 4～12 周血糖的总水平。可作为糖尿病控制情况的监测指标。

(3)其他

病情未控制的病人，可有胆固醇、甘油三酯等增高。血尿酮体的测定可及时发现酮症酸中毒。

二、常见康复护理诊断

1. 有感染的危险

与血糖升高、微循环障碍、营养障碍有关。

2. 焦虑

与长期治疗的经济负担有关。

3. 知识缺乏

与缺乏糖尿病治疗和预防的知识有关。

4. 营养失调

与胰岛素分泌不足或三大营养物质代谢紊乱有关。

5. 有受伤的危险

与低血糖反应、感觉功能障碍有关。

6. 潜在并发症

低血糖反应、糖尿病痛症酸中毒、大血管或微血管病等有关。

三、康复护理计划与实施

1. 饮食护理

饮食治疗的目的是维持标准体重、可以减轻胰岛细胞的负担，纠正已发生的代谢紊乱，预防和延缓并发症的发生。

(1)控制总热量

老年人糖尿病每日摄取热量要控制在生活必需最低热量。老年人每日摄热量为

1200～1800卡为宜，但老年人个体差异很大，要根据不同情况计算每日摄热量。通常早、中、晚三餐热量分布为20％、40％、40％或1/3、1/3、1/3，可根据具体情况进行调整。

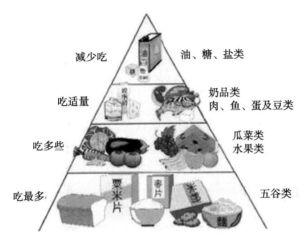

（2）三大营养素的合理搭配

蛋白质占总热量的15％左右，老年糖尿病病人最常见的营养障碍为蛋白质不足，每日所需蛋白质为每公斤1～1.5克，饮食上应多给予鱼、瘦肉、豆类制品，来弥补蛋白质的相对或绝对不足。

糖类提供热量占50％～60％，应提倡使用粗制米面和杂粮，忌食用蔗糖、蜜糖等，近来研究发现适当提高糖类的摄入，可改善糖耐量降低胆固醇及甘油三酯，提高外周组织对胰岛素的敏感性。

脂肪占总热量的25％～35％，老年人以摄取蛋白质为目的的动物食品所含的脂肪之外，主要摄取植物油即可。

充足的食物纤维素、适当补充维生素及微量元素。每日应食用的纤维素不少于40克。应多吃绿色、黄色、深色蔬菜、海水鱼、粗谷物等。

2.运动疗法及护理

适当有效的运动可促进糖原的利用，减轻胰岛细胞的负担，使血糖降低，同时还能纠正三大营养素的代谢紊乱，加速脂肪分解起到减肥的作用。运动锻炼可以改善心肺功能，降低血脂、血压，预防和减少糖尿病的并发症的发生。

（1）适应证和禁忌证

适应证：①适用于中、重度2型糖尿病患者，其中伴有肥胖的患者治疗效果最佳。②适用于血糖在5.5～16.7mmol/L，病情稳定糖耐量异常和高危糖尿病患者。

禁忌证：①血糖不稳定；②合并严重并发症导致器官功能损害者；③急性并发症如糖尿病酮症酸中毒；④合并急性感染；⑤血糖不稳，空腹血糖＞15.0mmol/L或有严重低血糖倾向等。

（2）运动处方

①运动方式：选择轻中强度耐力性项目的有氧运动，如医疗行走、慢跑、游泳、

有氧操、骑自行车、登山等，以及放松性项目如医疗体操、保健按摩、太极拳、气功等。可根据老人的兴趣爱好和环境条件进行选择。

②运动强度：遵循个体化原则，开始时宜采用低强度的运动，强度逐渐过渡到最适宜心率即靶心率为最适合的运动强度。老年人靶心率控制范围在（170－年龄）～（180－年龄）。③运动时间：取决于运动治疗的强度。运动治疗时间可分为准备、练习、结束三个部分。准备部分宜采用小强度运动时间维持 5～10 分钟，练习部分是治疗的主要部分，至少维持 20～30 分钟，结束部分可做一些放松性的活动。靶心率累计时间以 20～30 分钟为宜。每周运动 3～4 次。运动处方应因人而异，循序渐进、持之以恒。

（3）注意事项

①体检根据病人个体情况，事先做好全面检查，尤其是血糖值，再制订运动方案，确定运动的方式、强度和运动时间。

②运动中心率的监测：老人运动时要学会通过自测脉搏方法来测定心率，即停止运动后立即测量脉搏 15 秒，然后乘以 4，表示 1 分钟的脉率。

③运动时间的选择：以餐后 30 分钟～1 小时为宜，应避开用药作用的最高峰。

④运动时避免老人发生低血糖反应，应随时准备饼干和糖块。

⑤注射过胰岛素的肢体应避免剧烈运动，以免胰岛素吸收过快，发生低血糖反应。运动治疗应长期坚持才能达到理想的效果。

⑥运动时应穿舒适的鞋袜，以减轻足部压力。

3．用药护理

康复护士让老人知道所用药物的副作用和注意事项，告知老人出现低血糖的症状和处理措施，指导病人进餐前服药或注射胰岛素，不能提前或推迟。在使用药物期间要监测血糖的变化。

4．康复健康指导

（1）指导老人及家属提高自我监测和自我保护的能力。老人或家属应掌握定期监测血糖的技术和注射胰岛素的方法，每天应监测血糖并做好监测日记。督促老人按时服药检查足部，保护皮肤，预防外伤的发生。

（2）知识宣传：应反复耐心地向老人及家属宣传糖尿病的知识，让其能正确对待糖尿病。给糖尿病老人给予精神支持和生活照顾。

（3）生活指导：①老年糖尿病病人皮肤抵抗力差，容易发生感染，应告诉病人勤洗澡、勤换衣服，保持皮肤清洁，应穿宽松、面料柔软的衣服。②要保持口腔清洁，坚持每天早晚刷牙。③保持足部清洁，每天勤换鞋袜，用温水清洗双脚，并用柔软的干毛巾擦干，若皮肤干燥可涂油脂。

（4）指导老人如何选择食物：①老人宜吃五谷杂粮类如玉米、小米、燕麦等；豆类及豆制品；蔬菜类如洋葱、苦瓜、丝瓜、绿叶菜、银耳、蘑菇等；肉类如兔肉、柴鸡、乌鸡、鸡胗、鸭肉、鱼等；②适量食用：粥、咸糕点、坚根茎类、脂肪等；③不宜吃动物肝脏、蛋黄、肥肉、腌制食物等，不宜饮酒。

（5）指导老人定期复查：一般复查糖化血红蛋白每 2～3 个月一次，每年全身体检一次，以便尽早防治慢性并发症。

四、康复护理评价

老人及家属能够说出饮食治疗、运动治疗对控制血糖的关系；能够积极配合治疗，并长期坚持饮食治疗和运动治疗；体重控制到理想范围内；血糖稳定；老人及家属能自测血糖和自己注射胰岛素。减少和延迟了并发症的发生发展，提高了生活质量。

第十二节 肿　瘤

肿瘤是人体正常细胞在各种致癌因素作用下，产生过度增生或异常分化所形成的新生物。一般分为良性与恶性。老年人常见的肿瘤有肺癌、胃癌、直肠癌、肝癌、食管癌、胰腺癌、子宫癌、前列腺癌。

一、康复护理评估

1. 健康史

肿瘤发生是多种因素共同作用的结果，主要因素有基因与环境。是否直接或间接接触化学致癌物，如亚硝胺类、烷化剂、氯乙烯等；是否受到辐射等。

2. 身体状况

评估患者是否消瘦、乏力、疼痛等全身衰竭的症状。

3. 心理社会状况

患者从疑诊到就诊可出现以下心理变化：(1)震惊否认期：怀疑诊断的准确性，极力地否认，容易延误治疗。(2)愤怒期：患者接受现实后，产生恐惧、愤怒的心理。容易发脾气、无理取闹。(3)磋商期：常心存幻想，寻求偏方，期盼能够延长生命。(4)抑郁期：病情反复、恶化患者对治疗失去信心。表现为抑郁，想结束生命。(5)接受期：患者接受现实，心态趋于平和。

4. 疼痛的评估

根据患者应用镇痛药的情况可将癌痛分为以下五级，见表7-5。

表7-5　癌痛分级

级别	应用镇痛药情况
0级	不痛
1级	需非麻醉性镇痛药
2级	需口服麻醉剂
3级	需口服与(或)肌肉注射麻醉剂
4级	需静脉注射麻醉剂

5. 躯体功能的评估

根据肿瘤侵犯的部位不同而影响其功能。患者也可能存在癌症治疗所致的功能障碍。应从肌力、肌张力、关节活动度、平衡反应、站立、步态等方面进行评估。

6. 辅助检查

实验室检查、各种影像学检查、肿瘤标记的测定等。

二、常见康复护理诊断

1. 疼痛

与肿瘤浸润、手术、放疗、化疗有关。

2. 躯体活动障碍

与癌肿本身、手术损伤、放疗、化疗有关。

3. 活动无耐力

与疾病消耗、贫血、疼痛有关。

4. 自我形象紊乱

与放、化疗副作用有关。

5. 有感染的风险

与放、化疗所致粒细胞减少、机体免疫力降低有关。

6. 焦虑与恐惧

与肿瘤进展及死亡威胁有关。

三、康复护理计划与实施

老年人肿瘤的处理原则：积极对症治疗，增强其信心，最大限度地提高老人的生活质量。

康复与护理的总体目标：使老年人经过手术、放疗、化疗等治疗护理，使病情基本得到控制，尽可能地减轻患者身心痛苦。具体康复护理措施如下：

1. 休息与活动

卧床的病人应每天进行床上活动，进行呼吸训练。能够行走的老人根据体力及疾病的进展情况适当地休息，进行关节活动度、肌力的锻炼。对于因手术、放疗治疗等所致机体功能障碍者，在康复护理过程中应协助或指导老年人进行肢体功能的康复锻炼。对于肌力下降、肌肉萎缩、关节纤维性挛缩的老年患者应采用运动疗法和手法治疗，可进行小强度、短时间、多次数的耐力锻炼，如散步、太极拳等。

2. 物理康复护理

适当的物理治疗对于肿瘤病人的康复具有重要的意义，包括短波、超短波、超声波抗癌药物透入疗法、磁场疗法、冷冻疗法、光敏疗法等。

3. 疼痛的康复护理

对于疼痛的老年患者应遵医嘱使用止痛药，也可运用物理疗法如：冷冻疗法、毫米波疗法、经皮电神经刺激疗法、高热疗法等。为患者播放舒缓的音乐、分散患者的注意力，在一定程度上也有助于缓解患者的疼痛。

4. 用药护理

化疗药物对恶性肿瘤的治疗具有重要的意义。但它的毒性反应较强，其中恶心、呕吐较为常见，应向老人及家属做好解释、指导工作。一般以化疗前3～4小时进餐为宜，必要时遵医嘱使用止吐药物，以减轻胃肠道反应。因化疗药物对静脉的刺激性较大，应注意保护血管，并在输液过程中加强巡视，防止外渗，防止静脉炎的发生。

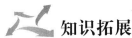 **知识拓展**

癌痛用药三阶梯原则：根据患者的疼痛的程度可分三阶梯选择用药，第一阶梯以阿司匹林为代表的非阿片类药物；第二阶梯以可待因为代表的弱阿片类药物；第三阶梯以吗啡为代表的强阿片类药物；非阿片类可以增强阿片类的镇痛效果，可根据情况进行辅助用药。

5. 饮食护理

应保证老年人的营养均衡全面，多摄入含蛋白质丰富的食物，如牛奶、瘦肉、鱼类、豆制品等；新鲜水果和蔬菜中含有丰富的维生素和纤维素，老年患者应多摄入。此外，还需补充微量元素。

6. 心理护理

对于震惊否认期的患者，应鼓励家属给予老人情感上的支持与关心；对于愤怒期的患者，应通过沟通，尽量使老人说出自身的感觉和想法；对于磋商期患者，应尊重老人，向老人做好解释工作；对于抑郁期患者，应给予老人更多关爱和安慰；对于接受期应加强与老人的交流，增强其信心，尽可能提高其生活质量。

7. 康复健康指导

(1)生活环境

保持室内温度适宜、光线充足、整洁、安静、舒适。

(2)饮食指导

遵循清淡、易消化、营养全面、均衡的原则。加强营养支持，延长生命。

(3)心理指导

耐心倾听老人的主诉，了解其心理需求，鼓励患者坚持治疗，克服焦虑、抑郁情绪，减轻其心理压力。

(4)康复运动指导

制订合理的康复锻炼计划，并根据病情进行调整。

(5)疼痛的指导

指导老人定期复查，控制疼痛，减轻痛苦，提高生活质量。

四、康复护理评价

老年人的疼痛减轻；关节功能有所改善；活动耐力有所增加；未发生感染或感染减少；心态趋于平和能够接受自我形象的改变；日常生活自理能力增强。

 思考题

1. 66岁李大妈，做家务时不慎摔倒，左肩着地，来院就诊主诉左肩疼痛，X线片显示，左肱骨外科颈骨折，急需切开复位内固定术。

请问：怎样为其制订合适的康复护理计划？

2. 68 岁张大爷，咳嗽、咳痰 15 年，近 1 个月症状加重，遂来院就诊。爱好吸烟，每天一包烟。查体消瘦，桶状胸。诊断为慢性阻塞性肺气肿。

请问：（1）张大爷的康复护理问题有哪些？

（2）为其制订合理的康复护理计划。

3. 68 岁张大爷，原发性高血压 20 年，平日血压波动于 155～140/110～100mmHg。一年前有下肢静脉血栓史，因一小时前出现持续的胸部疼痛，大汗淋漓，有濒死感，含服硝酸甘油后症状不缓解，来院就诊，经入院诊查为急性心肌梗死。

请问：（1）张大爷目前的护理问题有哪些？

（2）如何为其进行健康指导？

第十三节　老年性脑卒中

脑卒中分为缺血性脑卒中和出血性脑卒中。缺血性脑卒中包括脑血栓形成（简称脑血栓）和脑栓塞。出血性脑卒中包括脑实质的出血（简称脑出血）和蛛网膜下腔出血。老年人常见的有脑血栓形成、脑栓塞和脑出血，下面着重介绍。

一、康复护理评估

1. 健康史

（1）脑血栓形成

脑血栓是老年人脑卒中中最常见、发病率最高的类型，是指脑动脉因动脉粥样硬化及各种动脉炎等病变引起的管腔狭窄、闭塞或有血栓形成，造成局部脑组织因血液供应中断而发生缺血、缺氧性坏死，从而引起相应的神经系统的症状和体征。最常见的病因是动脉粥样硬化，其次是高血压、糖尿病、高脂血症等，较少由脑动脉炎引起，此外饮食、吸烟、酗酒、肥胖等都是其诱发因素。

（2）脑栓塞

脑栓塞是指血液中的各种栓子随血液进入脑动脉血管而阻塞血管，当侧支循环不能代偿时，引起该动脉供血区脑组织缺血性坏死，出现相应的神经功能缺损。脑栓塞约占脑卒中的 15%～20%。栓子来源可分为心源性、非心源性及来源不明性，其中以心源性最常见，占脑栓塞的 65%～75%，而心源性脑栓塞的病因中以心房颤动最为多见。

（3）脑出血

脑出血是指原发性非外伤性脑实质内出血，也称自发性脑出血，占急性脑卒中的 20%～30%。急性期的病死率约为 30%～40%，是急性脑血管病中最高的。脑出血的患病率和病死率随年龄增长而增高，且在存活者中 80%～95% 遗留神经功能障碍，是威胁老年人健康的严重疾病。最常见的病因是高血压合并细、小动脉硬化，其他病因包括动脉粥样硬化、动脉瘤、脑动静脉畸形、血液病如白血病、再生障碍性贫血、血小板减少性紫癜、血友病等，以及梗死后出血、脑淀粉样血管病、脑动脉炎。抗凝或溶栓治疗，原发性或转移性脑肿瘤破坏血管等。此外，糖尿病、高脂血症、吸烟、酗酒等均为其诱发因素。

2. 身体状况

(1)脑血栓形成

常在安静状态下或睡眠中起病，约 $\frac{1}{3}$ 的老年人发病前有短暂性脑缺血发作(TIA)史。多数表现为失语、偏瘫、偏身感觉障碍，病情多在几小时或几天内发展达到高峰，也可呈症状进行性加重或波动。患者一般意识清楚，在发生基底动脉血栓或大面积脑梗时，出现意识障碍，甚至有脑疝形成，导致死亡。

(2)脑栓塞

老年患者多有心房颤动及大动脉粥样硬化等病史。一般发病无明显诱因，是起病速度最快的一类脑卒中，症状常在数秒或数分钟之内达到高峰，多为完全性卒中。少数可在数小时内逐渐进展，症状加重。起病后多数患者有意识障碍，但持续时间较短，最终发展为脑血栓的症状，如失语、偏瘫、偏身感觉障碍，一部分患者可引起癫痫发作。

(3)脑出血

常发生于 50 岁以上患者，多有高血压病史。常在活动中或情绪激动时突然起病，一般无前驱症状，少数可有头痛头晕等不适表现。发病后症状在数分钟至数小时内达到高峰，血压明显升高，并出现头痛、呕吐、肢体瘫痪、意识障碍、癫痫发作及脑膜刺激症等。

3. 辅助检查

(1)头颅 CT：为首选，缺血性脑卒中可显示脑梗死的部位及范围，发病后 24～48 小时 CT 检查可见低密度影。出血性脑卒中出血区密度增高，且发病时立即出现。

(2)脑脊液：缺血性脑卒中脑脊液颜色正常。出血性脑卒中压力增高，脑脊液呈均匀血性。

(3)MRI：脑梗死发病数小时后，即可显示。脑出血时的表现主要取决于血肿所含血红蛋白量的变化。

(4)血管造影：脑梗死可以显示脑部大动脉的狭窄、闭塞和其他血管病变。脑出血可显示脑血管的位置、形态及分布，并易于发现脑动脉瘤、脑血管畸形等脑出血的病因。

4. 康复护理评估

(1)脑损伤严重程度的评估

①格拉斯哥昏迷量表(GCS)：GCS 是根据睁眼情况(1～4 分)、肢体运动(1～6 分)和语言表达(1～5 分)来判定老人脑损伤的严重程度。GCS≤8 分为重度脑损伤，呈昏迷状态；9～12 分为中度脑损伤；13～15 分为轻度脑损伤。

②脑卒中老人临床神经功能缺损程度评分标准：评分为 0～45 分，0～15 分为轻度神经功能缺损；16～30 分为中度神经功能缺损；31～45 分为重度神经功能缺损。

(2)运动功能评估

脑卒中后运动功能障碍多表现为偏差肢体瘫痪，是致残的主要原因。评定常采用 Bobath、Fugl-Meyer 评估等方法。运动功能评估主要是对运动模式、肌张力、肌肉协调能力进行评估。

（3）感觉功能评估

感觉功能评估包括浅感觉、深感觉和复合感觉。评估患者的痛温觉、触觉、运动觉、位置觉实体觉和图形觉是否减退或丧失。脑卒中感觉功能评定的目的在于了解感觉障碍的程度和部位，指导老人正确选用辅助工具及避免在日常生活中发生伤害事故。

（4）平衡功能评估

①三级平衡检测法：三级平衡检测法在临床中经常使用。

Ⅰ级平衡是指在静态下不借助外力，老人可以保持坐位或站立位平衡；Ⅱ级平衡是指在支撑面不动（坐位或站立位）身体某个或几个部位运动时可以保持平衡；Ⅲ级平衡是指老人在外力作用或外来干扰下仍可以保持坐位或站立平衡。

②Berg平衡评估量表：是脑卒中康复临床与研究中最常用的量表，一共14项检测内容，包括：坐到站；无支撑站立；足着地，无支撑坐位；站到坐；床到椅转移；无支撑闭眼站立；双足并拢，无支撑站立；上肢向前伸；从地面拾物；转身向后看；转体360°；用足交替踏台阶；双足前后位，无支撑站立；单腿站立。每项评分0～4分，满分56分，得分高表面平衡功能好，得分低表面平衡功能差。

（5）认知功能的评估

评估老人对事物的注意力、识别力、记忆力，理解力和思维能力有无出现障碍。例如：

①意识障碍是对外界环境刺激缺乏反应的一种精神状态。根据临床表现可分为嗜睡、昏睡、浅昏迷、深昏迷四个程度。临床上通过老人的语言反应，对针刺的痛觉反射、瞳孔对光反射、吞咽反射、角膜反射等来判断意识障碍的程度。

②智力障碍主要表现为定向力、计算力、观察力等思维能力的减退。

③记忆障碍可表现为短期记忆障碍和长期记忆障碍。

④失用症常见的有结构性失用、意念运动性失用、运动性失用和步行失用。

⑤失认症可表现为视觉失认、听觉失认、触觉失认、躯体忽略和体像障碍。

（6）言语功能评估

评估老人的发音情况及各种语言形式的表达能力，包括说、听、读、写和手势表达。脑卒中老人常有以下言语障碍表现。

①构音障碍：是由于中枢神经系统损害引起言语运动控制障碍（无力、缓慢或不协调），主要表现为发音含混不清，语调及语速、节奏异常，鼻音过重等言语听觉特性的改变。

②失语症：是由于大脑皮质与语言功能有关的区域受损害所致，是优势大脑半球损害的主要症状之一。常见的失语类型有运动性失语、感觉性失语、传导性失语、命名性失语、完全性失语等。

（7）摄食和吞咽功能评估

①临床评估：对老人吞咽困难的描述：吞咽困难发生的时间、频率；在吞咽过程发生的阶段；临床加重的因素（食物的性状，一口量等）；吞咽时的，伴随症状（梗阻感、咽喉痛、鼻腔、反流、误吸等而不同）。

②实验室评定：吞咽试验，它可以精确地显示吞咽速度和误吸的存在，以了解吞

咽过程中是否存在食物残留或误吸，并找出与误吸有关的潜在危险因素，帮助设计治疗饮食，确定安全进食体位。

③咽部敏感试验：用柔软纤维导管中的空气流刺激喉上神经支配区的黏膜，根据感受到的气流压力来确定感觉障碍的阈值和程度。脑卒中老人咽部感觉障碍程度与误吸有关。

（8）日常生活活动能力（ADL）评估

脑卒中老人由于运动功能、认知功能、感觉功能、言语功能等多种障碍并存，常导致衣、食、住、行、个人卫生等基本动作和技巧能力的下降或丧失。

（9）心理评估

评估老人的心理状态，人际关系和环境适应能力，了解有无抑郁、焦虑、恐惧等心理障碍，评估老人的社会支持系统是否健全有效。

（10）社会活动参与能力评估

采用社会活动与参与量表评定。该量表分为理解与交流、身体移动、生活自理、与人相处、生活活动、社会参与六个方面，共30个问题，每个问题的功能障碍程度分为"无、轻、中、重、极重度"，相应分值为1、2、3、4、5分。

二、常见康复护理诊断

由于病变性质、部位、病变严重程度等的不同，老人可能单独发生某一种障碍或同时发生几种障碍。其中以运动功能和感觉功能障碍最为常见。

1. 运动功能障碍

是脑卒中中最常见功能障碍之一，多表现为一侧肢体瘫痪，即偏瘫。脑卒中老人运动功能的恢复，一般经过迟缓期、痉挛期和恢复期三个阶段。

2. 感觉功能障碍

偏瘫侧感觉受损但很少缺失。据报道，65％的脑卒中老人有不同程度和不同类型的感觉障碍。主要表现为痛觉、温度觉、触觉、本体觉和视觉的减退或丧失。44％的脑卒中老人有明显的本体感觉障碍，并可影响整体残疾水平。

3. 共济障碍

是指四肢协调动作和行走时的身体平衡发生障碍，又称共济失调。脑卒中老人常见的共济失调障碍有大脑性共济障碍、小脑性共济障碍。肢体或躯干的共济失调在小脑损害的老人较常见。常因小脑、基底核、反射异常、本体感觉丧失或运动无力、反射异常、肌张力过高、视野缺损等所致。

4. 言语障碍

脑卒中老人常发生言语障碍，发生率高达40％～50％。包括失语症和构音障碍。失语症是由于大脑半球优势侧（通常为左半球）语言区损伤所致，表现为听、说、读、写的能力障碍。构音障碍是由于脑损害引起发音器官的肌力减退、协调性不良或肌张力改变而导致语音形成的障碍。

5. 认知障碍

主要包括意识障碍、智力障碍、失认症和失用症等高级神经功能障碍。

(1)意识障碍：是指大脑皮质的意识功能处于抑制状态，认识活动的完整性降低。脑卒中老人的意识障碍的发生率约40%。

(2)智力障碍：智力是个人行动有目的、思维合理、应对环境有效的综合能力。思维能力(包括推理、分析、综合、比较、抽象、概括等)，特别是创造性思维是智力的核心。脑卒中可能引起记忆力、计算力、定向力、注意力、思维能力等障碍。

(3)失认症：常因非优势侧半球(通常为右半球)损害，尤其是顶叶损害而导致的认知障碍。其病变部位多位于顶叶、枕叶、颞叶交界区。如视觉失认、听觉失认、触觉失认、躯体忽略、体像障碍等。

(4)失用症：是指在没有感觉和运动损害的情况下不能进行以前所学过的、有目的的运动。脑卒中常见的失用症有：意念性失用、结构性失用、意念运动性失用、步行失用等。

6. ADL 能力障碍

日常生活活动是指一个人为独立生活每天必须反复进行的、最基本的、一系列的身体动作或活动，即衣、食、住、行、个人卫生等基本动作和技巧。脑卒中老人，由于运动功能、感觉功能、认知功能等多种功能障碍并存，导致 ADL 能力障碍。

7. 继发性功能障碍

(1)心理障碍：是指人的内心、思想、精神和感情等心理活动发生障碍。老人的行为也可因认知障碍而受影响，表现为易怒、顽固、挑剔、不耐心、冲动、任性、淡漠或过于依赖他人。这种行为使老人的社会适应性较差，甚至环境也可增加其孤独感和压力。

(2)膀胱与直肠功能障碍：表现为尿失禁、二便潴留等。

(3)肩部功能障碍：多因肩痛、半脱位和肩手综合征所致。肩关节疼痛多在脑卒中很长时间后发生，发生率约为72%；肩关节半脱位在偏瘫老人很常见，发生率为81%；肩手综合征在脑卒中发病后1～3个月很常见，表现为肩痛、手肿、皮肤温度上升、关节畸形。

(4)关节活动障碍：因运动丧失与制动导致关节活动度降低、痉挛和变形，相关组织弹性消失，肌肉失用性萎缩进而导致关节活动障碍。

(5)面神经功能障碍：主要表现为额纹消失、口角歪斜及鼻唇沟变浅等表情肌运动障碍。核上性面瘫表现为眼裂以下表情肌运动障碍，可影响发音和饮食。

(6)疼痛：丘脑腹后外侧核受损的老人最初表现为对侧偏身感觉丧失，数周或数月后感觉丧失将可能被一种严重的烧灼样疼痛所代替，称为丘脑综合征。疼痛可因刺激或触摸肢体而加重。疼痛的后果常使老人功能降低，注意力难以集中，发生抑郁并影响康复疗效。

(7)骨质疏松：脑卒中后继发性骨质疏松是影响老人运动功能恢复和日常生活能力的一个重要因素。

(8)失用综合征：长期卧床，活动量明显不足，可引起压疮、肺感染、尿路感染、直立性低血压、心肺功能下降、异位骨化等失用综合征。

(9)误用综合征：病后治疗或护理方法不当可引起关节肌肉损伤、骨折、肩髋疼痛、痉挛加重、异常痉挛模式和异常步态、足内翻等。

(10)吞咽功能障碍：吞咽困难是脑卒中后的常见并发症，脑卒中老人30%～60%

伴有吞咽功能障碍。临床表现为进食呛咳、食物摄取困难、哽咽、喘鸣、食物通过受阻而鼻腔反流；体征为口臭、流涎、声嘶、吸入性肺炎、营养不良、脱水和面部表情肌的不对称等。部分老人可能需要长期通过鼻饲管进食。

(11)深静脉血栓形成：主要症状包括小腿疼痛或触痛、肿胀和变色。约50%的老人可不出现典型的临床症状，但可通过静脉造影或其他一些非侵入性技术进行诊断。

三、康复护理措施

早期康复护理能够显著改善脑卒中老人的神经功能和日常生活活动能力，有利于提高老人生命质量。早期康复护理是脑卒中早期康复治疗的重要组成部分。早期康复是指脑卒中老人生命体征平稳、神经系统症状不再发展后即可开始康复治疗。只要不影响治疗，早期康复护理介入越早越好，早期康复护理可促进大脑的可塑性，调动脑组织内残余细胞发挥其代偿作用，促进损伤区域组织的重构和细胞的再生，有效地预防脑神经萎缩，从而使老人各项功能尽早恢复和改善，降低致残率。

1. 康复护理目标

(1)改善患侧肢体的运动、感觉功能，改善患者的平衡功能。最大限度发挥老人的残余功能。

(2)改善老人言语功能障碍，调整心态、建立有效沟通方式。

(3)预防潜在并发症及护理不良事件的发生。

(4)提高老人的 ADL 能力，学习使用辅助器具，指导家庭生活自理。

(5)提高老人生活质量以及社会参与的能力。

(6)实施教育学习的原则：强调残疾者和家属掌握康复知识、技能。

2. 康复护理

(1)软瘫期抗痉挛体位的摆放是早期抗痉挛治疗的重要措施之一。抗痉挛体位能预防和减轻上肢屈肌、下肢伸肌的典型痉挛模式，是预防预后出现病理性运动模式思维方法之一。

①健侧卧位：患侧下肢髋、膝关节自然屈曲向前，放在身体前面另一枕上。健侧肢体自然放置。

②患侧卧位：患侧卧位可增加对患侧的知觉刺激输入，并使整个患侧被拉长，从而减少痉挛。

③仰卧位：该体位容易引起压疮及增强异常反射活动，应尽量少用。

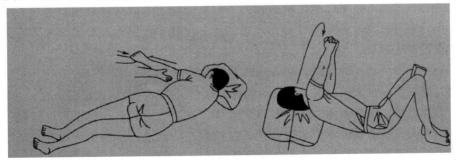

（2）恢复期康复护理。日常生活活动能力（ADL）训练：早期即可开始，通过持之以恒的 ADL 训练，争取老人能自理生活，从而提高生活质量。训练内容包括进食方法、个人卫生、穿脱衣裤鞋袜、床椅转移、洗澡等。为完成 ADL 训练，可选用一些适用的装置，如便于进食饲喂的特殊器皿、改装的牙刷、各种形式的器具及便于穿脱的衣服。

（3）后遗症期的康复护理。一般病程经过一年左右，老人经过积极治疗未能康复，可以留有不同程度的关节后遗症，主要表现为肢体痉挛、关节挛缩变性、运动姿势异常等。此期康复护理目的是指导老人继续训练和利用残余功能，此外，训练老人使用健侧肢体代偿部分患侧的功能，同时指导家属尽可能改善老人的周围环境，以便于争取最大限度的生活自理。

①进行维持功能的各项训练。

②加强健侧的训练，以增强其代偿能力。

③指导正确使用康复辅助器，如手杖、步行器、轮椅、支具，以补偿老人的功能。

④改善步态训练，主要是加强站立平衡、屈膝和踝背屈训练，同时进一步完善下肢的负重能力，提高步行效率。

⑤对家庭环境做必要的改造，如门槛和台阶改成斜坡，蹲式便器改成坐式便器，厕所、浴室、走廊加扶手等。

（4）言语功能障碍的康复护理。语音为了交流沟通，发病后应尽早开始语音训练。虽然失语，但仍须与老人进行言语交流，通过交谈和观察，全面评价语言障碍的程度，并列举语言功能恢复良好者进行实例宣教，同时还注意心理疏导，增强其语言训练的信心。

（5）摄食和吞咽功能障碍的康复护理。吞咽障碍是急性脑卒中中常见的症状，老人可因舌和喉头等运动控制障碍导致吞咽困难；老人引起误吸、误咽和窒息。甚至引起坠积性肺炎和呼吸困难等；也可因进食困难而引起营养物质摄入不足，水、电解质及酸碱平衡失调等，从而影响患者整体康复。

（6）心理和情感障碍的康复护理。心理和情感障碍产生的原因：

①对疾病的认识异常：老人往往在脑卒中早期表现出对疾病的否认和不理解，尤其是在老人有半身忽略障碍时，老人自觉四肢仍能活动，完全否认有偏瘫。在护理肢体障碍和半身忽略障碍时，要不断给予言语信息，口头述说患侧是老人的一部分，同时以各种方式提醒老人，不能操之过急，以免使老人产生抑郁、失望等严重生理障碍。

②抑郁状态：脑卒中急性期过后，由于躯体残疾的挫折，对其后果的担心，不甘成为残疾者和依赖他人，工作和地位的丧失等都可造成老人的抑郁反应，表现为对异性兴趣减退，容易哭泣，经常责怪自己，感到孤独，前途无望等。对抑郁老人应利用各种方式促进老人倾诉及宣泄，帮助老人解决实际问题，如争取家人探望、协调关系，多安排一些他们愿意做的事情，充分发挥他们的生活能力，如安排看电视、报纸、听音乐等，摆脱疾病带来的困扰，帮助他们从心理上树立战胜疾病的信心。

③情感失控：由于感觉输入的异常和大部分皮质功能紊乱，伴有假性延髓性麻痹的脑卒中老人，情绪释放不受高级神经系统控制，造成老人情绪失控，容易产生强制性哭笑。应在此基础上进行上述各种功能障碍的康复护理。

④心理康复护理：要鼓励老人积极治疗，对功能障碍要早期康复，防止误用综合征；还要教育老人认识到后遗症的康复是一个长期的过程，需进行维持性训练以防功能退步。对长期卧床的老人，要教会家属正确的护理方法，以防止压疮、感染等并发症及失用综合征。

a. 疾病早期表现出对疾病的不理解和否认的老人，在护理中我们应给予尊重和照顾，先将治疗的目的、意义、疗效和注意事项等告诉患者，并征求其意见，尊重和保护他们的自尊心，取得合作。使老人感受到在医院有安全感，有信心，避免使老人产生抑郁、失望等严重心理问题。

b. 对性情急躁，情绪易波动的老人要积极地引导。这类老人情绪易受客观因素的影响，易发生波动，急躁不利于控制病情。将脑血管病的发病机制，哪些人发病，危险因子是什么，应如何预防等知识告诉老人，用科学的方法保护好自己的身体，引导其扩大自己的爱好面，陶冶情操，增添乐趣；消除心理压抑和急躁情绪，避免诱发本病的因素。

c. 对于缺乏信心，疑虑重重的老人，应给予真诚的安慰和鼓励、这类老人对自己的病情缺乏了解，信心不足，又怕病后残疾无人照料，过度焦虑，破坏了心理平衡，使病情多次出现反复；通过康复健康教育，帮助老人认识和了解疾病发生、发生的因素，消除其紧张、焦虑情绪，运用医学知识，启发和指导其主动配合康复治疗。

d. 对于抑郁性老人，应主动、热情地与他们接近，每天增加与老人的沟通时间。耐心地倾听他们讲述他们的生活挫折和精神创伤，并给予必要的安慰、开导和照顾，使老人感受到大家庭的温暖。

e. 注意老人在不同时期的心理变化，有针对性地做好心理护理。偏瘫老人在发病初期由于偏瘫突然发生，坚持否认病情，情绪激动，急躁阶段康复的欲望极为强烈、对此期间的老人要给予安慰疏导，消除其急躁情绪，使其正视病情，积极配合训练。面对较长时间的康复治疗，肢体功能障碍仍未得到完全恢复，老人常感到悲观、失望、情绪低落，对预后缺乏信心甚至不愿进行康复训练，对此期老人要因势利导，并让康复成功者现身说教，促使老人变悲观失望为主观努力。树立战胜疾病的信心和勇气。

3. 常见并发症的康复护理

(1)肩关节脱位。治疗上应注意矫正肩胛骨的姿势，早期良好的体位摆放，同时鼓励老人用健手帮助患臂做充分的上举活动。在活动中禁忌牵拉患肩，肩关节及周围结构不应有任何疼痛，如有疼痛表面某些结构受到累及，必须立即改变治疗方法和手法强度。

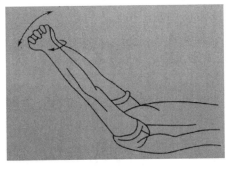

①预防：坐位时，患侧上肢可放在轮椅的扶手或支撑台上，或采取其他良好的肢位；站立时可用肩托，防止重力作用对肩部的不良影响。

②手法矫正肩胛骨位置：护理人员站在老人前方，向前抬起患侧上肢，然后用手掌沿患肢向手掌方向快速反复地加压，并要求老人保持掌心向上，不使肩关节后缩。

③物理因子治疗：用冰快速按摩有关肌肉，可刺激肌肉活动，对三角肌及冈上肌进行功能性电刺激或肌电生物反馈疗。

④针灸、电针：可能对肌张力增高有一定作用。

⑤被动活动：在不损伤肩关节及周围组织的情况下，维持全关节无痛性被动活动，应避免牵拉患肢，而引起肩痛或半脱位。

(2)肩—手综合征。多见于脑卒中发病后1～2个月内，偏瘫性肩痛是成年脑卒中老人最常见的并发症之一。表现为突发的手部肿痛，下垂时更明显，皮温增高，掌指关节、腕关节活动受限等症状。肩—手综合征应以预防为主，早发现，早治疗，特别是发病的前三个月内是治疗的最佳时期。

①预防措施：避免上肢手外伤（即使是小损伤）、疼痛、过度牵张、长时间垂悬，已有水肿者应尽量避免患手静脉输液。对严重的肩痛，应停止肩部和患侧上肢的运动治疗，适当选用一些理疗，如高频电疗、光疗等。

②正确的肢体摆放：早期应保持正确的姿势，避免长时间手下垂。卧位时患肢抬高，坐位时把患侧上肢放在前面的小桌上或扶手椅的扶手上。在没有上述支撑物时，则应在老人双腿上放一枕头，将患侧上肢置于枕头上。

③患侧手水肿：护理人员可采用手指或末梢向心加压缠绕：用1～2毫米的长线，从远端到近端，先拇指，后其他四指，最后手掌手背，直至腕关节上。此方法简单、安全、有效。

④冷疗：用湿润的毛巾包绕整个肩、肩胛和手指的掌面，每次10～15分钟，每天2次；也可以用冷水浸泡患手30分钟，每天一次，有解痉、消肿的效果。

⑤主被动运动：加强患臂主动和被动运动，以免发生手的挛缩和功能丧失。早期在上肢上举的情况下进行适度的关节活动；在软瘫期，护理人员可对老人做无痛范围内的肩关节被动运动。

⑥药物治疗：星状神经节阻滞对早期肩手综合征有效，但对后期老人效果欠佳。可口服或肩关节腔及手部腱鞘注射类固醇制剂，对肩痛、手痛有较好的效果。对水肿明显者可短期口服利尿剂。消炎镇痛药物多无效。

⑦手术：对其他治疗无效的剧烈手痛老人可进行掌指关节掌侧的腱鞘切开或切除术，有利于缓解手指痛和肩关节痛。

(3)压疮的预防及康复护理。防止压疮或减少其加重，对压疮易发生部位积极采取以下措施：

①让老人躺在气垫床上，同时保持床单干燥、无皱褶，避免擦伤皮肤。

②保护骨头凸起部、脚跟、臀部等易发生压疮的部位，避免长时间受压。

③麻痹的一侧不要压在上面，经常更换体位。

④对身体不能活动的老人，每2小时要变换体位，搬动时把其身体完全抬起来。

⑤早期进行下肢、足踝部被动运动，预防下肢深静脉血栓形成。过去对长期卧床脑卒中老人，凡受压部位变红，都采用按摩方法来防止压疮的发生。近年来认为此法不可取，因软组织受压变化是正常的保护反应称反应性充血，由于氧供应不足引起。解除压力后即可在 30～40 分钟内褪色，不会使软组织损伤形成压疮，所以不需要按摩。如果持续发红，则提示组织损伤，此时按摩将加重损伤。

（4）失用综合征和误用综合征

①失用综合征：在急性期时担心早期活动有危险而长期卧床，限制主动性活动的结果。限制活动使肌肉萎缩、骨质疏松、神经肌肉的反应性降低、心肺功能减退等，加之各种并发症的存在和反复，时间一久，形成严重的失用状态。正确的康复护理和训练，应尽早用各种方法促进患侧肢体的功能恢复，利用健侧肢体带动患侧肢体进行自我康复训练，可防止或减缓健侧失用性肌萎缩的发生，还能促进患侧肢体的康复。随着病情的改善，逐渐增大活动量，同时加强营养，可使肌萎缩逐渐减轻。

②误用综合征：相当多的老人虽然认识到应该较早地进行主动性训练，但由于缺乏正确的康复知识，一味地进行上肢的拉力、握力和下肢直腿抬高训练，早早地架着老人下地"行走"，或进行踏车训练下肢肌力，结果是加重了抗重力肌的痉挛，严重影响了主动性运动向随意性运动的发展，而使联合反应、共同运动、痉挛的运动模式强化和固定下来，于是形成了误用状态，它是一种不正确的训练和护理所造成的医源性综合征。从脑卒中运动功能的恢复来看，康复训练应循序渐进，以纠正错误的预防模式为主导。早期应以抗痉挛体位及抗痉挛模式进行康复训练和护理，促进支配能力的恢复，而不是盲目地进行肌力增强训练，才能早期预防误用综合征。

4. 护理不良事件的预防

（1）跌倒的预防

进行跌倒的危险因素评估，高危老人提前与本人及家属沟通。

①对意识不清、躁动不安的老人应使用约束带进行保护性约束，并向家属强调保护性约束的重要性。不可私自解开约束带，约束肢体应处于功能位，定时轮流松放。做好交接班、加强巡视、观察约束肢体的血液循环并记录。

②向老人及家属强调 24 小时留陪伴的重要性，强调老人不能单独活动。指导服用降压药、安眠药等。感头晕时，应暂时卧床休息，避免下床活动致跌倒。

③改变体位动作应缓慢，告知老人穿防滑鞋，且不打赤脚、穿硬底鞋，慎穿拖鞋。

（2）环境安全

①病房大小要考虑到轮椅活动的空间，不设门槛，地面防滑；浴室应有洗澡凳，墙上安置扶手，淋浴旁安装单手拧毛巾器；便器以坐式为宜，坐便器周围或坐便器上有扶手以方便和保护老人。

②病床应低于普通病床，并使用活动床栏，防止老人坠床。

③房间的布置应尽可能使老人能接受更多的刺激。床档位置要便于使所有活动（如护理、医生查房、探视等）都发生在患侧；重视患侧功能恢复，床头柜、电视机等应安置在患侧。

（3）走失的预防

对意识障碍、认知功能障碍的患者要提前与家属做好沟通，强调 24 小时留陪伴的重要性，患者不能离开陪伴的视线。外出检查时应专人陪同，尽量避免到人员杂乱的地方，快去快回。

5. 脑卒中老人饮食指导

饮食治疗是一个长久的过程，许多老人及家属对饮食治疗的重要性缺乏正确的认识，要做到合理地控制饮食，改变长久形成的饮食习惯对老人来说并不容易，只有通过专业人员对老人及家属进行健康教育，帮助老人制订个性化的饮食治疗方案，让他们认识到饮食治疗的重要性，才能有效地提高饮食控制的依从性。通过有效的健康教育可以使老人学会自我管理，纠正生活中的误区，树立战胜疾病的信心。

指导老人戒烟戒酒。因为酒精不含任何营养素，只提供热量，直接干扰机体的能量代谢，长期饮酒对肝脏不利，并引起血清甘油三酯的升高。吸烟有百害而无一利，可诱发血糖升高，导致周围血管收缩，促使动脉粥样硬化形成和心脑血管疾病发生。

6. 康复健康教育

（1）教育老人主动参与康复训练，并持之以恒。

（2）积极配合治疗原发疾病，如高血压、糖尿病、高脂血症、心血管疾病等。

（3）指导有规律的生活，合理饮食，睡眠充足，适当运动，劳逸结合，保持大便通畅，鼓励老人日常生活活动自理。

（4）指导老人修身养性，保持情绪稳定，避免不良情绪的刺激。学会辨别和调节自身不良习惯，培养兴趣爱好，如下棋、晨晚锻炼、打太极拳等，唤起他们对生活的乐趣。增强个人耐受、应对和摆脱紧张处境的能力，有助于整体水平的提高。

（5）争取获得有效的社会支持系统，包括家庭、朋友、同事、单位等社会支持。通过健康教育，使老人对疾病康复有进一步认识，增强康复治疗信心，调动老人及家属的积极性，使老人在良好的精神状态下积极、主动接受治疗，并指导老人将 ADL 贯穿生活中，使替代护理转为自我护理，提高老人的运动功能及 ADL 日常生活能力。使老人最大限度地恢复生活自理能力，降低致残率和复发率，提高生活质量，最大限度地回归家庭。

四、康复护理指导

1. 指导自我护理技术

转换"替代护理"为"自我护理"的理念，训练老人和家属的自我护理技术和能力；按时吃药，坚持训练，定期到医院检查，让其获得最大的康复机会和效果。

2. ADL 训练指导

指导教会老人家属能协助老人进行生活自理能力的训练（ADL），并将 ADL 训练贯穿到日常生活中，鼓励老人独立完成穿脱衣服、洗脸、刷牙、进食、体位变换及手功能训练等，教会老人如何利用残存功能学会翻身、起床、从床移到轮椅、从轮椅到厕所的移动动作。将替代护理变为自我护理。

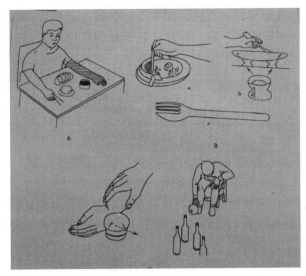

3. 家庭环境改造

理想的环境有利于实现康复目标。必要时协助老人家属进行家庭环境的评估，帮助进行家庭环境的康复功能型改造，尽量做到无障碍，降低家庭意外损伤的发生几率。

4. 定期随访

深入家庭指导并与老人建立良好的联络体系，随时关注老人的心理及情绪情况，要做到有问题随时解决，将老人的不良心理情绪消灭在萌芽中。协助家属为老人营造一个宽松、自由、温暖的家庭气氛，使老人全身心地投入到康复训练中。

 思考题

1. 王爷爷，75 岁，患有多年的房颤病史，散步中突然出现右侧肢体活动障碍，眼球向左侧凝视，意识不清，来院就诊。查体：体温 37℃，脉率 100 次/分，呼吸 22 次/分，血压 180/100mmHg。神志不清，双侧瞳孔正大等圆，对光反射灵敏。右侧肢体肌力 0 级，病理反射阳性。头颅 CT 示左侧低密度灶。治疗两天后意识转清。

请问：(1)王爷爷目前存在哪些护理问题？请制订出护理计划。

(2)如何指导王爷爷进行功能康复训练？

第十四节　帕金森病

帕金森病又称震颤麻痹，是中老年人常见的运动障碍疾病，多以黑质多巴胺能神经元变性为病理特征，临床表现为静止性震颤、运动迟缓、肌张力增高、姿势步态异常等。

一、康复护理评估

1. 健康史

帕金森病主要发生于 50 岁以上的中老年人，40 岁以前极少发病，60 岁以上发病明显增多,提示年龄老化与发病有关。随着年龄的增长,黑质多巴胺能神经元数目减少,纹状体内多巴胺递质水平下降,抑制乙酰胆碱的功能降低,则乙酰胆碱的兴奋作用相对增强,两者失衡的结果便出现了震颤麻痹。此外,环境因素、遗传因素都与帕金森病的发生有关。

2. 帕金森病的临床表现

帕金森病是导致老年人运动障碍的主要原因之一。震颤和强直是本病的重要特征。震颤早期出现在肢体远端,手部震颤最为多见。震颤静止时出现,随意运动时减轻或消失,睡眠时消失,而在紧张时加重。严重时也可出现头部震颤,且合并运动性震颤。肌强直表现为伸肌和屈肌的张力同时增高,在被动运动中始终存在,称为"铅管样强直",如同时合并震颤,则在伸屈肢体时感到在均匀阻力上出现断续的停顿,如同齿轮转动一样,称为"齿轮样强直"。此外,老年人还可出现思维和智能障碍,自主神经功能紊乱的症状。

3. 辅助检查

血、脑脊液常规化验均无异常,CT、MRI 检查亦无特征性改变,但下列检测项目对诊断可能有一定意义。

(1)基因诊断

采用 DNA 印记技术、PCR、DNA 序列分析等可能发现基因突变。

(2)功能显像诊断

采用特定的放射性核素检测,可显示脑内多巴胺转运体功能显著降低,多巴胺递质合成减少等,对早期诊断、鉴别诊断及监测病情有一定价值。

4. 康复护理评估

(1)运动功能评估

主要用运动过缓、震颤、僵直、姿势、步态、从椅子上起立、用手写字、面部表情等来评估。

(2)认知功能评估

可在给老人提问题的过程中进行评估。

(3)语言障碍评估

语言的评估主要通过交流、观察来进行。

(4)吞咽障碍评估

对意识清醒的老人,可让老人饮水或进食,看有无呛咳及噎塞等。

(5)膀胱功能障碍评估

评估病人有无尿潴留、尿失禁和尿路感染的症状和体征。

(6)并发症的评估

肺部感染与压疮主要和长期卧床有关,泌尿系统感染则与膀胱功能障碍或者留置尿管有关。

二、常见的康复护理诊断

(1)运动功能障碍

震颤是多数帕金森病病人的常见首发症状。常表现为静止性震颤，多数病人在活动中也有震颤。早期影响病人的书写、持物等，严重者生活不能自理。强直限制了病人的活动程度，早期出现动作笨拙，后期病人全身肌肉僵硬，甚至成为植物状态。此外，还可以表现为运动迟缓和步态异常。

（2）认知功能障碍

具体表现为判断力、理解力下降，记忆障碍，智力障碍，后期则表现为痴呆。

（3）语言障碍

由于帕金森病病人肌肉的强直和协调功能异常，多数病人可出现语言混浊、节奏单调、缺乏语调等言语障碍。

（4）吞咽障碍

帕金森病病人喉部肌肉运动功能障碍，导致吞咽困难，如进食过快会发生呛咳和噎塞。

（5）膀胱功能障碍

常表现为尿频、尿急、尿流不畅、尿潴留、尿失禁等。

（6）潜在的并发症

肺部感染、泌尿系统感染、压疮等。

三、康复护理措施

1. 运动功能障碍

运动锻炼对运动功能障碍尤为重要，其目的在于防止和推迟关节强直与肢体挛缩。应尽量鼓励老人做力所能及的事，如自己进食、穿衣等。并鼓励老人做自己喜爱的运动，如散步、太极拳等。对于已经发生强直和挛缩的老人，在照顾他们时，尤其是在翻身、起床时动作一定要轻柔，切忌使劲牵拉，以防止骨折的发生。

2. 认知功能障碍

可以陪老人读书，给老人讲故事和聊天，可与家属沟通，找一些之前老人感兴趣的话题，激起老人聊天的兴趣。

3. 语言障碍

多与老人交流，要有耐心，让老人多说话，多阅读，沟通时给老人足够时间表达，训练中注意他们的发音力度、音量、语速，鼓励老人坚持连续不间断地训练，减缓病情发展。

4. 吞咽障碍

指导病人进行如鼓腮、伸舌、龇牙、吹吸等面肌功能训练，可以改善面部表情和吞咽困难。进食易消化的食物，可将其打成糊状。对于总出现呛咳的老人，应置鼻饲管。

5. 膀胱功能障碍

可对尿潴留的老人进行腹部按摩、热敷以刺激排尿。对无法排尿或因尿失禁导致皮肤损伤时，留置导尿管。

四、康复护理指导

1. 药物指导

告知老人及家属本病需长期或终身服药治疗，让他们了解常用药物的用法，用药注意事项及不良反应的观察与处理。告诉他们在长期服药过程中可能会突然出现某些症状的加重，可随时就诊。

2. 皮肤护理

老人因震颤和不自主活动，出汗多。尿失禁老人，尿液浸渍，易造成皮肤刺激，可能出现皮肤破损和继发皮肤感染，应勤洗勤换，保持皮肤卫生。对卧床时间长的老人，注意勤翻身勤擦洗，防止局部皮肤受压，预防压疮。

3. 安全护理

老人外出时要有人陪伴，尤其是智能障碍者，其衣服口袋内要放置写有老人姓名、住址和联系电话的卡片。避免让老人进食带骨的食物，不要让老人单独使用热水器及锐利器械，防止意外的发生。

第十五节　肩关节周围炎

一、康复护理评估

1. 健康史

肩关节周围炎简称肩周炎，是以疼痛和功能障碍为主要特征的疾病。多见于中年人和老年人，50 岁左右易患，因而有"五十肩"之称。如肩关节疼痛持续 3 个月以上仍无肩关节功能障碍，可排除肩周炎。本病有自愈趋势，但病程较长，一般可达 2 年。

肩周炎的确切病因至今不十分清楚，部分患者可有局部外伤史或某些诱因如慢性劳损、局部受湿受寒等，或继发于肩部软组织及全身性疾病。肩周炎的发病也可能与某些代谢障碍或局部循环障碍有关。

2. 肩周炎的临床表现

肩关节疼痛和关节活动受限是主要的两大表现。具体表现为逐渐出现肩部某一处痛，与动作、姿势有明显关系。随病程延长，疼痛范围扩大，并牵涉到上臂中段，同时伴肩关节活动受限。如要增大活动范围，则有剧烈锐痛发生。患者初期尚能指出疼痛点，后期范围扩大，感觉疼痛来自于肱骨。肩关节以外展、外旋、后伸受限最明显，少数人内收、内旋亦受限，但前屈受限较小。

3. 辅助检查

年龄较大或病程较长者，X 线平片可见到肩部骨质疏松，或冈上肌腱、肩峰下滑囊钙化征。

4. 康复护理评估

本病的评估主要侧重于疼痛的程度评估，可采用视觉类比法，以及肩关节的 ROM

测量。此外，由于肩关节活动受限，因而常严重影响日常生活活动，故还可进行综合性评估，如 ADL 评定等。

二、常见的康复护理诊断

1. 肩关节疼痛。

2. 肩关节活动障碍。

3. 关节周围软组织粘连，活动受限。

4. 冻结肩影响日常生活活动。

三、康复护理措施

1. 生活护理

工作要劳逸结合，注意局部保暖，特别应注意在空调房中时，不要坐在冷风口前，保护肩关节不受风寒，夏季夜晚不要在窗口睡觉，防止肩关节长时间受冷风吹袭。

2. 运动治疗

目前国内外治疗方法有运动疗法(含推拿、松动治疗)、理疗、口服药物、局部或关节腔药物注射、针灸、牵引等，均有一定的效果。但不管采用何种治疗，医疗体育是基础，只有依靠有效的锻炼，才有可能较快、较理想地恢复肩关节功能。

(1)加强肩关节活动度练习，辅以肌力练习

通常采用主动运动，也可使用体操棒、肋木、吊环等做助力运动训练。要有明显的锻炼次数和锻炼时间，才能取得明显效果，一般每日要锻炼 2～3 次，每次 15～30 分钟。

(2)Condman 钟摆运动

肩周炎早期的自我治疗：体前屈 90°，健侧肢支撑于桌子上，患肢下垂向前后摆动，内外摆动，画圈摆动，幅度由小到大，手握重物，逐步加负重，每次 20～30 分钟，每天 1～2 次。

(3)体操棒训练

预备姿势：老人持体操棒于体前，两手抓握棒的距离尽可能大些，分腿直立。为防止以肩带活动代替肩关节活动，可用压肩带。动作：

①前上举，以健臂带动患臂，缓慢做前上举，重复 15～30 次。

②患侧上举，以健臂带动患臂缓慢做患侧的侧上举，重复 15～30 次。

③做前上举后将棒置于颈后部，并还原放下，重复 15～30 次。

④两臂持棒前平举，做绕圈运动，正、反绕圈各重复 15～30 次。

⑤将棒置于体后，两手分别抓握棒两端，以健臂带动患臂做侧上举，重复 15～30 次。

⑥将棒斜置于体后，先患侧手抓上端，健侧手抓下端，以健臂带动患臂向下做患肩外旋动作，重复 15～30 次，然后换臂，健侧手抓上端，患侧手抓下端，健侧臂上提做患肩内旋动作，重复 15～30 次。其他还可选用定滑轮装置，健臂辅助患肩做屈、

伸、旋转活动等。

注意事项：①上述动作范围宜逐渐增大。②如一动作完成后感肩部酸胀不适，可稍休息后再做下一动作。③每一动作均应缓慢，且不应引起疼痛。

（4）保护肩关节

在同一体位下避免长时间患侧肩关节负荷，例如患肢提举重物等；维持良好姿势，减轻对患肩的挤压；维持足够关节活动范围和肌力训练；疼痛明显时要注意患侧肩关节的休息，防止有过多的运动，同时避免再次发生疲劳性损伤；疼痛减轻时，可尽量使用患侧进行 ADL 技能的训练。

（5）正确的体位

较好的体位是仰卧时在患侧肩下放置一薄枕，使肩关节呈水平位。该肢位可使肌肉、韧带及关节获得最大限度地放松与休息。健侧卧位时，在老人胸前放置普通木棉枕，将患肢放置上面。一般不主张患侧卧位，以减少对患肩的挤压。避免俯卧位，因为俯卧位既不利于保持颈、肩部的平衡及生理曲度，又影响呼吸道的通畅，应努力加以纠正。

（6）关节松动术

主要是用来活动、牵伸关节，故本疗法对肩周炎有较好疗效。

四、康复护理指导

1. 治疗原发病

如颈椎病、类风湿关节炎、骨质疏松症等。

2. 加强生活护理

防受寒、防过劳、防外伤。尽量减少使用患侧的手提举重物或过多地活动肩关节，以免造成进一步疲劳性损伤。

3. 坚持运动训练

教会老人有效医疗体操的做法、肌肉完全放松运动、腹式深呼吸和局部自我按摩等。

4. 改变老人对疼痛的认知

改变老人对疼痛的认知和处理过程来帮助老人掌握自我控制和自我处理疼痛的能力。

第十六节　老年慢性前列腺肥大

一、康复护理评估

1. 健康史

慢性前列腺肥大亦称良性前列腺肥大，病理学表现为细胞增生，而不是肥大，也故因命名为前列腺增生，是引起男性老年人排尿障碍原因中最为常见的一种良性疾病。

有关前列腺肥大的发病原因迄今未能了解清楚。目前一致公认老龄和有功能的睾丸是前列腺增生发病的两个重要因素，二者缺一不可。另外，过度性生活、生活散漫、后尿道炎未能治疗、尿道梗阻、饮酒等也是前列腺肥大的诱因。人到了50岁以后一旦进入男性更年期，睾丸开始变化，睾酮的水平随着睾丸的变化忽高忽低，失去平衡，而前列腺不断地受到刺激，随之出现广泛增生，这就是老年人易患前列腺肥大的原因。

2. 临床表现

（1）尿频尿急

大部分的患者伴有尿急或急迫性尿失禁，为膀胱不稳定性的表现。随着下尿路梗阻逐步加重，膀胱残余尿增多，而膀胱有效容量缩小，每次排尿不能将膀胱内尿液排空，因此尿频更为显著，首先是夜尿次数增多，尤其在入睡前和失眠时尿频，但每次尿量都不多，随着病情的发展，尿频加重。

（2）排尿困难

为慢性前列腺肥大的主要症状，一般发展比较缓慢，常不能说出排尿困难的准确时间，有的可长达数年至十余年。开始排尿慢，想排却不能立即排出，排尿后有排不干净的感觉，但初时不一定有残余尿。进一步发展，需要增加腹压才能排尿，同时可能出现尿流变细，进而尿流不能成线，呈淋漓点滴并有中断。排尿后仍有尿意，膀胱内有残余尿存在。进一步发展，可引起完全梗阻，膀胱内尿液不能排出，产生尿潴留，老人的膀胱膨胀，下腹部疼痛，需要留置导尿管。

（3）泌尿系感染、膀胱结石、血尿

膀胱内的残余尿为细菌生长繁殖提供了良好的环境，因此易诱发膀胱炎。也可以沉积的晶体小颗粒、细菌菌落为核心，形成膀胱结石。由于炎症及结石的存在，可以出现不同程度的血尿。

（4）尿失禁

由于膀胱内残余尿的存在，当膀胱内尿液的压力超过尿道内阻力时，尿液可以经常不断地从尿道外口溢出，引起尿失禁。

3. 辅助检查

（1）直肠指检

直肠指检是主要的检查方法，每例前列腺肥大的老人均须做此项检查。直肠指检时多数老人可触到增大的前列腺，表面光滑，质韧、有弹性，边缘清楚，中间沟变浅或消失，即可作出初步诊断。

（2）B超

多经腹壁途径进行，检查时膀胱需要充盈，扫描时可显示前列腺体积大小，增生腺体是否突入膀胱，还可以测定膀胱残余尿量。

（3）尿流率检查

可以确定前列腺肥大老人排尿的梗阻程度。

4. 康复护理评估

（1）发病条件有关因素评估

年龄、过去有无动脉硬化、炎症、生活环境、饮食习惯、遗传、饮酒、劳累等诱发因素。

（2）一般情况评估

对慢性前列腺肥大老人进行生理、心理、交流、认知、ADL、营养、排泄和社区环境评估。

（3）直肠指检

评估老人前列腺的界限、大小、质地、中央沟的深浅，有无硬结及触痛。

（4）B超评估

（5）排尿障碍程度的评估

检测评估老人的残余尿量及尿流动力学检查情况。

二、常见的康复护理诊断

1. 睡眠障碍

夜尿次数增多，影响患者睡眠。

2. 泌尿系统下尿路功能障碍

尿频、尿急、尿线变细、尿不尽感及不能憋尿等下尿路症状。

3. 参与社会活动障碍

影响参与日常活动及各种社会活动。

4. 身心障碍

导致抑郁、焦虑等心理问题，带来身心障碍。

三、康复护理措施

康复护理主要指导有前列腺肥大的老年人，平时不要憋尿，一有尿意，应立即去排尿，以免增加排尿困难。特别是伴有便秘者，要及时给予解决，因长期便秘会压迫膀胱颈部，导致该处充血水肿，不利于排尿。要保持情绪乐观，避免心理压力过大。不要过度劳累，尤其不宜久坐、久立、久蹲不动或长时间骑自行车，以免妨碍前列腺部位血流通畅。注意会阴部保暖，勿受寒、受湿，以减少前列腺的肿胀。

1. 指导督促康复治疗

指导督促完成每日康复治疗内容，持之以恒，坚持康复训练。指导老人坚持做收腹提肛操（方法：吸气时收小腹缩肛门，呼气时放松，连续做100次，每天坚持做2次），可使会阴血液循环得到改善，防止前列腺进一步肥大。

2. 心理康复护理

（1）良性前列腺增生症老人病程较长，而且不易治愈，严重影响生活质量，如睡眠、外出、卫生等，患者痛苦难言，长时间会引起心情忧郁或性格改变。对老人进行发病机制及康复训练的教育指导，消除紧张心理，树立康复的信心。

（2）慢性前列腺肥大是老年性疾病，其危害性不仅在于产生的症状给老人带来痛苦，而且还有下尿路梗阻后所产生的全身性病理生理改变。老年患者伴有心、肺、内分泌等疾病，为前列腺肥大症的治疗带来困难。做好心理康复护理，使老年人保持愉快的心情，树立正确的人生观，正确对待疾病。

3. 日常生活指导

多吃新鲜蔬菜、水果、大豆制品和粗粮，适量饮水，绝对忌酒、咖啡及浓茶，忌食辛辣刺激性食品，不可憋尿，不可过劳，避免久坐，防止受寒，预防感冒，保持大便通畅，安排适当的户外活动，坚持康复运动，规律作息，勤换内裤。注意保暖，预防受凉感冒，以免引起尿道黏膜水肿而加重病情。注意适当休息，劳逸结合，避免过度劳累，过度的劳累易引起精神紧张影响疾病的康复。

4. 手术治疗康复护理

经药物等治疗后不能改善症状造成尿频、尿急、排尿困难、急性尿潴留、尿失禁、血尿等，需手术治疗。做好术前、术后康复护理。

(1)术前护理

①指导患者适当休息，避免过度劳累及有太大的情绪波动而影响疾病的康复，戒酒以免诱发急性尿潴留，戒烟以免术后咳嗽，防止发生肺不张和肺炎，不吃刺激性食物，食清淡、易消化的食物，防止便秘。

②注意保暖，预防感冒，增加抵抗力，以改善手术的耐受性。

③训练在床上大小便，其目的是使老人有一个适应习惯的过程，有利于术后的早期康复。其方法是首先定时让老人在床上进行大小便的意念训练，然后在医务人员的协助及听流水声的诱导下在床上进行排尿和排便。

(2)术后护理

①按前列腺术后的常规进行护理，保持切口清洁，严密观察病情变化及生命体征的监测，前列腺电切除术后拔除导尿管1～2天和2周左右也有继发大出血的可能。保持引流导尿管的固定通畅，进行膀胱冲洗，每天2次，应严格无菌操作，检查气囊有无漏水、破裂、防止导尿管脱出。同时观察引流液的颜色。

②膀胱功能训练：为了继续维持膀胱正常的收缩和舒张的功能，对术后留置导尿管的老人要定期开放导尿管，让膀胱适当地充盈和排空。方法：每天2～3小时开放导尿管一次，开放时嘱老人做排尿动作，主动增加腹压或用手按压下腹部，使尿液排出，睡眠后导尿管持续开放。同时需对老人隔10～15天进行膀胱功能评估，及时拔除导尿管，以减少留置导尿管的并发症。

③关节活动度维持：由于老年人手术后多处在高凝状态，术后卧床制动时间比较长，易诱发压疮、深静脉血栓形成等。翻身拍背，保持床单整洁。指导老人四肢关节运动，以促进血液循环，防止大关节僵直及肌肉萎缩。

④肠道护理：卧床老人最早出现的症状是便秘，因为腹肌、膈肌、括约肌无力或力量减弱。首先指导老人选择适当的排便时间，制造有利于排便的周围环境；嘱老人或家属以脐部为中心做环形按摩，方向：由右下腹到右上腹到左上腹到左下腹，以增加肠道内的压力促进排便；鼓励老人早期下床活动及做腹部运动；多饮水，多吃含纤维素较多的食物，蔬菜、水果及块状食物等。

5. 尿失禁康复护理

(1)心理康复护理

尿失禁可损伤老人的自尊。老人不愿到公共场合，表现为性格孤僻和抑郁，缺乏食欲。针对老年人的特点，反复耐心地安慰、解释，讲明导尿管拔出后尿失禁为暂时现象，是能够恢复的、解除思想顾虑，树立治愈的信心。

(2)保证液体摄入量

尿失禁老人对饮水有顾虑，会减少液体摄入量，从而导致尿道感染，加重尿失禁。解释饮水与排尿的关系，说明水分刺激排尿反射的必要性。解除其思想顾虑，增加液体摄入量。保证每日在 2000～3000 毫升，在日间完成摄入计划，夜间则相对限制饮水。

(3)外部引流

防止漏尿滴沥于衣服上，引起不洁和异味。保证日常活动，采用带阴茎套的一次性使用引流袋，每日更换引流袋；每日温水清洗会阴 3 次；碘伏消毒尿道口 2 次。

(4)肛提肌训练

术前早期进行肛提肌训练，预防尿失禁的发生。每次收缩 30 秒，每次连续缩肛 100 下，每日早、中、晚训练 3 次。

(5)盆底肌训练

加强盆底肌力量，从而改变尿道括约肌功能。有意识地收缩盆底肌肉 20～30 次，每次 3～5 秒，每日 3 遍。

6. 康复健康教育

在康复健康教育中，重点在于指导、督促老年人完成训练计划，掌握各种方法的要领和注意事项，要求老人克服畏难情绪，做到持之以恒，循序渐进。BPH 的康复是一个艰苦漫长的过程，康复教育人员必须有强烈的责任心、耐心和细心，不断鼓励老人，明确指出老人细微的进步，树立老人康复的信心。

(1)日常生活须知教育

吸烟、饮酒、久坐、劳累和进食辛辣、高脂肪食物等、可使前列腺淤血加重、要求老人戒烟、戒酒。作息有规律，避免过度劳累，不宜久坐，防止受凉，多吃海鲜蔬菜和水果。鼓励老人坚持长期康复锻炼，以达到康复的效果。

(2)卫生康复教育

保持会阴部清洁，勤换内裤，以避免皮肤和尿路感染。不用憋尿，如果有尿意要及时排尿，憋尿会造成膀胱过度充盈，使膀胱逼尿肌张力减弱，导致排尿困难，容易引起急性尿潴留。如发生急性尿潴留，应及时去医院检查，必要时给予间歇导尿或自己清洁导尿。

(3)在整个康复程序中，要指导、督促老人完成训练计划。这是一项较长期、艰苦的工作，要求老人出院后仍坚持康复训练，持之以恒，循序渐进。

(4)教育老人步行、慢跑、跳绳和按摩两侧腹股沟等，都有助于促进前列腺静脉回流，增强膀胱逼尿肌和尿道括约肌的收缩能力；按摩足底可反射性增强泌尿系统各脏器的自我调节功能，尿液扩张法可改善尿路梗阻症状，重在坚持。

四、康复护理指导

1. 前列腺切除术后的出院指导

要指导前列腺肥大可能出现病症的处理方法，出院后要经常自查，定期到医院进行复查，防止复发性前列腺增生肥大。

2. 指导尿失禁的自我护理

因为老年人尿道括约肌松弛，在用力咳嗽、打喷嚏或提重物时，腹压突然增加，致使尿液外溢，更增加了老人的心理负担。指导和鼓励老人积极进行功能锻炼：

(1)老人要坚持做盆底肌群的训练

每晚睡前做床上抬腿运动，仰卧，双腿同时上抬90°，肛门括约肌收缩运动(腹部、会阴、肛门同时在吸气时收缩)，运动可以促进松弛的膀胱基底和尿道筋膜张力增加。

(2)膀胱功能训练

在下腹膀胱区适度地拍打，再用手加压，同时嘱咐老人做腹部加压，指导老人自行排尿。

(3)生活指导

睡前要限制进水量，定时用尿壶接尿，可用阴茎套尿袋接体外引流，每日要定时取下阴茎套尿袋，彻底清洗阴茎并暴露于空气中，避免尿液长期浸湿皮肤，刺激皮肤，出现皮疹；保持清洁干燥，勤换衣、裤、床单；保持会阴部皮肤清洁，每日1～2次用温水擦洗会阴及阴茎，局部皮肤可外涂油膏以保护皮肤；晚上睡觉时用尿不湿。

3. 指导尿潴留老人的自我护理

(1)指导老人思想放松，采取适当的体位，热敷，建立排尿反射，如听流水声，温水冲洗会阴，采用针刺关元、中极、气海等穴位。

(2)嘱老人将手放在下腹部，轻轻推揉膀胱10～20次，使腹肌松弛，然后再用手掌自膀胱底向尿道方向推移按压，力量由轻到重，逐渐加压，切忌用力过猛，损伤膀胱；另一手掌按压关元、中极穴，以促进排尿。如有尿液排出，就要等尿液排空后再放松按压，无尿液排出时，可以重复此动作，但不能强行按压。按压"利尿穴"，方法是拇指按压穴位后逐渐加压自尿排出到排尿结束。

(3)教会老人清洁导尿法。操作前首先要清洁双手及会阴部皮肤，尤其是尿道口要彻底清洗，老人取坐位或半坐位，一手拿无菌或清洁导尿管，另外一只手提起阴茎约与皮肤成60°角，将导尿管缓慢插入尿道20～22厘米，见尿后再插入1～2厘米，待尿排出后，再把导尿管慢慢拔出。

第十七节　老年性白内障

一、康复护理评估

1. 病理病因

老年性白内障指老化引起晶状体代谢紊乱，导致晶状体蛋白质变性而发生浑浊引起的视功能障碍，此时光线被浑浊的晶状体阻挠无法投射在视网膜上，就不能看清物体。

老年性白内障多发生于50岁以上的人，也可在45岁左右发生，是白内障中最常见的一种类型，约占了半数以上。其发病原因复杂，如老化、遗传、局部营养障碍、免疫与代谢异常，外伤、中毒、辐射以及高血压、糖尿病、心血管疾病均是引起老年性白内障的危险因素。

2. 辅助检查

眼压正常值应在10～21mmHg，如眼压测定高于正常值，提示白内障；通过远视力及近视力检查，以了解老人视力是否正常，有无必要配换眼镜；眼底检查，观察眼的屈光介质有无浑浊，观察视网膜和脉络膜红光反射，若出现黑色轮廓像为晶状体浑浊，提示白内障。

3. 康复护理评估

（1）健康史。询问老人视力下降的时间、程度、发展的速度和治疗经过等。了解有无糖尿病、高血压、心血管疾病等和家族史。

（2）身体状况。早期常出现眼前固定不定的黑点，可有单眼复视或多视、屈光改变等表现，无痛性、进行性视力减退，最后只剩光感。根据浑浊部位不同，临床上将老年性白内障分为皮质性、核性和囊膜下性三种，其中皮质性白内障最常见。

（3）心理—社会状况。老人因视力障碍影响日常生活，继而影响他们的饮食起居以及外出、社会交往等，严重妨碍老年人的日常生活能力而产生消极悲观的情绪。故应评估老人是否有孤独、抑郁和自我保护能力受损等问题。

二、常见的康复护理诊断

1. 感知紊乱：视力下降，与晶状体浑浊有关。
2. 有受伤的危险：与视力障碍有关。
3. 知识缺乏：缺乏有关白内障防治和自我保健的相关知识。
4. 潜在并发症：继发性青光眼、晶状体脱位。

三、康复护理措施

老年性白内障患者需要经常佩戴深色眼镜，因为深色的防紫外线眼镜可以大大减少紫外线对眼睛晶体的照射量，阻止晶状体的浑浊变性，从而延缓白内障的进程。同时，保证体内充足的水分。老年人的机体功能可能出现衰退，在脱水的情况下，体内的正常代谢极易产生紊乱，这就是许多老年人在生一场大病后，视力下降的原因之一。摄入足够的维生素C、维生素E、维生素B_2，尤其是维生素C，是人体内的抗氧化剂，对紫外线或化学毒性引起的白内障有较好的预防作用。此外，使用白内停、卡他灵等眼药水滴眼，可延缓白内障的进程。

中晚期的白内障需要手术治疗，术前应消除老人的紧张情绪，多吃软食及易消化食物，防止大便干燥，协助老人进行术前检查，并说明目的和意义。术前检查包括血常规、尿常规、血糖、血脂、肝功能、心电图、胸片、血压等，需要进行的眼部检查主要有：眼底检查、眼压测量、角膜和结膜检查有无炎症及瘢痕、泪道冲洗及散瞳滴眼剂滴眼等。术后的康复护理主要包括：嘱咐老年人卧床休息；术眼用硬质眼罩保护，防止碰撞；保持大便通畅；密切观察有无并发症，并及时上报医生；按医嘱正确使用眼药水。

四、康复护理指导

1. 向老人及家属讲解有关眼部的自我护理常识，保持眼部卫生，生活用具专人专用，洗脸时用清洁柔软的毛巾，勿用力揉术眼，洗头洗澡时，不要让脏水进入眼睛等。

2. 饮食易清淡，进易消化的食物，忌食辛辣、刺激性食物，多进食维生素、纤维素食物，保持大便通畅。

3. 伴有全身其他内科疾病者，应坚持治疗，使疾病处于稳定状态。

4. 教会老人滴眼药水或涂眼药膏的正确方法。

5. 术后配镜指导：白内障摘除术后，未植入人工晶状体者，无晶状体呈高度远视状态，指导老人佩戴框架眼镜或角膜接触镜；植入人工晶状体者，3个月后屈光状态稳定时，可验光佩戴近视或远视镜。

第十八节 老年性耳聋

一、康复护理评估

1. 病理病因

老年性耳聋是指随着年龄增长，发生的双耳听力下降，以高频听力下降为主的感音神经性聋，它是老年人最常见的听力障碍。除听力下降外，老年性耳聋患者往往还伴有眩晕、嗜睡、耳鸣、脾气偏执等症状。

老年性耳聋的发生在60～70岁达到高峰。据我国专家调查统计，60岁以上的老年人中，耳聋的发病率为30%左右，在70岁时增加到40%～50%，80岁以上超过60%。其发病原因复杂，包括环境、饮食、遗传、精神状态，以及老年性疾病，如高血压、高脂血症、糖尿病、动脉硬化、骨质增生等，均与老年性耳聋相关。

2. 辅助检查

主要做听力学测试检查。强调听力学测试应在专门的医疗机构由专业人员进行，测得的数值可为佩戴助听器提供参考。

3. 康复护理评估

(1) 健康史。询问老人是否有听力下降，表现为希望别人大声说话或经常要求别人重复谈话内容等；了解是否有高血压、糖尿病、甲状腺功能减退等疾病；既往用药情况等。

(2) 身体状况。表现为60岁以上出现原因不明的双侧对称性听力下降，以高频听力下降为主。常有低音听不见，高音又感觉刺耳难受。言语理解不连贯，常常打岔；

常伴有耳鸣，开始为间歇性，渐渐发展成持续性，严重影响老人的睡眠。

（3）心理—社会状况。听力下降，严重影响老年人的正常交流，导致老人性情急躁、抑郁少言或产生与社会隔绝感和孤独感，对生活失去信心，严重损害老年人身心健康。通过与老人的沟通交流，了解其心理状态。

二、常见的康复护理诊断

1. 感知改变：与听力减退有关。
2. 沟通障碍：与耳聋程度加重、听力下降有关。
3. 知识缺乏：缺乏有关耳聋的防护知识。

三、康复护理措施

对于老年性耳聋应做到早期发现，早期治疗，恢复或部分恢复已丧失的听力，尽量保存并利用残余的听力，适时进行听觉和言语训练，适当应用人工听觉。药物治疗可选用扩张血管的药物，降低血液黏稠度和溶解小血栓的药物，维生素 B 族药物等。

具体的康复护理措施主要有：

（1）指导家属与老年人正确沟通。交谈时要有耐心，选择安静的环境，吐字清楚且语速缓慢。多用眼神或者身体语言交流，对视力较好的老年人可通过写字交谈。

（2）避免或减少噪声刺激，避免应用耳毒性药物，不要摄入过多的脂肪及甜食，宜多吃蔬菜、水果、豆类等清淡食物，以防高血压、动脉硬化、糖尿病等全身疾病的发生。

（3）坚持体育锻炼，如散步、慢跑、打太极拳等，以增强体质，改善全身的血液循环。

（4）对一般治疗无效的患者，可佩戴助听器，正确指导老人对助听器的使用。

（5）心理护理：由于老人听力下降，造成与人交流困难，引发抑郁等情感障碍，逐渐与朋友、家人疏远，与社会隔绝，甚至促成老年性痴呆。因此，要耐心地帮助他们，加强与老年人的沟通交流，同时帮助他们接受听力下降的现实，寻找积极的生活方式，增强他们的生活乐趣。

四、康复护理指导

1. 老年人因内耳微循环功能较差，对噪声和耳毒性药物等有害因素损害的敏感性增高，应避免噪声环境及耳毒性药物的影响。
2. 积极治疗和预防某些老年性全身性疾病，如高血压、动脉硬化、糖尿病等。
3. 教会老人用手掌按压耳朵和用食指按压环揉耳屏，每日 3～4 次，以增加耳膜活动，促进局部血液循环，防止听力下降。
4. 增加适度的锻炼，但避免过度劳累，遇事乐观，保持心情舒畅。

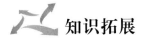 **知识拓展**

助听器的使用

1. 佩戴助听器的适应证

验配助听器前，必须由专业医生全面的检查，根据听力损害程度，选择合适的助听器。不可自行选购随意佩戴，以免损害残存的听力。一般情况下，具有中度至重度感觉神经性耳聋，精神及身体状况较好，语言分辨率较高的老人适合佩戴。

2. 佩戴时间及调整

首先指导老年人掌握助听器的各种开关的功能。老年人佩戴助听器有一个适应过程，3～5个月。适应期内，助听器的音量应尽量小，使用2～3个月后重新调整音调和各种控制装置。注意初戴助听器时，应每天先戴1～2小时，几天后逐渐延长佩戴时间，而且上、下午应分开，待完全适应后再整天佩戴。

3. 对话训练

开始时，先在安静的环境中训练听自己的声音，适应后练习听电视或收音机播音员的讲话，逐步收听其他节目，然后训练对话。训练时，开始要在安静环境下一对一地进行，适应后可进入较多人的环境中进行练习。最后练习在嘈杂环境中听较多人说话。老年人的感觉功能下降常为多种因素并存，因此需要延长对话训练时间，要帮助消除老年人的急躁情绪。